八纲解析《金匮要略》

马培锋 主编

中国健康传媒集团

中国医药科技出版社 ·北京

内容提要

《金匮要略》为《仲景遗论》之瑰宝，历代医家习之、研之，然其文辞古奥、分篇庞杂，欲窥其堂奥，非精研经方理论，兼通临床实践者不可得。作者深耕仲景之学数十载，临证以经方为体，今著《八纲解析＜金匮要略＞》，立足《金匮要略》文本，溯源仲景学术体系，明辨王叔和分篇之深意，梳理六经八纲方证之脉络。篇中设"全篇提要"以提纲挈领，调整原文顺序以贯通逻辑，更附典型医案佐证理论——或采自古籍验案，或录自临证亲历，皆详载剂量、症状、服药反应。此非闭门造车之学，乃数十年临床体悟之凝结。本书适合中医、中西医相关人员及中医爱好者阅读参考。

图书在版编目（CIP）数据

八纲解析《金匮要略》/ 马培锋主编 . -- 北京：中国医药科技出版社，2025. 8. -- ISBN 978-7-5214 -5314-0

Ⅰ. R222.39

中国国家版本馆 CIP 数据核字第 2025N6E368 号

美术编辑　陈君杞
版式设计　友全图文

出版　**中国健康传媒集团** | 中国医药科技出版社
地址　北京市海淀区文慧园北路甲 22 号
邮编　100082
电话　发行：010-62227427　邮购：010-62236938
网址　www.cmstp.com
规格　889 × 1194 mm $^{1}/_{16}$
印张　19 $^{1}/_{4}$
字数　363 千字
版次　2025 年 8 月第 1 版
印次　2025 年 8 月第 1 次印刷
印刷　大厂回族自治县彩虹印刷有限公司
经销　全国各地新华书店
书号　ISBN 978-7-5214-5314-0
定价　**65.00 元**

获取新书信息、投稿、为图书纠错，请扫码联系我们。

编 委 会

前　言

林亿等在《伤寒论》序中曰："夫《伤寒论》，盖祖述大圣人之意，诸家莫其伦拟，晋皇甫谧序《甲乙针经》云：伊尹以亚圣之才，撰用《神农本草》以为《汤液》，汉张仲景论广《汤液》，为十数卷，用之多验，近世太医令王叔和撰次《仲景遗论》甚精，皆可施用。是仲景本伊尹之法，伊尹本神农之经，得不谓祖述大圣人之意乎。"明确了仲景书的传承体系，并可知王叔和整理了《仲景遗论》，并将其中一部命名为《伤寒论》（同体别名者为《金匮玉函经》①）。

高保衡等在《金匮玉函要略方论序》中言："《金匮玉函要略方》三卷：上则辨伤寒，中则论杂病，下则载其方，并疗妇人，乃录而传之士流，才数家耳。尝以对方证对者，施之于人，其效若神。"由此可知"伤寒""杂病"本是一书，王叔和整理了《仲景遗论》，用不同的方法对其分篇，形成了今日的《伤寒论》《金匮要略》两书。高保衡等在《校正〈金匮玉函经〉疏中》言："《金匮玉函经》与《伤寒论》同体而别名，欲人互相检阅而为表里，以防后世之亡逸，其济人之心，不已深乎。细考前后，乃王叔和撰次之书。缘仲景有《金匮录》，故以《金匮玉函》名，取宝而藏之之义。"由此知，今日之《伤寒论》在当时还有《金匮玉函经》一名。

王叔和当日在整理《金匮玉函经》《伤寒论》时，除了用"三阴三阳"分篇外，还以治疗表证的汗法、治疗里证的吐下法等治法分篇，并给出理由："夫以为疾病至急，仓促寻按，要者难得，故重集诸可与不可方治。比之三阴三阳篇中，此易见也。"钱超尘老师认为，王叔和一生三次整理仲景书《伤寒论》，第一次是《脉经》本，用治法分篇整理（后面是今日《金匮要略》病篇的部分内容），第二

---

　　①金匮玉函经：《金匮要略方论》是宋时的名称，我们今日称之为《金匮要略》；《金匮玉函经》实为《伤寒论》流传过程中的另外一个版本（或称为书名）；而《金匮玉函要略方》是包含部分伤寒内容和《金匮要略方论》（《金匮要略》）内容的一部书。

次是三阴三阳分篇整理，第三次是发汗、吐下等的治法整理。

《汉书·艺文志》记录："经方者，本草石之寒温，量疾病之浅深，假药味之滋，因气感之宜，辨五苦六辛，致水火之齐，以通闭解结，反之于平。"随着不断学习文献、进行临床实践及深刻认识王叔和的整理方法，我们对经方医学体系的认识渐渐明晰。我们知道《仲景遗论》（包括《伤寒论》《金匮要略》）是用八纲、六经、方证理论诊疗疾病的医药学体系，基于此，我们用六经八纲方证理论解析了《伤寒论》，今日用此方法，我们试着解析《金匮要略》。与《伤寒论》不同，《金匮要略》分篇，既不是以汗、吐、下的治法分篇，也不是以三阴三阳分篇，而是以症状、病理情况、"专病"、妇人的特殊生理病理等方法分篇。要以六经八纲方证的经方医学体系来解析，本非易事，但有了解析《伤寒论》的基础，有了对仲景书八纲、六经、方证基础理论的认识，有了前面经方医史做支撑，则为解析《金匮要略》奠定了基础。我们用六经八纲方证理论解析《金匮要略》与解析《伤寒论》398条内容不同，《金匮要略》各篇，引用了后世或诸多"医经家"言，在正文解析过程中予以说明。

由于王叔和对《金匮要略》的分篇有特殊性及《金匮要略》内容的复杂性——高保衡等"采散在诸家之方，附于逐篇之末，以广其法"。每篇先列提要，结合《伤寒论》内容及基础对本篇内容进行六经、八纲层面的解析，解析时结合《金匮要略》全篇内容，尤其是有方证条文者，同时为加强学习的系统性，使每篇内容更条理化、便于理解，部分调整篇内原文先后顺序。

原则上条文内容，先列提要，后列解析，提要为读懂本条之纲要；解析为具体分析，对条文详细解释。前后条文、条文内部、具体症状、症状之间在六经八纲层面的鉴别均在此部分提及，为全书的重点。对于治法明晰，辨方证无困难条文，在解方剂时，则不做提要，只列解析，解析以八纲六经方证理论为指导，且多涉及具体药证，以及每个方证、不同方证之间的鉴别及调护方法。部分无方证条文，依据对《伤寒论》及《金匮要略》全文的学习、理解，补充方治。其中如《方伎杂志》《方函口诀》《千金衍义》《建殊录》等均从陆渊雷书中及《皇汉医学》中摘录，名称亦同二书。

经方医学来自临证实践，均是客观事实的记录，为了突出所载方剂的临床实用性，多方搜采，选取典型病案以佐证：案例要求详实可信，诉证较全，药物剂量及调护、服药反应记录详细，类似于教学医案；或笔者自己亲治之病案，此本书之一大亮点。

用六经八纲解析《伤寒论》时，对于汗、吐下的治法，相对而言，大家还比较容易接受。然一直被灌输以"脏腑理论解析《金匮要略》"的当下，跳出脏腑辨证，用六经八纲方证理论解析《金匮要略》全篇内容，虽然有前期对《金匮要略》全面、系统的学习，以及用八纲、六经、方证思维讲解《金匮要略》全文的基础，但提笔书写，将其落在"纸上"，还是倍感艰辛，这时候想起冯世纶冯老所说："还是读书，读笔记。"概因口头讲解内容不比笔记、书面内容更严谨，多了一番心领神会。

陆渊雷在《伤寒论今释》后叙中说"学问与年俱进，今以为是者，安知他日不以为非，订正宁有止境"，个人学识有限，对书中内容认识不免有"错误"之处，有待学识进步，后修正之。张锡纯在其《医学衷中参西录》自序中曰："人生有大愿力，而后有大建树。一介寒儒，伏处草茅，无所谓建树也，而其愿力固不可没也……医虽小道，实济世活人之一端，故学医者，为身家温饱计则愿力小，为济世活人计则愿力大……吾儒生古人之后，当竟古人未竟之业，而不能与古为新，俾吾中华医学大放光明于全球之上，是吾儒之罪也。"值此，国运昌盛、文化复兴之大背景下，我辈当奋发图强，勇担使命，继承前辈志向，"做一代经方传人"，将中医经方学术发扬光大于全世界。

马培锋

2024 年 9 月 25 日

冯　序

　　马培锋对中医学的热爱，在中医界是有名的，人称"拼命三郎"。他以优异的成绩毕业于北京中医药大学，工作后仍不懈努力学习和探究中医学，不但深入研究医经——《内经》，而且重视学习经方——《伤寒论》《金匮要略》；不但自己学习，还带动科内人士，甚至全院人士学习。今日到北京向业内人士跟诊、请教；明日又到南方拜见同道、明师。为了提高自己的学术和医疗水平，他积极参加学术会议，或组织学术会议，与业内人士共同讨论、共同提高。在大家看来，他似乎是从不知疲倦的中医人。

　　今值得祝贺者，马培锋百忙当中，勤于笔耕，对经典重视探讨，对经方情有独钟，渐有所悟，刊出大作《八纲解析〈伤寒论〉》《八纲解析〈金匮要略〉》。这2本书不但书名引人注目，其内容更使人赞许。自金以来，解《伤寒论》者多矣，大多以《内经》注释，这2本书一改既往注家以脏腑经络释条文之旧习，悉用八纲解全书以新解。更引人注目者，践行了胡希恕先生"仲景书本与《内经》无关，六经来自八纲"的学术思想。且考证文献，联系临床，排除误读传统，带您认识经方原貌，带您读懂《伤寒论》、读懂《金匮要略》，功莫大焉！

冯世纶

2025年春

王　序

　　《金匮要略》为仲景遗论之瑰宝，历代医家习之、研之，然其文辞古奥、分篇庞杂，欲窥其堂奥，非精研经方理论，兼通临床实践者不可得。马培锋老师深耕仲景之学数十载，临证以经方为体，教学以传承为任，今著《八纲解析〈金匮要略〉》一书，融经方理论与临床实践于一炉，实为经方研习者之幸事。

　　马师之学，首重根基。本书立足《金匮要略》文本，溯源仲景学术体系，明辨王叔和分篇之深意，梳理六经八纲方证之脉络。书中既考王叔和、皇甫谧、林亿等历代注家之言，又参曹颖甫、陆渊雷、胡希恕等近现代大家之论，更以《汉书·艺文志》"经方"本义为纲，还原仲景"辨疾病浅深、假药味滋因"之诊疗真髓。其考据之严谨、理法之明晰，足见马师治学之笃实。

　　尤为可贵者，马师以临床为归。全书解析条文，皆以"八纲六经方证"为轴，紧扣症状鉴别、药证对应、方治调护之实务。篇中增设"全篇提要"以提纲挈领，调整原文顺序以贯通逻辑，更附典型医案佐证理论——或采自古籍验案，或录自临证亲历，皆详载剂量、症状、服药反应，如临其境。此非闭门造车之学，乃数十年临床体悟之凝结。

　　今时经方复兴，然或拘于脏腑之论，或惑于方证之简。马师独辟蹊径，以《伤寒论》解析之基，破《金匮要略》分篇之障，明示"症状-八纲-六经-方证"一线贯穿之法。学者循此，既可解妇人杂病之纷繁，亦能通表里寒热之变局，更可悟仲景"病脉证治"一体之理。书中不避疑难，凡涉后世医经家言处必注本源；不讳己短，存疑处皆留修正余地。此等求实之风，恰合张锡纯"与古为新，俾医学大放光明"之志。

　　今书成之际，忝为马师门生，深感此书非独解析《金匮要略》之钥，更示人以经方活用之径。学者得之，可除脏腑辨证之窠臼，可明方证对应之精微，可践"济世活人"之初心。愿同道共习此卷，承仲景心法，传经方薪火，做一代经方传人。

门生王连星　谨识

2025年春

金匮要略方论序

　　张仲景为《伤寒杂病论》合十六卷，今世但传《伤寒论》十卷，杂病未见其书，或于诸家方中载其一二矣。翰林学士王洙在馆阁日，于蠹简中得仲景《金匮玉函要略方》三卷：上则辨伤寒，中则论杂病，下则载其方，并疗妇人，乃录而传之士流，才数家耳。尝以对方证对者，施之于人，其效若神。然而或有证而无方，或有方而无证，救疾治病其有未备。国家诏儒臣校正医书，臣奇先校定《伤寒论》，次校定《金匮玉函经》，今又校成此书，仍以逐方次于证候之下，使仓卒之际，便于检用也。又采散在诸家之方，附于逐篇之末，以广其法。以其伤寒文多节略，故所自杂病以下，终于饮食禁忌，凡二十五篇，除重复，合二百六十二方，勒成上、中、下三卷，依旧名曰：《金匮方论》。臣奇尝读《魏志·华佗传》云：出书一卷曰"此书可以活人"。每观华佗凡所疗病，多尚奇怪，不合圣人之经。臣奇谓活人者，必仲景之书也。大哉！炎农圣法，属我盛旦，恭惟主上丕承大统，抚育元元，颁行方书，拯济疾苦，使和气盈溢，而万物莫不尽和矣。

太子右赞善大夫　臣　高保衡

尚书都官员外郎　臣　孙　奇　等谨上

尚书司封郎中充秘阁校理　臣　林　亿

目录

脏腑经络先后病脉证第一 1

痉湿暍病脉证治第二 6

  一、痉病 6

    栝楼桂枝汤方 / 8   葛根汤方 / 9

    大承气汤方 / 11

  二、湿病 11

    麻黄加术汤方 / 13   麻黄杏仁薏苡甘草汤方 / 14

    防己黄芪汤方 / 15   桂枝附子汤方 / 16

    白术附子汤方 / 17   甘草附子汤方 / 18

  三、暍病 18

    白虎人参汤方 / 20   一物瓜蒂汤方 / 20

百合狐惑阴阳毒病脉证治第三 22

  一、百合病 22

    百合知母汤方 / 24   滑石代赭汤方 / 24

    百合鸡子汤方 / 25   百合地黄汤方 / 26

    百合洗方 / 26   栝楼牡蛎散方 / 27

    百合滑石散方 / 27

  二、狐惑病 29

    甘草泻心汤方 / 29   苦参汤方 / 31

    雄黄熏方 / 31   赤豆当归散方 / 33

  三、阴阳毒 33

    升麻鳖甲汤方 / 34

疟病脉证并治第四 35

    鳖甲煎丸方 / 36   白虎加桂枝汤方 / 38

    蜀漆散方 / 39

附《外台秘要》方 ……………………………………………………………… 40

牡蛎汤 / 40 　　　　　　　　　柴胡去半夏加栝楼汤 / 40

柴胡桂姜汤 / 41

中风历节病脉证并治第五 ……………………………………………………… 43

一、中风病 ……………………………………………………………………… 43

侯氏黑散方 / 44 　　　　　　　　风引汤方 / 46

防己地黄汤方 / 46

二、历节病 ……………………………………………………………………… 47

头风摩散方 / 48 　　　　　　　　桂枝芍药知母汤方 / 50

乌头汤方 / 52 　　　　　　　　　矾石汤方 / 52

附方 …………………………………………………………………………… 53

《古今录验》续命汤方 / 53 　　　《千金》三黄汤方 / 54

《近效方》术附汤方 / 55 　　　　崔氏八味丸方 / 55

《千金方》越婢加术汤方 / 56

血痹虚劳病脉证并治第六 ……………………………………………………… 58

一、血痹病 ……………………………………………………………………… 58

黄芪桂枝五物汤方 / 59

二、虚劳病 ……………………………………………………………………… 60

桂枝加龙骨牡蛎汤方 / 62 　　　　天雄散方 / 63

小建中汤方 / 63 　　　　　　　　薯蓣丸方 / 66

酸枣汤方 / 66 　　　　　　　　　大黄䗪虫丸方 / 67

附方 …………………………………………………………………………… 69

《千金翼》炙甘草汤方 / 69 　　　《肘后》獭肝散方 / 69

肺痿肺痈咳嗽上气病脉证治第七 ……………………………………………… 70

一、肺痿病 ……………………………………………………………………… 70

甘草干姜汤方 / 72 　　　　　　　麦门冬汤方 / 73

二、肺痈病 ……………………………………………………………………… 74

葶苈大枣泻肺汤方 / 74 　　　　　桔梗汤方 / 75

三、咳嗽上气病 ………………………………………………………………… 75

射干麻黄汤方 / 76 　　　　　　　皂荚丸方 / 76

厚朴麻黄汤方 / 77 　　　　　　　泽漆汤方 / 78

越婢加半夏汤方 / 80 　　　　　　小青龙加石膏汤方益)/ 82

附方 ·· 83

《外台》炙甘草汤方 / 83　　　　《千金》甘草汤方 / 83

《千金》生姜甘草汤方 / 84　　　《千金》桂枝去芍药加皂荚汤方 / 84

《外台》桔梗白散方 / 84　　　　《千金》苇茎汤方 / 85

奔豚气病脉证治第八 ·· 87

奔豚汤方 / 88　　　　　　　　　桂枝加桂汤方 / 89

茯苓桂枝甘草大枣汤方 / 90

胸痹心痛短气病脉证治第九 ·· 91

栝楼薤白白酒汤方 / 93　　　　　栝楼薤白半夏汤方 / 94

枳实薤白桂枝汤方 / 95　　　　　人参汤方 / 95

茯苓杏仁甘草汤方 / 96　　　　　橘枳姜汤方 / 96

薏苡附子散方 / 97　　　　　　　桂姜枳实汤方 / 98

赤石脂丸方 / 99　　　　　　　　九痛丸 / 99

腹满寒疝宿食病脉证治第十 ·· 101

一、腹满病 ·· 101

厚朴七物汤方 / 104　　　　　　附子粳米汤方 / 105

厚朴三物汤方 / 105　　　　　　大柴胡汤方 / 107

大承气汤方 / 108　　　　　　　大建中汤方 / 108

大黄附子汤方 / 109

二、寒疝病 ·· 110

赤丸方 / 111　　　　　　　　　乌头煎方 / 112

当归生姜羊肉汤方 / 112　　　　乌头桂枝汤方 / 113

桂枝汤方 / 114

附方 ··· 115

《外台》乌头汤 / 115　　　　　《外台》柴胡桂枝汤方 / 115

《外台》走马汤 / 116

三、宿食病 ·· 117

大承气汤方 / 118　　　　　　　瓜蒂散方 / 118

五脏风寒积聚病脉证并治第十一 ·· 120

旋覆花汤方 / 121　　　　　　　麻子仁丸方 / 124

甘草干姜茯苓白术汤方 / 126

痰饮咳嗽病脉证并治第十二 ······························· 129

   一、痰饮病 ·· 129

      茯苓桂枝白术甘草汤方 / 131   甘遂半夏汤方 / 132

      十枣汤方 / 134   大青龙汤方 / 135

      小青龙汤方 / 135   木防己汤方 / 137

      木防己汤去石膏加茯苓芒硝汤方 / 137

      泽泻汤方 / 138   厚朴大黄汤方 / 139

      小半夏汤方 / 140   己椒苈黄丸方 / 140

      小半夏加茯苓汤方 / 141   五苓散方 / 143

     附方 ··· 143

      《外台》茯苓饮 / 143

   二、咳嗽病 ·· 144

      桂苓五味甘草汤方 / 146   苓甘五味姜辛汤方 / 146

      桂苓五味甘草去桂加干姜细辛半夏汤方 / 147

      苓甘五味加姜辛半夏杏仁汤方 / 148

      苓甘五味加姜辛半杏大黄汤方 / 148

消渴小便不利淋病脉证并治第十三 ························ 150

   一、消渴病 ·· 150

      文蛤散方 / 153   猪苓汤方 / 154

   二、淋病 ·· 155

   三、小便不利病 ·· 156

      栝楼瞿麦丸方 / 156   蒲灰散方 / 157

      滑石白鱼散方 / 157   茯苓戎盐汤方 / 158

水气病脉证并治第十四 ································· 159

      越婢加术汤方 / 163   甘草麻黄汤方 / 163

      防己黄芪汤方 / 169   越婢汤方 / 170

      防己茯苓汤方 / 171   麻黄附子汤方 / 172

      杏子汤方 / 172   黄芪芍药桂枝苦酒汤方 / 173

      桂枝加黄芪汤方 / 175   桂枝去芍药加麻黄细辛附子汤方 / 178

      枳术汤方 / 178

     附方 ··· 180

      《外台》防己黄芪汤 / 180

黄疸病脉证并治第十五 ·················· 181

茵陈蒿汤方 / 185　　　　　　硝石矾石散方 / 186

栀子大黄汤方 / 187　　　　　　猪膏发煎方 / 188

茵陈五苓散方 / 188　　　　　　大黄硝石汤方 / 189

　附方 ································· 190

　瓜蒂汤 / 190　　　　　　　《千金》麻黄醇酒汤 / 191

惊悸吐衄下血胸满瘀血病脉证治第十六 ····· 192

桂枝救逆汤方 / 195　　　　　　半夏麻黄丸方 / 196

柏叶汤方 / 196　　　　　　　黄土汤方 / 198

泻心汤方 / 200

呕吐哕下利病脉证治第十七 ············· 202

　一、呕吐、哕病 ······················· 202

茱萸汤方 / 204　　　　　　　半夏泻心汤方 / 205

黄芩加半夏生姜汤方 / 206　　　　猪苓散方 / 207

四逆汤方 / 208　　　　　　　小柴胡汤方 / 208

大半夏汤方 / 209　　　　　　大黄甘草汤方 / 210

茯苓泽泻汤方 / 211　　　　　　文蛤汤方 / 212

半夏干姜散方 / 213　　　　　　生姜半夏汤方 / 213

橘皮汤方 / 214　　　　　　　橘皮竹茹汤方 / 215

　二、下利病 ························· 215

四逆汤方 / 219　　　　　　　桂枝汤方 / 219

大承气汤方 / 219　　　　　　小承气汤方 / 221

桃花汤方 / 222　　　　　　　白头翁汤方 / 222

栀子豉汤方 / 223　　　　　　通脉四逆汤方 / 224

紫参汤方 / 224　　　　　　　诃梨勒散方 / 225

　附方 ································· 225

　《千金翼》小承气汤 / 225　　　　《外台》黄芩汤 / 226

疮痈肠痈浸淫病脉证并治第十八 ·········· 227

薏苡附子败酱散方 / 229　　　　大黄牡丹汤方 / 230

王不留行散方 / 232　　　　　　排脓散方 / 232

排脓汤方 / 232

趺蹶手指臂肿转筋阴狐疝蛔虫病脉证治第十九 235

藜芦甘草汤方 / 235　　　　　鸡屎白散方 / 236

蜘蛛散方 / 237　　　　　　　甘草粉蜜汤方 / 238

乌梅丸方 / 239

妇人妊娠病脉证并治第二十 241

桂枝茯苓丸方 / 244　　　　　芎归胶艾汤方 / 247

当归芍药散方 / 249　　　　　干姜人参半夏丸方 / 250

当归贝母苦参丸方 / 251　　　葵子茯苓散方 / 252

当归散方 / 252　　　　　　　白术散方 / 253

妇人产后病脉证治第二十一 255

当归生姜羊肉汤方 / 257　　　枳实芍药散方 / 258

下瘀血汤方 / 259　　　　　　竹叶汤方 / 262

竹皮大丸方 / 263　　　　　　白头翁加甘草阿胶汤方 / 264

附方 264

《千金》三物黄芩汤方 / 264　　《千金》内补当归建中汤方 / 266

妇人杂病脉证并治第二十二 268

半夏厚朴汤方 / 271　　　　　甘草小麦大枣汤方 / 273

小青龙汤方 / 274　　　　　　泻心汤方 / 274

温经汤方 / 276　　　　　　　土瓜根散方 / 278

旋覆花汤方 / 279　　　　　　大黄甘遂汤方 / 280

抵当汤方 / 281　　　　　　　矾石丸方 / 282

红蓝花酒方 / 282　　　　　　当归芍药散方 / 283

小建中汤方 / 284　　　　　　肾气丸方 / 284

蛇床子散方 / 285　　　　　　狼牙汤方 / 286

猪膏发煎方 / 286　　　　　　小儿疳虫蚀齿方 / 287

后记 288

脏腑经络先后病脉证第一

【全篇提要】

本篇论述脏腑、五行理论、三因学说、五行五色诊法等，是王叔和治学《金匮要略》全书的总纲，这和王叔和整理《伤寒论》前有"辨脉法第一""平脉法第二""伤寒例第三"一样，均不是仲景本意，乃王叔和加入者（经方医学传承脉络：晋皇甫谧序《甲乙针经》云："伊尹以元圣之才，撰用《神农本草》以为《汤液》，汉张仲景论广《汤液》，为十数卷，用之多验，近世太医令王叔和撰次《仲景遗论》甚精，皆可施用。"）。王叔和为什么会加入这些内容？读刘民叔《神农古本草经序》知王叔和的学术为"由岐黄而农伊"，一语道破天机。

王叔和有严谨的学风，虽然加此一篇，但其后诸篇内容，仍忠实记录了《仲景遗论》内容，正因为如此，我们才可看到《仲景遗论》的具体内容，发现本篇为王叔和"次入"内容。后文《五脏风寒积聚病脉证并治》篇、《痰饮咳嗽病脉证并治》篇、《水气病脉证并治》篇虽均涉及五脏相关论述，但以上诸篇同本篇均无五脏相关的具体方治，而其余诸篇，方证治法皆备，却均未论述五脏、五行、五色内容，即使言到五脏，对于具体方证治法，又均与之无关，读者宜深研之、体悟之。

问曰：上工治未病，何也？师曰：夫治未病者，见肝之病，知肝传脾，当先实脾。四季脾旺不受邪，即勿补之。中工不晓相传，见肝之病，不解实脾，唯治肝也。夫肝之病，补用酸，助用焦苦，益用甘味之药调之。酸入肝，焦苦入心，甘入脾。脾能伤肾，肾气微弱，则水不行；水不行，则心火气盛，则伤肺；肺被伤，则金气不行；金气不行，则肝气盛，则肝自愈，此治肝补脾之要妙也。肝虚则用此法，实则不在用之。经曰：虚虚实实，补不足，损有余，是其义也。余脏准此。

【解析】本段论述五脏、五行及生克规律，以此为理论基础，解析"治未病"。后"经曰：虚虚实实，补不足，损有余"之论是确论，但用在此处，以五行五脏生克解释，则有待商榷，此与《汉书·艺文志》关于经方论述的"以热益热，以寒增寒"所指不同，经方医学无五行生克概念，是八纲概念。

夫人秉五常，因风气而生长，风气虽能生万物，亦能害万物，如水能浮舟，亦能覆舟。若五脏元真通畅，人即安和，客气邪风，中人多死。千般疢难，不越三条：一者，经络受邪，入脏腑，为内所因也；二者，四肢九窍，血脉相传，壅塞不通，为外皮肤所中也；三者，房室、金刃、虫兽所伤，以凡详之，病由都尽。若人能养慎，不令邪风干忤经络，适中经络，未流传脏腑，即医治之。四肢才觉重滞，即导引吐纳，针灸膏摩，勿令九窍闭塞。更能无犯王法，禽兽灾伤，房室勿令竭之，服食节其冷热苦酸辛甘，不遗形体有衰，病则无由入其腠理。腠者，是三焦通会元真之处，为血气所注；理者，是皮肤脏腑之纹理也。

【解析】 本条论述三因学说，并强调风邪致病由表入里传变，不同层级治法不同。其中的导引吐纳、针灸膏摩、房室勿令竭之、服食节其冷热苦酸辛甘等，均可视为防病、治病、调护之大法。

问曰：病人有气色见于面部，愿闻其说。师曰：鼻头色青，腹中痛，苦冷者死（一云腹中冷，苦痛者死）。鼻头色微黑者，有水气；色黄者，胸上有寒；色白者，亡血也。设微赤非时者死。其目正圆者痉，不治。又色青为痛，色黑为劳，色赤为风，色黄者便难，色鲜明者有留饮。

【解析】 本条论述五色诊法，似扁鹊的"脉诊法"——望诊五色脉，判断疾病。

师曰：病人语声寂寂然喜惊呼者，骨节间病；语声喑喑然不彻者，心膈间病；语声啾啾然细而长者，头中病（一作痛）。

【解析】 本条论述听声音判断病位。

师曰：息摇肩者，心中坚；息引胸中，上气者咳；息张口，短气者，肺痿唾沫。

【解析】 本条论述望诊呼吸情况，结合其他症状，判断体内病变。

师曰：吸而微数，其病在中焦，实也，当下之即愈，虚者不治。在上焦者，其吸促，在下焦者，其吸远，此皆难治。呼吸动摇振振者，不治。

【解析】本条通过呼吸情况，判断病变在上、中、下三焦的病位，并通过呼吸情况判断疾病的预后。

师曰：寸口脉动者，因其旺时而动。假令肝旺色青，四时各随其色。肝色青而反色白，非其时色脉，皆当病。

【解析】本条论述脉、色与四时相应，并将五脏、五行与五色相关，通过五行生克来论病，并以肝为例说明：白应肺，五行为金之色，四季应秋，青应肝，五行为木之色，四季应春，五行之中金（色白）克木（色青），故曰"肝色青而反色白，非其时色脉，皆当病""寸口脉动者，因其旺时而动，假令肝旺色青"，由此亦可知，此处脉法，实为望色脉诊法，并非我们今日以手按寸口的诊脉法。

问曰：有未至而至，有至而不至，有至而不去，有至而太过，何谓也？师曰：冬至之后，甲子夜半少阳起，少阳之时，阳始生，天得温和。以未得甲子，天因温和，此为未至而至也；以得甲子，而天未温和，为至而不至也；以得甲子，而天大寒不解，此为至而不去也；以得甲子，而天温如盛夏五六月时，此为至而太过也。

【解析】本条论述天气的寒热温凉应适时而至，否则"有未至而至，有至而不至，有至而不去，有至而太过"均可能成为疾病的诱发因素。

师曰：病人脉浮者在前，其病在表；浮者在后，其病在里。腰痛背强不能行，必短气而极也。

【解析】寸口脉分寸、关、尺三部，三部脉应病位。以表、里、半表半里论之，关前为寸应表，关应半表半里，关后为尺应里。脉有寸关尺三部，亦有浮、中、沉三位，浮以应表、中以应半表半里、沉以应里。以上只是就病位而论。脉亦应服从八纲辨证，反映病位、病性，故对脉学的分析，亦应兼顾病位、病性整体分析。本条以脉在关前关后，识别病位的在表、在里，就病性论，脉浮主热，整体分析，"腰痛背强不能行"为病在表、有热，"短气而极"为病在里、有热。

问曰：经云"厥阳独行"，何谓也？师曰：此为有阳无阴，故称厥阳。

【解析】"厥"，仲景书指手足厥冷，而《内经》（《黄帝内经》之简称）多指意识障碍；"阳"，在仲景书多指津液，在《内经》中多指热。此处为《内经》家言，结合厥为意识障碍，有阳无阴盖指热扰脑神、意识障碍类病症。

问曰：寸脉沉大而滑，沉则为实，滑则为气，实气相搏，血气入脏即死，入腑即愈，此为卒厥，何谓也？师曰：唇口青，身冷，为入脏，即死；如身和，汗自出，为入腑，即愈。

【解析】本条论述伴有意识障碍的"卒厥"病症及预后。病位浅深、病性寒热不同，则预后不同。相较而言，病位浅、病性为热证，为入腑，其证"如身和，汗自出"，预后较好，曰"即愈"；病位深、病性为寒证，为入脏，其证"唇口青，身冷"，预后不佳，曰"即死"。

问曰：脉脱，入脏即死，入腑即愈，何谓也？师曰：非为一病，百病皆然。譬如浸淫疮，从口起流向四肢者可治，从四肢流来入口者不可治；病在外者可治，入里者即死。

【解析】本条承上条，论述虚证"脱证"的预后。所谓入脏、入腑，亦是指表里病位言，脏言里，腑言表，病在表则轻而易愈，在里则重危多死证，由表入里则病情加重，由里出表则病向愈，并以"浸淫疮，从口起流向四肢者可治，从四肢流来入口者不可治"作比喻。但临证观察，浸淫疮多为表证，少有死证，用在此，其意在说明疾病由里出表、由表入里的不同转归。

问曰：阳病十八，何谓也？师曰：头痛，项、腰、脊、臂、脚掣痛。阴病十八，何谓也？师曰：咳、上气、喘、哕、咽、肠鸣、胀满、心痛、拘急。五脏病各有十八，合为九十病；人又有六微，微有十八病，合为一百八病，五劳、七伤、六极、妇人三十六病，不在其中。清邪居上，浊邪居下，大邪中表，小邪中里，槃饪之邪，从口入者，宿食也。五邪中人，各有法度，风中于前，寒中于暮，湿伤于下，雾伤于上，风令脉浮，寒令脉急，雾伤皮腠，湿流关节，食伤脾胃，极寒伤经，极热伤络。

【解析】本条论述阳病十八。依据其症状描述，知其皆是表证；阴病十八，依据症状描述，知其皆是里证。"五脏病各有十八，合为九十病；人又有六微，微有十八病，合为一百八病，五劳、七伤、六极、妇人三十六病"，具体无所指，恐亦是照例从别处录入之文字。"清邪居上，浊邪居下，大邪中表，小邪中里，槃饪之邪，从口入者，宿食也。五邪中人，各有法度，风中于前，寒中于暮，湿伤于下，雾伤于上，风令脉浮，寒令脉急，雾伤皮腠，湿流关节，食伤脾胃，极寒伤经，极热伤络"是《内经》家外邪中人之言，临证可作为疾病的诱发因素来参考。

问曰：病有急当救里救表者，何谓也？师曰：病，医下之，续得下利清谷不止，身体疼痛者，急当救里；后身体疼痛，清便自调者，急当救表也。

【解析】本条论述表里同病。表为阳证太阳病、里为阴证太阴病。先救里，后救表，《伤寒论》中已有说明，亦是定法。

夫病痼疾加以卒病，当先治其卒病，后乃治其痼疾也。

【解析】本条论述痼疾、卒病先后之治，无具体症状而出治病之先后，不似仲景经方家之言。

师曰：五脏病各有得者愈，五脏病各有所恶，各随其所不喜者为病。病者素不应食，而反暴思之，必发热也。

【解析】本条论述五脏喜恶与疾病，亦是《内经》家言。"病者素不应食，而反暴思之，必发热也"，能食而发热，是胃气渐复但不胜邪之应，但亦应除外除中危重病症。

夫诸病在脏，欲攻之，当随其所得而攻之，如渴者，与猪苓汤。余皆仿此。

【解析】本条论述五脏病治疗原则，综合研究《金匮要略》全书证治，无关于其之实例。即便此处所列"渴者，与猪苓汤"，亦是见证用方，与脏无关。

通读全篇内容可知，本篇成文是杂《内经》家言而略及经方之治，亦是王叔和以自己的认识总结仲景书，加写一个自认为的"总论"而成，寄希望作为后续诸篇的治疗总则。此亦如在《伤寒论》三阴三阳病篇前列"辨脉法第一""平脉法第二""伤寒例第三"，后世多识此三篇为叔和所著，然于《金匮要略》第一篇"脏腑经络先后病脉证第一"却无此见底，且将之作为《金匮要略》全书总论来解读，恐亦是跳不出以《内经》解《伤寒杂病论》的思想禁锢。

胡希恕先生明确指出本篇为王叔和所作，仲景书本与《内经》无关，在《伤寒论》不用经络辨证，在《金匮要略》不用脏腑辨证。明确仲景书均是以八纲、六经、方证辨证的经方医学体系。

痉湿暍病脉证治第二

(全篇提要)

痉以体表筋肉强直、痉挛为主要症状，可伴有恶寒、恶风、意识障碍等；湿以身体、关节疼痛、沉重为主要症状；暍以口渴为主症，常伴有恶寒、身重、疼痛等。三者症状均可反映在体表，从邪正交争于皮肉筋骨的层面分析，均有类似表证的表现，故列为一篇。然从病机层面分析，表证为机体欲通过发汗机转解除疾病而不能的病理状态；从八纲分析，表证为寒证，或阴或阳，或实或虚。然本篇所说均有里热证，故痉湿暍三证都不是单纯的表证。

一、痉病

关于痉，文中举例有太阳病葛根汤证、太阳阳明合病栝楼桂枝汤证、阳明病大承气汤证。从症状反应分析，痉病阴证亦可有，结合《伤寒论》学习，可知。

病者身热足寒，颈项强急，恶寒，时头热，面赤目赤，独头动摇，卒口噤，背反张者，痉病也。

夫痉脉，按之紧如弦，直上下行。（一作筑筑而弦，《脉经》云：痉家其脉伏坚，直上下）

【提要】以上论述痉病症状及脉。

【解析】痉病的临床症状，以表证为主。气血上冲，水热壅于上则身热，颈项强急，时头热，面赤，目赤，气血向上、向外，不及于下，则足寒；病在表则恶寒；热不得散，上犯脑神，神机失用则独头动摇，卒口噤，背反张，发为痉病。脉以应证，整个身体挛急、抽搐，脉亦应之紧如弦。寸脉为上，以应胸至头；尺脉为下，以应小腹至足；病由头至足，强直痉挛，故脉由上至下紧如弦，曰"直上下行"。

太阳病，发热无汗，反恶寒者，名曰刚痉。太阳病，发热汗出而不恶寒，名曰柔痉。

【提要】以上论述痉病，以汗出的有无分刚痉与柔痉。

【解析】痉病以表证为主，以阳病为主，为太阳病。太阳病以有汗无汗分中风表虚证、伤寒表实证，痉病亦同，以有汗无汗分为柔痉和刚痉。所谓刚柔，乃筋脉挛急的程度不同。汗出表虚，故挛急轻，曰柔痉；无汗表实，筋脉挛急重，故曰刚痉。无论刚痉、柔痉，病发太阳为表证，均以发汗为正治大法，但需微汗。

太阳病，发热，脉沉而细者，名曰痉，为难治。

痉病有灸疮，难治。

【提要】以上论述津液损伤者发痉病，难治。

【解析】痉病为表证，应脉浮，今脉沉而细，知胃虚津液不足，痉病又以发汗为正治大法，胃虚不能生成津液，作汗乏津液之源，故曰难治。此与《伤寒论》太阳病篇中第50条"脉浮紧者，法当身疼痛，宜以汗解之。假令尺中迟者，不可发汗。何以知然，以荣气不足，血少故也"及少阴病篇第285条"少阴病，脉细沉数，病为在里，不可发汗"同理。此处"灸疮"之人当为破溃大、疮口深、津液丧失多、其人津液不足、赢瘦者，此时发痉病，津液不足，不得发汗，故曰难治。

太阳病，发汗太多，因致痉。夫风病下之则痉，复发汗，必拘急。疮家虽身疼痛，不可发汗，汗出则痉。

【提要】以上论述痉病的成因——丧失津液。

【解析】太阳病依法当发汗，但应微汗祛病。发汗太多，损伤津液，筋脉失于濡养则发挛急、抽搐而成痉病；汗出恶风的中风，谓之风病，应用桂枝汤健胃气、增津液、微汗以解肌，却一逆下之，伤其津液于里，则发痉病，再逆于用麻黄汤发汗，伤津液于表，则肢体拘急；疮家为病久、长期疮疡不收口的患者，丧失津血，多身体赢瘦，津液不足，虽身疼痛有表证，亦不可发汗，误用发汗，则伤津致痉。

若发其汗者，寒湿相得，其表益虚，即恶寒甚。发其汗已，其脉如蛇（一云：其脉浛），暴腹胀大者，为欲解，脉如故，反伏弦者，痉。

【提要】以上论述用不恰当的发汗法使痉病陷入阴证，以及通过不同的脉象，判断疾病的预后。

【解析】痉病以表证为主，然其有津液损伤的一面，太阳表证无论虚实均应微微发汗以祛邪于表而治愈疾病，痉病发汗治疗，较之太阳病，更应强调微汗之法。痉病在表，若大发汗，汗出丧失津液，体温散失，大汗出而湿不去，谓之"寒湿相得"，功能沉衰，其表更虚，恶寒加重，陷入阴证，发为少阴病。痉病脉紧，应肢体强直、痉挛，如发汗丧失津液，脉道不充，按之柔软，如蛇之体，虽有暴腹胀大的里虚寒证，但在外的痉病为欲解。伏脉较沉脉更深，为病在里之应，"按之紧如弦，直上下行"的痉脉如故，但却陷入"伏"位而弦，故病痉，此时津液已伤，病偏于里，为危急重症。

太阳病，其证备，身体强，几几然，脉反沉迟，此为痉，栝楼桂枝汤主之。

【提要】本条论述柔痉（太阳阳明合病）的栝楼桂枝汤方证。

【解析】太阳病，其证备，身体强，几几然为表证症状，但较一般太阳病身体强急，为津液损伤的痉病症状。太阳病脉浮，此处脉沉迟，提示津液有所损伤，即有表证又有津液损伤，则需桂枝汤解肌，加天花粉（即原文中栝楼根）清热增津液，缓解身体强急。

栝楼桂枝汤方

栝楼根二两　桂枝三两　芍药三两　甘草二两　生姜三两　大枣十二枚

上六味，以水九升，煮取三升，分温三服，取微汗。汗不出，食顷，啜热粥发之。

【解析】本方用桂枝汤健胃气、增津液以解肌。《神农本草经》记载天花粉"味苦，寒。主治消渴……补虚、安中、续绝伤"，知其可清热、增津液。从方后调护"取微汗"可知，本方主要作用还是发汗，"食顷，啜热粥"为健胃气的调护法，可知本方为治疗虚证方。栝楼桂枝汤治疗太阳阳明合病，身体强，津液损伤而里有热者。

本方治疗痉病之发热、有意识障碍者，亦可治疗痉病之活动受限而口渴甚者。如吴佩衡医案（《吴佩衡医案》）："柯某之长子，年一岁半，住云南省昆明市原铁道分局。1922年阴历九月初六日晨，寐醒抱出，冒风而惊，发热，自汗沉迷，角弓反张，手足抽搐，目上视，指纹赤而浮，唇赤舌淡白，脉来浮缓。由于风寒阻遏太阳经气运行之机，加以小儿营卫未充，脏腑柔嫩，不耐风寒，以致猝然抽搐而成急惊风。此为太阳肌表之证，以仲景桂枝汤主之，使中于太阳肌腠之邪，得微汗而解。桂尖10g，杭芍10g，甘草6g，生姜10g，小枣7枚，加入粳米一小撮，同煎，嘱服后温覆而卧，使得微汗。一剂尽，即熟寐，汗出热退，次日霍然。按：此证利在急治，倘迁延日久，别生变故，难以逆料。案内桂枝全方，力量甚足，故效如桴鼓。"刘渡舟医案（《刘渡舟验案精选》）："陈某某，男，56岁。患病为肌肉萎缩，反映在后背与项下之肌肉，明显塌陷不充。尤为怪者，汗出口渴，肩背作痛，两臂与手只能紧贴两胁，不能张开，亦不能抬举，如果强行手臂内外活动，则筋骨疼痛难忍。切其脉弦细，视其舌质红，舌苔薄。刘老辨为脉细、舌红、口渴为阴伤津少之象；肩背作痛，肌肉萎缩，筋脉拘急不能伸开，则为太阳经脉感受风邪，日久不解，风阳化热伤及阴血所致。《金匮》云：'太阳病，其证备，身体强，几几然，脉反沉迟，此为痉，栝楼桂枝汤主之。'桂枝15g、白芍15g、生姜10g、炙甘草10g、大枣12枚、天花粉30g。连服十余剂，诸症皆愈，肩背肌肉充盈，病家惊讶以为神。按语：本方天花粉剂量重用至30g，取其润燥解渴，大滋肺胃之阴，一制桂枝之温，一治津液之约。仲景治口渴，惯用天花粉而不用他药，以天花粉甘酸而润，化阴生津止渴，则为其所专也。"

太阳病，无汗而小便反少，气上冲胸，口噤不得语，欲作刚痉，葛根汤主之。

【提要】本条论述刚痉（太阳病）的葛根汤方证。

【解析】太阳病本是表证，无关小便，今病欲发刚痉，故人体调集体液、津液于上、外的体表，欲通过发汗的机转从表解除疾病。表实则无汗，津液由下而上，在下则小便少，水气上冲则自觉气上冲胸，津液郁积于上，又不得汗，故张口受限，说话受限，表现为"口噤不得语"，此为欲发肢体抽搐、挛急的刚痉，用葛根汤发汗解肌以治之。

葛根汤方

葛根四两　麻黄三两（去节）　桂枝三两（去皮）　芍药二两　甘草二两（炙）　生姜三两　大枣十二枚

上七味，㕮咀，以水一斗，先煮麻黄、葛根，减二升，去沫，内诸药，煮取三升，去滓，温服一升，覆取微似汗，不须啜粥，余如桂枝汤法将息及禁忌。

【解析】葛根汤煎服法明确指出"不须啜粥"，此为辨识表证虚实的法眼，亦是区分本方是桂枝汤类方还是麻黄汤类方的要点。究其实质，表证有汗出的表虚证与无汗的表实证，主要在于胃气是否虚衰。粥在古人看来是养胃气之佳品，故治疗汗出表虚证的桂枝汤强调"啜热稀粥一升余，以助药力"，而麻黄汤单独强调"不须啜粥"。本方及《伤寒论》中桂枝加葛根汤均强调"不须啜粥"，可知，桂枝加葛根汤实为葛根去麻黄汤。《神农本草经》谓桂枝"味辛，温，主治上气咳逆"，《伤寒论》葛根汤中用桂枝二两，主治"项背强几几"，《金匮要略》葛根汤用桂枝三两，因气上冲剧烈，"气上冲胸，口噤不得语"，故加量。此亦可从药物剂量分析得知，《伤寒论》中桂枝加葛根汤实为《金匮要略》中葛根汤去麻黄，此仿仲景桂枝去芍药汤命名，亦可命其名为葛根去麻黄汤。此处"欲作刚痉"之证为机体欲借发汗的机转解除疾病，治疗应顺应人体抗病机制，用葛根汤发汗解肌，病可痊愈。葛根汤治疗太阳病，无汗，气上冲胸，口噤不得语。

痉病在表、在肌，治疗用解肌发汗法，汗出表虚用栝楼桂枝汤，无汗表实用葛根汤。为何不用治疗太阳病表实无汗的麻黄汤？因为痉病以津液损伤为主，病位在肌肉层，以肌肉挛急、拘急，甚至抽搐为主症，麻黄汤治病在表，只有发汗之能，无解肌之功，桂枝汤中解肌主药在于芍药，可缓解挛急，葛根为一清凉解肌药，在桂枝加葛根汤中治疗项背强几几已有体现。麻黄汤治疗表实证，而葛根汤、桂枝汤均有健胃气、增津液的功效，故用其治疗符合痉病病机。

范中林曾用本方治疗麻疹发热抽搐（痉病）："郭某某，女，20岁。成都某厂工人。病史：1951年春，因临产入某某产院。次日晨，自觉身倦、头昏、发热、恶寒，双眼流泪，鼻流清涕，脸上出现红疹，当即诊断为麻疹。因怕传染，通知其转传染病院。由于即将分娩，两院相距又远，家属不同意，最后回到家中，复感风寒，病情急剧恶化，昏迷失语。遂请范老去家急诊。按太阳证麻疹寒闭论治，服药两剂，转危为安。诊治：面部耳后麻疹出而复收，疹色转为淡紫微暗，疹点下陷。额头微热无汗，恶风寒，胸闷气紧上逆。项背强痛，两手抽搐，口噤无声，人已昏迷。面色灰暗，唇淡微乌，撬开牙关，视舌质淡红偏暗，苔黄夹白微腻，脉浮紧。此当临产疹出未透而重感风寒，麻毒内陷，并致刚痉之危证。法宜祛风散寒，解痉透疹，以葛根汤加减主之。处方：葛根10g，麻黄10g，桂枝6g，白芍10g，甘草3g，生姜10g，升麻10g。服药后，逐渐清醒，声渐出而语清，手足抽动停止。头项强痛明显减轻，疹点重新现出。此为寒邪衰，郁闭开，刚痉主证已解，转为正常疹出，遂即顺产。后继以清热解毒、甘寒养阴之剂，调治而愈。"

依据"口噤不得语"，临床中常见的颞颌关节紊乱、张口受限、疼痛有用葛根汤的机会，但未必尽然。笔者曾患此病，进食张口受限，用本方无效，后改用桂枝加芍药汤，加小剂量大黄（胡希恕经验，偏侧疼痛，多由于瘀血，用小剂量大黄活血）、全蝎（经验：全蝎有宽上之头面，紧下之下肢及二阴的作用），半剂药获效。

痉为病（一本痉字上有刚字），**胸满口噤，卧不着席，脚挛急，必齘齿，可与大承气汤。**

【提要】本条论述痉病（阳明里热实证）的大承气汤方证。

【解析】里实热结，瘀热上扰，脑神不宁，发为"胸满口噤，卧不着席，脚挛急，必龂齿"的痉病危重证候，今日之高热、脑炎多见此证，然必有"胃家实"的里热结实方可用大承气汤。只热不实，可选用白虎汤。1954年夏天石家庄发生的流行性乙型脑炎就是以白虎汤为主方，取得很好疗效；1956年北京的流行性乙型脑炎以白虎汤加苍术治疗，也取得很好疗效。无数的实践证明，古方可以治今病，包括传染病。

大承气汤方

大黄四两（酒洗）　厚朴半斤（炙，去皮）　枳实五枚（炙）　芒硝三合

上四味，以水一斗，先煮二物，取五升，去滓，内大黄，煮取二升；去滓，内芒硝，更上火微一二沸，分温再服，得下止服。

【解析】大承气汤方中大黄"味苦，寒，主下瘀血、血闭、寒热"，下瘀热由二便而出，对瘀热结实性脑病效佳。厚朴苦温，枳实苦寒，下气除满，助大黄从消化道排出瘀热之邪。芒硝苦寒，祛热、利水，增加肠道津液，促进瘀热、燥屎之邪由大便而下。

黎庇留用大承气汤治疗阳明里热实证的痉病医案："里海辛村潘女，八九岁，发热面赤，角弓反张，谵语，以为鬼物。符箓无验，乃延予诊。见以渔网蒙头，白刃拍桌，而患童无惧容。予曰：此痉病也。非魅。切勿以此相恐，否则重添惊疾矣。投以大承气汤，一服，即下两三次，病遂霍然。"

二、湿病

以下原文分别论述了湿痹、湿家及风湿相搏于表的三类病证，盖三者俱有体表关节疼痛，均以表证为主，用汗法治疗。湿病在表，治湿不离表，用微发汗法。有太阳表实证微发汗的麻黄加术汤证，太阳表虚证发汗的防己黄芪汤证，太阳阳明合病的麻黄杏仁薏苡甘草汤证，少阴病的桂枝附子汤证、甘草附子汤证。

太阳病，关节疼痛而烦，脉沉而细（一作缓）者，此名湿痹（《玉函》云：中湿）。湿痹之候，小便不利，大便反快，但当利其小便。

【提要】以上论述湿痹证候及其治疗原则。

【解析】湿痹与太阳病同者，均有关节疼痛而烦的体表症状，然太阳病为表阳证，故脉应浮，然"脉得诸沉，当责有水"，湿痹除表证外，内有停饮，故脉不浮而沉——此与少阴病兼停饮则脉沉理同（《伤寒论》301条："少阴病，始得之，反发热，脉沉者，麻黄细辛附子汤主之。"）。对于细而不及的脉，脉内血液不充盈则细，结合湿痹内证"小便不利，大便反快"可知脉细之由，因水谷不别，大便快

利，亡失津液所致。湿痹为外邪内饮为病，治疗时应在解表的同时利饮，故文中提示"但当利其小便"，所谓"但"不是仅仅的意思，而是提示湿痹治疗时勿忘利饮，应利小便。

湿家之为病，一身尽疼（一云：疼烦），发热，身色如熏黄也。

【提要】 本条论述湿家发黄。

【解析】 湿家一身尽疼，为有表证，"病有发热恶寒者，发于阳也"，发热提示为表阳证，身色如熏黄，乃热水瘀结所致。"黄家所得，从湿得之"，发黄者，必有水液代谢障碍，如汗出不畅及小便不利，否则不会发黄。《伤寒论》已反复论及，黄疸病篇亦论及此证。无汗而热盛，可适症选用麻黄连轺赤小豆汤；有汗表虚，可适症选用桂枝加黄芪汤；里热盛，可适症选用茵陈五苓散。我们治病时均需选适症的方药治之。

湿家，其人但头汗出，背强，欲得被覆向火。若下之早则哕，或胸满，小便不利（一云利）。舌上如胎者，以丹田有热，胸上有寒，渴欲得饮而不能饮，则口燥烦也。湿家下之，额上汗出，微喘，小便利（一云不利）者死；若下利不止者亦死。

【提要】 以上论述湿家为病在表，有湿、有热之分及误下后的变证。

【解析】 湿为病分表里内外，湿在表在外，宜发汗；在里在内，宜利小便。湿家其人但头汗出，提示体表水液代谢障碍；背强为背部津液充实，是表证；"欲得被覆向火"提示患者恶寒、喜温暖，为表证之特征（有一分恶寒，就有一分表证）。

然体表有湿有热，体内小便不利，治疗不能单纯发汗、攻下、利小便。待热盛表解，体内无湿，形成阳明里热实证方可攻下，未至阳明里热实证而下之，谓之"若下之早"，必伤胃气。胃虚饮停，其人则哕，"病发于阳而反下之，热入因作结胸"，病在阳在表，有热，下之过早，热入于里，水热互结于上则胸闷，下伤胃气，胃虚不能制下，则小便利或不利，病实人虚，故曰死。

胸满，小便不利为上有实热、下有虚寒，为误下后常见之现象。表热不解，若下之过早，热入于里，里热上蒸于舌面则为苔，故"舌上如胎者"提示里热；里有热则欲饮水，但胃虚寒不能消水，故"渴欲得饮而不能饮"；口燥烦为里虚饮停之应，亦有上热之因。

湿家不可下之，下伤胃气，胃虚不能收摄，上脱下竭。上脱则"额上汗出，微喘"，下竭则"下利不止"，皆为胃气衰败的死证。

湿家病，身疼发热，面黄而喘，头痛鼻塞而烦，其脉大，自能饮食，腹中和无病，病在头中寒湿，故鼻塞，内药鼻中则愈。（《脉经》云：病人喘。而无"湿家病"以下至"而喘"十三字）

【提要】 本条论述湿家证治。

【解析】 身疼发热为病在表，是阳证。表不解则头痛，气上逆则鼻塞、喘，里有热则烦，湿热在表则面黄。脉大主热，本是阳明病正脉，结合后文"自能饮食，腹中和无病"知此处脉大主热不是阳明病。头中寒湿主病在表，故鼻塞，虽曰"寒湿"，实为表未解而有热。纳药鼻中则愈，此为外治法，本条未出具体方药，瓜蒂散可适症选用，盖鼻中给药，可致嚏出汗，亦有解表之功，合"其在高者，因而越之"的治疗原则，取嚏往往伴随汗出，表亦可解。

湿家身烦疼，可与麻黄加术汤，发其汗为宜，慎不可以火攻之。

【提要】 本条论述湿家病在表（太阳病）的麻黄加术汤方证。

【解析】 身疼为病在表，烦疼提示疼痛较重兼有湿邪在表，湿家一般病程长，较单纯的表阳证麻黄汤证病势深，故发汗应取微似汗，用麻黄加术汤，不可用火攻大汗之法。这一点，在《伤寒论》太阳病篇已反复论述。太阳病不可用火攻发大汗，湿家更不能用。

麻黄加术汤方

麻黄三两（去节）　桂枝二两（去皮）　甘草一两（炙）　杏仁七十个（去皮尖）　白术四两

上五味，以水九升，先煮麻黄，减二升，去上沫，内诸药，煮取二升半，去滓，温服八合，覆取微似汗。

【解析】 麻黄汤为发汗解表之剂，在表湿重，则需用微汗之法，《神农本草经》载："术，味苦，温，主治风寒湿痹，死肌……止汗。"知术有治疗肌表痹病的功能，且有止汗作用，加于发汗的麻黄汤内，一方面可去在表之湿治痹痛，另一方面与麻黄配伍，成微发汗之法。"似"者"续"也，"微似汗"，微微续自汗出也。麻黄加术汤为微汗之法，治疗湿家身烦疼的太阳病。

关于本方用白术还是苍术，陆渊雷认为："术分赤白始于《名医别录》，仲景书本但称术，后人辄加白字。《别录》之赤术，即今之苍术。此方意在使湿从汗解，则宜苍术。"

麻黄与苍术配伍治疗风湿，比例不同，功效不同。许公岩在湿证用药上，推崇苍术、麻黄二药，认为："苍术与麻黄等量，常见能发大汗；苍术倍于麻黄，发小汗；苍术三倍于麻黄，常见尿量增多，有利尿之作用；苍术四倍、五倍于麻黄，虽无明显之汗利作用，而湿邪则能自化。"可供临证参考。

赵明锐《经方发挥》医案："王某某，男，农民。因在田间劳动，忽着风寒侵袭，数日后即周身关节烦痛，并呈游走性，尤以下肢疼痛为甚，局部指压凹陷不起，疼痛拒按，肢体沉重，举步艰难，大便正常，小便短赤，脉大而数。曾有医生给服过五皮饮加减之类无效。脉证相参，诊为湿滞肌表留于肌肉，风湿相搏，投以麻黄加术汤，嘱勿大汗。服2剂后，疼痛稍减轻，但浮肿消退。上方加羌活、苍术各15g，继服2剂后疼痛大减，以后调养数日痊愈。"

风湿相搏，一身尽疼痛，法当汗出而解，值天阴雨不止，医云：此可发汗。汗之病不愈者，何也？盖发其汗，汗大出者，但风气去，湿气在，是故不愈也。若治风湿者，发其汗，但微微似欲出汗者，风湿俱去也。

【提要】以上论述风湿主证及治疗原则。

【解析】风湿相搏，病在表，一身尽疼痛，应取微汗之法，则陈久之湿，从汗而解。不可使大汗出，以用药后微微似欲出汗为治疗风湿由表排邪的要点。

病者一身尽疼，发热，日晡所剧者，名风湿。此病伤于汗出当风，或久伤取冷所致也。可与麻黄杏仁薏苡甘草汤。

【提要】本条论述风湿（太阳阳明合病）的麻黄杏仁薏苡甘草汤方证及风湿成因。

【解析】病者一身尽疼为病在表，发热为病发于阳，日晡所剧者提示热多，以在阳明多见。病之成因一为"汗出当风"，汗出毛孔开泄，受风则收缩，汗不得排出肌表，久而久之，湿郁体表，化热成风湿；二为"久伤取冷"，所谓久伤，即反复如此，进热食，或在高温环境，毛孔开张可使汗出，如贪食寒凉或久处寒冷环境，毛孔闭塞，汗不得由表而出，代谢废物郁积于肌表，发为风湿，病久郁而化热，流注关节可发为历节。治疗用发汗解表，解凝兼清里热的麻黄杏仁薏苡甘草汤。

麻黄杏仁薏苡甘草汤方

麻黄半两（去节，汤泡）　甘草一两（炙）　薏苡仁半两　杏仁十个（去皮尖，炒）

上剉麻豆大，每服四钱，水盏半，煮八分，去滓温服。有微汗，避风。

【解析】本方煮散，为微汗之法，用药剂量轻。方中薏苡仁"味甘，微寒，主治筋急拘挛，不可屈伸，风湿痹"。本方证较麻黄加术汤，因为里有热，故去辛温之桂枝、苍术，加解凝利湿、去热利关节的薏苡仁；较麻黄汤，甘草与麻黄比例为2∶1，且无桂枝，故发汗力弱，而缓急功著，为微汗之法。麻黄杏仁薏苡甘草汤为微汗之法，治疗太阳阳明合病的风湿痹痛。

关于本方中薏苡仁的功效及配伍应用，《皇汉医学》记录较全面，认为："本药有治甲错，治脓汁、脓血、白带，利尿，治疣赘发疹、镇痛、镇痉、消炎、解凝诸作用也明矣。余以之加于葛根汤，治项背筋之痉挛（肩凝）；又与术加于同方，治急、慢之关节痛；同桔梗配用于柴胡剂，疗腐败性支气管炎及肺坏疽；配用于大黄牡丹皮汤、大黄牡丹皮汤去芒硝及大黄牡丹皮汤去大黄和芒硝，以医鱼鳞癣、阑尾炎及淋病。此药加于猪苓汤、猪苓汤加甘草及猪苓汤加甘草、大黄，治淋病；加于桃核承气汤、大黄牡丹皮汤及其类方桂枝茯苓丸及当归芍药散等，治白带；又单用或配用于诸方，治疣赘，悉收卓效。唯须注意者，薏苡仁性寒，为利尿药，又为缓下药，则于如石膏剂证之组织枯燥者及属于下痢阴虚证者，宜禁忌之。"

《金匮名医验案精选》载张汉符医案："黄某某，男，14岁。1952年10月间，颈项肿大，上及腮颊，状类虾蟆瘟，一身尽疼，微寒发热，日晡尤甚，脉浮软稍带数象，舌苔白薄粗腐。大便黄软，小便微黄。此乃风湿，非虾蟆瘟，前医以银翘散加减治疗无效。患者系船户，病前日中行船，帮同拉缆，汗出当风，日晡停船即于河中洗浴。《金匮》所谓'伤于汗出当风，或久伤取冷所致也'，一身尽疼、发热、日晡所甚与风湿证候相符合，颈项肿大为其副症也。故以麻黄杏仁薏苡甘草汤加苍术，治其风湿为主，用方：麻黄4.5g，北杏仁4.5g（炒杵），薏苡仁12g，甘草3g，苍术9g。服药5剂，主症尽解，副症亦随之而愈。"

风湿，脉浮身重、汗出恶风者，防己黄芪汤主之。

【提要】本条论述风湿表虚（太阳病）的防己黄芪汤方证。

【解析】脉浮主表，身重为有湿，汗出、恶风者，为表虚证之应。风湿病在表，用防己黄芪汤治疗。

防己黄芪汤方

防己一两　甘草半两（炒）　白术七钱半　黄芪一两一分（去芦）

上剉麻豆大，每抄五钱匕，生姜四片，大枣一枚，水盏半，煎八分，去滓温服，良久再服。喘者加麻黄半两；胃中不和者加芍药三分；气上冲者加桂枝三分；下有陈寒者加细辛三分。服后当如虫行皮中，从腰下如冰，后坐被上，又以一被绕腰以下，温令微汗，瘥。

【解析】方中防己辛平，"主风寒，利大小便"，有利湿的作用；黄芪甘温，主大风，益表之虚；白术止汗，利在表之风湿痹痛；甘草缓解急迫。方中四药，均无发汗之能，但黄芪、防己、白术均利于表虚汗出、恶风而有湿者，后世玉屏风散实出本方。用生姜、大枣煮散剂服，服后盖被，取微汗，为治疗表虚风湿之法。喘为表实，加麻黄可解表平喘；胃不和则腹痛，加芍药缓急止痛；表不解，气上冲，加桂枝降冲逆解表；里有寒饮，加细辛温里散寒，祛饮止痛。防己黄芪汤主治风湿在表，身重、汗出恶风者。

本方与麻黄加术汤、麻黄杏仁薏苡甘草汤同，治疗风湿在表的阳证；不同者，本方治汗出表虚证，后两方治疗无汗表实证。又本方与后文之桂枝附子汤、甘草附子汤均治疗风湿在表的虚证；不同者，本方治疗表阳证，而后两方治疗表阴证。此即仲景书辨表证（表证均是寒证）阴阳虚实之要也。

浅田宗伯《勿误药室方函口诀》云："此方治风湿表虚者，故自汗久不止，表皮常有湿气者，用之有效。盖此方与麻黄杏仁薏苡甘草汤有虚实之分，彼汤为脉浮汗不出恶风者，用以发汗。此则为脉浮汗出恶风者用以解肌而愈，即如伤寒中风有麻黄桂枝之分也。身重者，湿邪也，脉浮汗出者，表虚故也。故不用麻黄发表，而用防己驱之。《金匮》治水治痰诸方，用防己者，取气运于上，水能就下也，服后如虫行及腰以下冰，皆湿气下行之征。"

伤寒八九日，风湿相搏，身体疼烦，不能自转侧，不呕不渴，脉浮虚而涩者，桂枝附子汤主之。若大便坚，小便自利者，去桂加白术汤主之。

【提要】本条论述风湿在表，表阴证（少阴病）的桂枝附子汤方证及少阴太阴合病的白术附子汤方证。

【解析】本有风湿，又发伤寒表证，久则病由阳证（表阳证太阳病）陷入阴证（表阴证少阴病），风湿相搏于外，身体疼烦，不能自转侧，病不及半表半里的少阳则不呕，不及里的阳明则不渴，脉浮虚而涩，主表虚津血不足，用桂枝附子汤治疗。胃虚水湿代谢异常，注于膀胱而不及于肠道则大便坚，小便自利，用桂枝附子汤去桂枝加白术之白术附子汤治疗。

桂枝附子汤方

桂枝四两（去皮）　生姜三两（切）　附子三枚（炮，去皮，破八片）　甘草二两（炙）　大枣十二枚（擘）

上五味，以水六升，煮取二升，去滓，分温三服。

【解析】附子味辛，温，有强壮机体之功能，主治湿踒躄、拘挛、膝痛不能行走等，用大剂量辛温的桂枝，解表利关节，止身痛；生姜、大枣、甘草，健胃温中，助附子、桂枝解肌解表。桂枝附子汤治疗风湿病发为少阴，病身体疼烦者。

白术附子汤方

白术二两　附子一枚半（炮去皮）　甘草一两（炙）　生姜一两半（切）　大枣六枚

上五味，以水三升，煮取一升，去滓，分温三服。一服觉身痹，半日许再服，三服都尽，其人如冒状，勿怪，即是术、附并走皮中，逐水气，未得除故耳。

【解析】本方为桂枝附子汤去桂枝加白术而成，白术、附子同用，能逐体表水气，治痹痛。白术一方面可止汗，使水湿还入胃肠，另一方面可恢复胃气功能，使水湿在体内的代谢恢复正常。小便减少、水入肠道，故可治疗小便数、大便硬。白术性温，利于太阴、少阴。本方较桂枝附子汤方中诸药，均小其制。白术附子汤治疗少阴太阴合病，见身痛、小便数、大便硬者。

《伤寒名医验案精选》载刘渡舟医案："韩某某，男，37岁。自诉患关节炎有数年之久，右手腕关节囊肿起如蚕豆大，周身酸楚疼痛，尤以两膝关节为甚，已不能蹲立，走路很困难，每届天气变化，则身痛转剧。视其舌淡嫩而胖，苔白滑，脉弦而迟，问其大便则称干燥难解。辨为寒湿着外而脾虚不运之证，为疏：附子15g，白术15g，生姜10g，炙甘草6g，红枣12枚。服药后，周身如虫行皮中状，两腿膝关节出黏凉之汗甚多，而大便由难变易。转方用：干姜10g，白术15g，茯苓12g，炙甘草6g。服至3剂而下肢不痛，行路便利。又用上方3剂而身痛亦止。后以丸药调理，逐渐平安。"

风湿相搏，骨节疼烦，掣痛不得屈伸，近之则痛剧，汗出短气，小便不利，恶风不欲去衣，或身微肿者，甘草附子汤主之。

【提要】本条论述风湿在表，表阴证（少阴病）的甘草附子汤方证。

【解析】如前所论，风湿类疾病"伤于汗出当风，或久伤取冷所致"，初病在肌、在表，身痛、身重，久则寒流关节，发为关节疼痛，活动受限，再久湿流关节化热，发为白虎历节。本条较上条而言，为病及关节而疼痛较重者，疼痛发作令人心烦，骨节疼痛，抽掣挛急，活动受限，不可触碰，其中汗出、恶风、不欲去衣为表虚之应。"凡食少饮多，水停心下，甚者则悸，微者短气"，短气为胃虚里有停饮，小便不利为胃虚不能制下，同时气上冲亦可到小便不利，身微肿为体表有湿。本证表里皆有湿停，均陷入阴证而病重，故用甘草附子汤治疗。

甘草附子汤方

甘草二两（炙）　附子二枚（炮去皮）　白术二两　桂枝四两（去皮）

上四味，以水六升，煮取三升，去滓，温服一升，日三服。初服得微汗则解，能食，汗出复烦者，服五合，恐一升多者，服六七合为妙。

【解析】本方用附子、白术振奋功能，祛湿于表；桂枝、附子同用，温通经脉而解表，治疗关节疼痛、不得屈伸及体表水气；桂枝、炙甘草同用，治疗气上冲、小便不利；白术、炙甘草同用，温胃利水，恢复胃之功能，治疗短气、小便不利。初服得微汗则解，提示本方主要作用在于加强解表之功，汗出复烦为病未全解，能食则提示胃气功能恢复，再服则减其药量。病重药重，病轻药轻，方证对应，方可中病，可体悟序言所云"尝以对方证对者，施之于人，其效若神"。甘草附子汤治疗风湿发为少阴病，关节疼痛较剧烈者。

《黎庇留经方医案》中记录的第一则病案即是应用本方，云："予医学既成，仍未出而问世。先慈偶患腰痛，不能自转侧，因不能起食，即代为之亦不愿，焦甚！试自治之。据《伤寒论》：'风湿相搏，骨节疼烦，用甘草附子汤'，其桂枝用至四钱。为药肆老医袁锦所笑，谓桂枝最散，止可用二三分，乌可数钱也？予曰：此未知长沙书为何物，宜不赞同。袁曰：医人已数十年，卖药亦数十年，从未见有用桂枝如是之重者。予曰：汝尚未悉此为何方，治何病，汝唯有执之而已。于是朝晚服之。其药肆之桂枝，以此而尽。翌日，能起能食，遂愈。此症据《金匮》，当用肾着汤。予见高年病重，故不得不用此方也。"

三、暍病

暍本阳明里热证，里热蒸腾水气于体表，亦可见身体疼重，故列于此篇。里热证以清法为主，病在上可用吐法。文中列举清法的白虎加人参汤方证、吐法的一物瓜蒂汤方证。

太阳中暍，发热恶寒，身重而疼痛，其脉弦细芤迟。小便已，洒洒然毛耸，手足逆冷；小有劳，身即热，口开前板齿燥。若发其汗，则其恶寒甚；加温针，则发热甚；数下之，则淋甚。

【提要】以上论述太阳中暍、津液损伤症状及误治。

【解析】理解太阳中暍及以上三条，应结合《伤寒论》第6条"太阳病，发热而渴，不恶寒者，为温病。若发汗已，身灼热者，名风温。风温为病，脉阴阳俱浮、自汗出、身重、多眠睡、鼻息必鼾、语言难出；若被下者，小便不利、直视，失溲；若被火者，微发黄色，剧则如惊痫，时瘛疭；若火熏之，一逆尚引日，再逆促命期"，182～184条"问曰：阳明病外证云何？答曰：身热、汗自出、不恶寒反恶热也""问曰：病有得之一日，不发热而恶寒者，何也？答曰：虽得之一日，恶寒将自罢，即自汗出而恶热也""问曰：恶寒何故自罢？答曰：阳明居中，主土也。万物所归，无所复传。始虽恶寒，二日自止，此为阳明病也"，以及168～170条"伤寒，若吐若下后，七八日不解，热结在里，表里俱热，时时恶风，大渴，舌上干燥而烦，欲饮水数升者，白虎加人参汤主之""伤寒无大热，口燥渴，心烦，背微恶寒者，白虎加人参汤主之""伤寒脉浮，发热无汗，其表不解，不可与白虎汤。渴欲饮水，无表证者，白虎加人参汤主之"学习。

中暍为夏月伤暑热类病症，为阳明里热证，以汗出多、口渴、恶热、乏力、气短等里热而津液损伤为主要表现，中暍之体，发太阳病伤寒证，则外有"发热恶寒"的太阳病、伤寒证外观。由于伤寒无汗，而里有热，热蒸津液于体表，表现出表有湿的身重、疼痛，正因为有此症状，故从症状反应角度将暍病与痉、湿同列一篇。然病本为暍，脉弦为血弱，细为津血不足，芤为有外无内主津液大伤，迟亦为不及之脉，均提示里热津伤，但本已津液不足，小便后为避免发生脑部贫血，人体自主神经系统便引以自救，使毛孔闭塞、汗毛竖直，防止津液亡失于表；阳明里热，本手足热，今津血不足，血管收缩，则发为"阴阳气不相顺接"的厥证，故手足逆冷，亦称热厥；"壮火食气"，里热伤津、伤气，故不耐劳作，则小有劳，身即热，此热乃伤津血、耗气之热，此里热津伤，则口开前板齿燥，至此为白虎加人参汤方证主治。

病本阳明里热津伤重症，如不明其实质，见"发热恶寒"而用温药发汗，为误治，以热助热，更伤津气，病陷于阴证，故恶寒甚；加温针为以热益热，故发热更甚；里热津伤而无实，用苦寒之药数下之，亦可伤及胃气及津液，则小便不利、灼热疼痛曰"淋甚"。

太阳中热者，暍是也。汗出恶寒，身热而渴，白虎加人参汤主之。

【提要】本条论述暍病（阳明病）的白虎加人参汤方证，关键是理解"汗出恶寒"是否有表证。

【解析】《伤寒论》《金匮要略》本是一体，王叔和整理《仲景遗论》时用不同的分篇方法整理而成，故其八纲六经的理论体系、方证经验一以贯之。身热而渴，为阳明里热津伤，汗出为表虚，恶寒不得以为表未解，应结合《伤寒论》183条"虽得之一日，恶寒将自罢，即自汗出而恶热也"去理解，即发病之始为太阳阳明合病，里热为主，疾病传变迅速，很快就会传里而发为单纯的阳明病。《伤寒论》170条"伤寒脉浮，发热无汗，其表不解，不可与白虎汤。渴欲饮水，无表证者，白虎加人参汤主之"，恶寒为表证之特征，故仲景反复强调无表证之时，方可用白虎汤及白虎加人参汤，即恶寒罢后太阳病解，方可用治疗阳明病的方法清其里热、益其津液。

白虎人参汤方

知母六两　　石膏一斤（碎）　　甘草二两　　粳米六合　　人参三两

上五味，以水一斗，煮米熟汤成，去滓，温服一升，日三服。

【解析】暍病，本是阳明里热证，故以白虎汤清阳明里热。口渴则津液损伤，加人参益气增津液，止渴。

黎庇留医案："林某某，女，38岁。夏月午睡后，昏不知人，身热肢厥，汗多，气粗如喘，牙关微紧，舌苔黄燥，脉洪大而芤。诊为暑厥。暑热燔灼阳明，故见身热炽盛；暑热内蒸，迫津外泄，则多汗而气粗如喘；热郁气机则肢厥；热上扰神明则神昏；脉洪大而芤，为正不胜邪之象。治以清暑泄热，益气生津。投白虎加人参汤：朝鲜白参、知母、粳米各15g，石膏30g，甘草9g。服1剂后，脉静汗止，手足转温，神识清爽，频呼口渴，且欲冷饮，再投1剂而愈。"

太阳中暍，身热疼重而脉微弱，此以夏月伤冷水，水行皮中所致也，一物瓜蒂汤主之。

【提要】本条实是热郁于里兼有表湿（阳明病）的一物瓜蒂汤方证。

【解析】"太阳中暍"，乃因"夏月伤冷水"，毛孔收缩，湿在体表，热郁于里。身热疼重为在表症状，故曰"太阳"；夏月发病，热郁于里，故曰"中暍"，表有湿停则身重，湿阻热郁，脉反微弱，用瓜蒂汤治疗。

一物瓜蒂汤方

瓜蒂二七个

上剉，以水一升，煮取五合，去滓，顿服。

【解析】瓜蒂味苦，寒，主治"大水，身面四肢浮肿，下水，病在胸腹中，皆吐下之"，用于"太阳中暍"，内可清其热，外可散其湿。瓜蒂汤治疗阳明里热兼有表湿证。

曹颖甫在《伤寒发微》中有瓜蒂汤病案一则，从临证实践出发，可为本条做注，今录于下："仲师于《金匮》出一物瓜蒂汤，历来注家，不知其效用。予治新北门永兴隆板箱店顾五郎亲见试之，时甲子六月也。予甫临病者卧榻，病者默默不语，身重不能自转侧，诊其脉则微弱，证情略同太阳中暍，独多一呕吐，考其病因，始则饮高粱大醉，醉后口渴，继以井水浸香瓜五六枚，卒然晕倒。因念酒性外发，遏以凉水浸瓜，凉气内薄，湿乃并入肌腠，此与伤冷水，水行皮中相似。予乃使店友向市中取香瓜蒂四十余枚，煎汤进之，入口不吐。须臾尽一瓯，再索再进，病者即沉沉睡，遍身微汗，迨醒而诸恙悉愈矣。"依据曹颖甫医案，知患者服药后遍身微汗而未呕吐，后病愈，及本条所言"太阳中暍"。从胡希恕经方医学体系分析，根据本方证汗出而表解，知是表证类证，里有热为阳明病，本方主治为太阳阳明合病。

百合狐蜜阴阳毒病脉证治第三

全篇提要

　　本篇论述百合、狐蜜、阴阳毒三病。从症状反应看，百合病"意欲食，复不能食，常默然，欲卧不能卧，欲行不能行，饮食或有美时，或有不用闻食臭时，如寒无寒，如热无热，口苦，小便赤，诸药不能治，得药则剧吐利，如有神灵者"与狐蜜病的"默默欲眠，目不得闭，卧起不安"，均为神经精神症状，而狐蜜病的"蚀于喉为蜜，蚀于阴为狐"的局部溃烂样症状与阴阳毒的"咽喉痛"又有相似处，故列三病证为一篇而论之。从全篇整体内容及方证分析，百合病为虚热在里的病症，为阳明里热证；狐蜜病则为胃虚、寒热错杂，导致孔窍因热而溃烂的半表半里病症；阴阳毒除咽痛外，在体表有"面赤斑斑如锦文""面目青，身痛如被杖"症状，从用方及服药后取汗，知其以表证为主。

一、百合病

　　百合病症状多变，"如寒无寒"像表证、"如热无热"像里证，治法多误于汗、吐、下，故先列百合病误于发汗后的百合知母汤、误下后的滑石代赭汤、误吐后的百合鸡子汤，再列未经误治的百合病正治之方百合地黄汤。百合病为里虚热类病症，故有口渴，轻者用百合洗方配合以饮食调节，重者用栝楼牡蛎散治疗，若发热者用百合滑石散治疗。最后提出百合病治疗大法。

　　论曰：百合病者，百脉一宗，悉致其病也。意欲食复不能食，常默然，欲卧不能卧，欲行不能行，饮食或有美时，或有不用闻食臭时，如寒无寒，如热无热，口苦，小便赤，诸药不能治，得药则剧吐利，如有神灵者，身形如和，其脉微数。每溺时头痛者，六十日乃愈；若溺时头不痛，淅然者，四十日愈；若溺快然，但头眩者，二十日愈。其证或未病而预见，或病四五日而出，或病二十日，或一月微见者，各随证治之。

　　【提要】本条论述百合病及其转归、随证治之的大法。

　　【解析】百合病为津虚有热性病变，六经归属当属阳明病，其症状多波及神经系统。百合"味甘，平，利大小便，补中益气"，可治疗虚热性小便赤、口苦及伴随的诸多神经、精神症状，故将其所治病症名之"百合病"。"意欲食复不能食，饮食或有美时，或有不用闻食臭时，诸药不能治，得药则剧吐利"为消化系统症状，"常默然，欲卧不能卧，欲行不能行，如有神灵者"为神经系统症状，无明显的表证则"如寒无寒，身形如和"，无明显的里证则"如热无热"，里热波及于上则口苦，里热波及于下则小便赤，脉微主津液不足，数主热，微数之脉，应"口苦、小便赤"症状，知其热为虚热。

百合病为津虚有热，下则影响小便，上则影响头脑。百合病里热小便赤，尿则津液从下而出，虚热上扰于脑，热重者尿时头痛，期之六十日病愈；若溺时头不痛，淅然欲汗出，有表里和之倾向者，期之四十日愈；若溺快然，则津液渐复，尿后腹压改变，发生一过性脑缺血，但头眩者，期之二十日愈。以上"六十日""四十日""二十日"均是约略之时日，只是示人津液损伤之程度不同，不可将其视为具体日数。

百合病，为虚热性疾病，口苦、小便赤的症状较为固定，其余则多以神经精神症状为主，变化多端。"其证或未病而预见"中"其证"当理解为"口苦、小便赤"症状。临床发病，或未病口苦、小便赤，从诸多神经精神症状而判断为将要发百合病谓之"其证或未病而预见"；或神经精神症状出现四五日、二十日、一月后方见口苦、小便赤的症状，临证需依据其所表现的具体症状——"意欲食复不能食，常默然，欲卧不能卧，欲行不能行，饮食或有美时，或有不用闻食臭时，如寒无寒，如热无热"，辨六经、析八纲、辨方证。此随证治之大法，示人临床辨证应依据症状反应，而不是具体疾病。

《金匮名医验案精选》载彭履祥医案："曾某某，男性，56岁，农民。患者神志恍惚多年，中西治疗不效。证现心慌不宁，劳动中情绪不定，欲动不能动，欲行不能行，心神涣散，情绪低落，烦躁易怒，寝寐不安，不耐劳力，遂整日钓鱼养病。唯口苦、口渴，小便黄，舌质红赤少苔，脉弦略数。同时，遍身瘰疬，甚似杨梅疮毒。问其故，乃偶遇打鱼人，吸其烟具后，遂遍身生疮，顽固不愈。据证审因，乃心肺阴伤，里热偏盛，为百合病之典型者。方用：百合、生地黄、知母、滑石等味。服10剂后，诸证略减，唯疮疹如故。于原方加金银花以解疮毒。但1剂未已，翻胃呕吐，腹泻如水，再次来诊。审其所由，恐系金银花伤其胃气，非百合病所宜，故再投原方，吐利即止，守方20多剂，疮疹隐没而愈，诸证若失，恢复劳力，从事生产。"

百合病发汗后者，百合知母汤主之。

【提要】本条论述百合病发汗后（阳明病）的百合知母汤方证。

【解析】此种行文，无症状而出方，不似仲景语气。同一病症，不同患者，用同一治法后，症状反应可以完全不同，寒热虚实表里亦可迥异，故不可用同一方治之。然亦可依理而论，以方测证而解之。发汗多用温药，仲景《伤寒论》中表阳证太阳病依据汗出的有无，分麻黄汤类方、桂枝汤类方两大方系；表阴证少阴病功能沉衰，则需附子增强功能，同太阳病篇，以汗出、无汗形成桂枝加附子汤、麻黄附子甘草汤两大方系。百合病，本是虚热类病症阳明病，温药发汗、伤津助热、口渴，用百合知母汤治疗。

百合知母汤方

百合七枚（擘）　知母三两（切）

上先以水洗百合，渍一宿，当白沫出去其水，更以泉水二升，煎取一升，去滓；别以泉水二升煎知母，取一升，去滓，后合和煎，取一升五合，分温再服。

【解析】百合清虚热，生津液；知母"味苦性寒，主治消渴热中……补不足，益气"，与百合相合，治疗百合病里热重，津液伤者。

《金匮名医验案精选》载吴才伦医案："王某，女，13岁，学生。1960年4月15日在看解剖尸体时受惊吓，随后因要大便跌倒在厕所内，经扶起抬到医院治疗。据代诉查无病，到家后颈项不能竖起，头向左右转动，不能说话，问其痛苦，亦不知答。曾用镇静剂2日无效，转来中医诊治。脉浮数，舌赤无苔，无其他病状，当即从'百合病'处理。百合7枚，知母4.5g。服药1剂后，颈项已能竖起十分之七，问她痛苦亦稍知道一些，左右转动也减少，但仍不能说话。再服1剂，颈项已能竖起，不向左右转动，自称口干燥，大渴。改用栝楼牡蛎散，服1剂痊愈。"

百合病下之后者，滑石代赭汤主之。

【提要】本条论述百合病下后（阳明病）的滑石代赭汤方证。

【解析】百合病为里有虚热，无实不可下，下之则伤胃气。以方测证，患者应有小便不利、灼热疼痛，呃逆、大便干等症状。

滑石代赭汤方

百合七枚（擘）　滑石三两（碎，绵裹）　代赭石如弹丸大一枚（碎，绵裹）

上先以水洗百合，渍一宿，当白沫出，去其水，更以泉水二升，煎取一升，去滓；别以泉水二升煎滑石、代赭，取一升，去滓，后合和重煎，取一升五合，分温服。

【解析】百合清虚热，生津液；滑石，味甘，寒，"主治身热……癃闭，利小便。"代赭石味苦，寒，"杀精物恶鬼"治疗神经精神类症状。滑石代赭汤治疗百合病小便不利、呃逆、大便干者。

百合病吐之后者，百合鸡子汤主之。

【提要】本条论述百合病吐后（阳明病）的百合鸡子汤方证。

【解析】百合病本虚，病不在胃，里无实不可用吐法，吐之伤胃气，胃虚里热，其人心烦、不眠，用百合鸡子汤治疗。黄连阿胶汤因胃热兼虚而不眠，方亦用鸡子黄，百合病以神经精神症状为主要表现，今吐后津伤，用鸡子黄，当有心烦、不眠等症状，故补之。

百合鸡子汤方

百合七枚（擘）　鸡子黄一枚

上先以水洗百合，渍一宿，当白沫出，去其水，更以泉水二升，煎取一升，去滓，内鸡子黄，搅匀，煎五分，温服。

【解析】百合清虚热，生津液；鸡子黄，除热清心，健胃利眠。百合鸡子汤治疗百合病神经精神亢奋、不得眠者。

《金匮名医验案精选》载山西省中医药研究院肝病科医案："患者，王某某，男，44岁。因肝炎后肝硬化合并克鲍二氏征，第二次出现腹水已9个月，于1970年9月4日入院。入院后经综合治疗，腹水消退，腹围减到71cm。1971年1月15日因食冷餐引起急性胃炎，予禁食、输液治疗。1月21日患者性格改变，一反平日谨慎寡言而为多言，渐渐啼哭不宁，不能辨认手指数目，精神错乱。考虑肝昏迷 I 度。因心电图上有 V 波出现，血钾3.26mmol/L，补钾后，心电图恢复正常，血钾升到4.3mmol/L。同时用麸氨酸钠，每日23～46g，达12天之久，并用清营开窍、清热镇静之方。用后患者症状无改变，清晨好转，午后狂乱，用安定剂常不效，需耳尖放血，始能平静入眠，而精神错乱如故。考虑其舌红脉虚，神魂颠倒，乃从百合病论治。从2月1日起加用百合鸡子汤。百合30g，鸡子黄1枚，日1剂，煎服。2月2日患者意识有明显进步，因多次输入钠盐，出现腹水，加用氨苯蝶啶每日200mg，并继用百合鸡子汤。2月3日患者神智完全恢复正常，继用百合鸡子汤2剂后改服百合地黄汤（百合30g、生地15g），患者病情保持稳定。1971年3月21日出院时，精神良好，如常人行动，腹水征（－），肝功能化验基本正常。1972年6月与患者联系，情况保持良好。"

百合病不经吐、下、发汗，病形如初者，百合地黄汤主之。

【提要】本条论述百合病（阳明病）的百合地黄汤方证。

【解析】百合病，未经治疗，其症状如第1条所述，为里虚有热，以瘀热上扰脑神的精神症状为主。里热上迫则口苦，下迫则小便赤，用百合地黄汤治疗。

百合地黄汤方

百合七枚（擘）　生地黄汁一升

上以水洗百合，渍一宿，当白沫出，去其水，更以泉水二升，煎取一升，去滓，内地黄汁，煎取一升五合，分温再服。中病，勿更服，大便当如漆。

【解析】百合"味甘，平，利大小便，补中益气"，地黄"味甘，寒，主治折跌、绝筋、伤中、逐血痹、填骨髓、长肌肉"。两药均有强壮机体之作用，而地黄对瘀血性、虚热性脑病有佳效，后防己地黄汤治"狂，妄行"亦用之。本方用生地取汁，清热之力强，服药后"大便当如漆"，其色黑而不成形，乃瘀热由大便排出，曰"中病"。百合地黄汤治疗阳明里热证，狂、妄行、口苦、小便赤。

百合病一月不解，变成渴者，百合洗方主之。

【提要】本条论述百合病口渴（阳明病）的外治法百合洗方。

【解析】百合病本里虚热证，有口苦，如病至1个月，津伤者可出现口渴。口渴轻者，可用外洗方，配合饮食调理，外洗方用百合洗方。

百合洗方

上以百合一升，以水一斗，渍之一宿，以洗身。洗已，食煮饼，勿以盐豉也。

【解析】"外治之理即内治之理，所异者法也"，药物口服，可以通过胃肠道吸收，发挥治疗作用；外用洗剂，可通过皮肤毛孔吸收，发挥治疗作用。百合清虚热，外用亦有是功；食盐令人口渴，今外洗方配合减少食盐治疗口渴，"勿以盐豉"当理解为少与之，不可不进食食盐。

百合病渴不瘥者，栝楼牡蛎散主之。

【提要】本条论述百合病口渴（阳明病）的栝楼牡蛎散方证。

【解析】里热津伤轻者，可通过外洗方加控制食盐量治疗，如里热津伤重，口渴重，用上诉方法，口渴不瘥，则需栝楼牡蛎散治疗。

栝楼牡蛎散方

栝楼根　牡蛎（熬）等分

上为细末，饮服方寸匕，日三服。

【解析】天花粉"味苦，寒，主治消渴，大热，补虚，安中，续绝伤"，为一寒凉性清热止渴药；牡蛎微寒，清热止渴。本方需服散剂。栝楼牡蛎散治疗百合病里热津伤口渴者。

《金匮名医验案精选》载秦书礼医案："吴某某，女，44岁，家务。1984年5月5日就诊，自述五月前因吵架而情志受挫折，胸闷乳胀，周身瘫软乏力，欲行无力，终日烦扰，口干而渴，思食难进，欲言懒语，如寒无寒，似热而无热。西医诊为神经官能症，服用镇静安眠药未效，后请中医诊治，服百合地黄汤十余剂，病情有所缓解。近日又感风寒，发热达39℃，心中烦热，一医给服解热发汗药后，口干苦，渴甚。化验血糖、尿糖均正常。患者头晕目眩，默默无言，时觉有热，小溲深赤，舌红少苔，脉浮数。诊为百合病，治拟清热润燥，生津止渴，方用栝楼牡蛎散合百合知母汤治之，并嘱怡情养性。经用本方加减治疗两个半月后，渴止神安，一如常人。"

百合病变发热者（一作发寒热），百合滑石散主之。

【提要】本条论述百合病发热（阳明病）的百合滑石散方证。

【解析】百合病里虚有热，口苦、小便赤为主症。若里热重，小便不但色赤，亦必不利、灼热、疼痛，若再有发热、恶热的表现，用百合滑石散治疗。

百合滑石散方

百合一两（炙）　滑石三两

上为散，饮服方寸匕，日三服，当微利者，止服，热则除。

【解析】滑石味甘寒，利小便，荡胃中积聚寒热，百合清虚热，两药合用，可清里热，使里热由二便而消。服以散剂，大便微利则热除，停后服。百合滑石散治疗百合病里热重，小便不利者。

《金匮名医验案精选》载夏学传医案："刘某，男，43岁，1977年2月26日初诊。患者于廿余日前患上呼吸道感染，高热数日，后汗出热退。伴有头痛、口苦、心烦，小便黄赤，尤以心烦不寐日渐严重。近1周来，彻夜不眠，神志恍惚，坐卧不安，曾用中、西药安神镇静，其效甚微。观其神态，不是辗转不安，就是沉默寡言。舌质红，苔薄黄，脉弦细数。投以百合地黄汤、滑石代赭汤加减。百合20g，生地15g，滑石12g，知母10g，麦冬12g，茯神12g，酸枣仁18g，甘草3g。7剂。1

周后，每晚可睡3~4小时，心烦不安减轻，继守前方5剂，小便已清，脉细，舌稍红，每晚睡眠可达4~5小时。前方去知母、滑石、麦冬，加扁豆、陈皮理脾健胃，10剂。前后经1个月调治，诸症悉平。"

以上论述百合病。百合病是里热津伤的阳明病，但里热及津伤程度不同、临床表现出的症状不同，在治疗上用药、用方亦不同，在服法上或口服，或外洗，或服汤剂，或服散剂，同时结合饮食调护。此即辨方证之要，亦如胡希恕先生所言："辨方证是辨证论治的尖端，临床治病有无疗效，关键是方证辨的是否准确。"

百合病见于阴者，以阳法救之；见于阳者，以阴法救之。见阳攻阴，复发其汗，此为逆；见阴攻阳，乃复下之，此亦为逆。

【提要】本条论述"百合病"治疗大法及误治，难点是文中的"阴""阳"。

【解析】注家历来将此段作为百合病治疗大法，然都未有令人满意的解析。要想解析本条，必须结合第1条百合病的相关症状整体分析：其证如寒无寒，如热无热，表里症状均不明显；不能食，似又有半表半里证，故有发汗、吐、下的误治。本篇百合病排序有用意，将百合病的发汗、吐、下等误治之方先列于前，后列百合病正治之方，也体现了这一点。

本条的理解要点是文中反复提到的"阴""阳"。依据具体语境分析，其所指不同，今解析如下：单就"百合病见于阴者，以阳法救之；见于阳者，以阴法救之"不好解其阴阳所指，但读后文"见阳攻阴，复发其汗，此为逆；见阴攻阳，乃复下之，此亦为逆"，一"复"字，将阴阳所指道出，"见阳攻阴"之"阳"与"复发其汗"的汗法对应，则知此处的"阳"指表证，"见阳攻阴"的"阴"对应治法的下法；同理，"见阴攻阳"之"阴"与"乃复下之"的下法对应，则知此处的"阴"指里证，"见阴攻阳"之"阳"乃指治法的汗法。阴阳之所指既已明，回头再分析"百合病见于阴者，以阳法救之；见于阳者，以阴法救之"中的"阴""阳"，"病见于阴者"之"阴"指里，"以阳法救之"中的"阳"，乃是用清法之意，"见于阳者"之"阳"指表，"以阴法救之"中的"阴"，乃是用汗法之意。

如是，阴阳乃对应病位的表里及治法的汗下，本文意为"百合病，见于里者，以清法救之；见于表者，以汗法救之。见表攻里，复发其汗，此为逆；见里攻表，乃复下之，此亦为逆"。如上分析，则是治疗诸病之大法，然以"百合病"这一特殊病症言之——里虚热证，病不在表，不能用汗法，病在里有热无实，不能用下法，故而为文变得不可解。只做如上分析，读者不妨自研习之。

陆渊雷认为"伤寒热病后神经衰弱者，为百合病"，解析本条曰"神经衰弱之证候，至不一律。约而言之，不过阴阳寒热。首条之口苦溲赤脉数，是热证，是为见于阳。然其病是虚不是实，其热由于阴虚，故当以阴法救之。若有寒证，则为见于阴，其寒由于阳虚，故当以阳法救之。见阳攻阴，则阴益虚，复发其汗，则更伤其阴。见阴攻阳，则阳益虚，乃复下之，则阴亦伤，是皆治之逆也。"

胡希恕先生以津虚有热的虚热证百合病解析本条，并指出百合病不可用发汗、攻下之法，思路明晰，今录于下："此条不仅针对百合病，亦是针对所有虚热证而言。虚热证，津、血俱虚而有热，汗、吐、下皆非所宜。见于阴者，指血虚，津液虚，宜用甘寒和阳之法救之；见于阳者，指其虚热，宜用寒性滋阴之药救之。不似实证：伤寒发热为阳，发动津液，使之汗出为攻阴；阴津虚为阴，热结里实，急用攻下为攻阳。二者可用于实证，但绝不可用于虚热之证，用之则为逆。"

二、狐惑病

狐惑病以孔窍热证为主，伴随诸多神经精神症状，实为半表半里阴证。病邪位于半表半里，邪无直接出路，郁而化热，沿孔窍而发，出现孔窍溃烂病症，虚热上扰脑神，出现诸多神经精神症状，治疗用甘草泻心汤强壮和解半表半里，同时对于孔窍溃烂病变，内服赤小豆当归散加强活血排脓之功，外用苦参汤洗之、雄黄熏之。

狐惑之为病，状如伤寒，默默欲眠，目不得闭，卧起不安，蚀于喉为惑，蚀于阴为狐，不欲饮食，恶闻食臭，其面目乍赤、乍黑、乍白，蚀于上部则声喝（一作嗄），甘草泻心汤主之。

【提要】本条论述狐惑病（厥阴病）的甘草泻心汤方证。

【解析】以"狐惑"名病，盖因此病之发生，多出现神经精神症状，给人以飘忽不定之感，此也是将本病与百合病列为一篇的主要原因，又咽喉部、二阴溃烂，病发私密部位，不易启齿，亦有以此解"狐惑"者。病有热，故曰状如伤寒；功能沉衰，则默默欲眠；热扰脑神，则目不得闭，卧起不安。热迫孔窍，在上蚀于喉发病曰"惑"，在下蚀于二阴发病曰"狐"。胃虚饮停，寒热错杂于中则不欲饮食、恶闻食臭；神经敏感，调节血管反应过度，故其面目乍赤、乍黑、乍白；热灼于上，波及声带，则声音低沉、沙哑，用甘草泻心汤治疗。

甘草泻心汤方

甘草四两　黄芩　人参　干姜各三两　黄连一两　大枣十二枚　半夏半升

上七味，水一斗，煮取六升，去滓，再煎，温服一升，日三服。

【解析】甘草味甘，平，缓急迫，解毒，利疮肿，本方生用至四两，一方面可缓解急迫的神经精神症状（用法与甘麦大枣汤同），另一方面可清热促进孔窍溃疡痊愈，黄连、黄芩清热除烦，半夏、干姜温中祛饮，人参、甘草、大枣健胃气、增津液。甘草泻心汤治疗胃虚寒热错杂、病情急迫的狐惑病。结合《伤寒论》中关于甘草泻心汤证的论述，本方可治疗寒热错杂的厥阴病，以心下痞、呕、利，黏膜破溃，神经精神症状为主症。

后世多用本方治疗口疮、消化系统病变、神经精神疾病及免疫相关疾病。胡希恕先生曾以本方治愈一口疮患者，多年后疾病复发，在国外诊断为白塞综合征，回国找胡老治疗，用本方再获效。笔者亦曾用本方治疗一例消化道出血、黑便患者。先用黄土汤无效，后抓住心下痞满、下利主证，用此方治愈，记录病案于下：李某，女，87岁。2024年8月9日初诊。胃脘至小腹满痛，黑便两月余。2个月以来，晨起腹痛，欲解大便，解黑色稀便，从心下至小腹部疼痛，大便后腹痛减轻。大便每日1行。肠鸣，晨起口舌干，无明显寒热，出汗，口渴，时怕冷，进食可，小便正常。1个月以前因为腹痛，呕吐咖啡样物质住院治疗，诊断为出血性胃炎。脉沉紧有力，舌淡苔根腻舌底有瘀血。腹部平，腹力中等，悸动明显，右侧胸胁部叩击痛。初诊考虑远血，用《金匮要略》黄土汤加大黄、白及粉、三七粉（止血）。2024年8月20日二诊来诉服药后腹痛有所减轻，仍有每日黑便。患者诉胃脘胀满、晨起疼痛，然后下利黑便，诊之心下痞满，按之略痛，右侧胸胁部轻度抵抗。考虑上热下寒的厥阴病，给予甘草泻心汤合四逆散，干姜10g，炙甘草10g，北柴胡10g，赤芍10g，枳实10g，苍术10g，白芍10g，清半夏30g，黄连8g，黄芩10g，人参10g，大枣（掰）4枚。中药饮片，7剂，水煎服。2024年8月27日二诊诉服用上方后，腹痛缓解，从25日开始大便颜色转为正常。2个月后随诊，大便一直正常。

《金匮要略今释》引《生生堂治验》狐惑病医案以神经症状为主，可启发临证思维，录于下："近江大津人某，来见先生，屏人私语曰：小人有女，年甫十六，有奇疾。每夜至亥初，俟家人熟睡，窃起舞跃，其舞曼妙娴雅，虽才妓不能过，至寅末，始罢而就寝，如是以为常。余常窃窥之，每夜辄异其舞，从无雷同，而皆奇妙不可名状，明朝，动止食饮，不异于常，亦不自知其故。或告之，则愕然不信。不知是鬼所凭，抑狐所惑也，闻先生门多奇疾，幸赐存视。先生曰：此证盖尝有之，即所谓狐惑病者也。往诊之，果然。与之甘草泻心汤，不数日，夜舞自止。"

由仲景原文及以上三则病案可知：中医辨证论治，是以症状反应特点为核心，辨其寒热、虚实、表里、阴阳的八纲属性，确定治法，然后辨方证，做到方证相应治愈疾病。

蚀于下部则咽干，苦参汤洗之。蚀于肛者，雄黄熏之。（《脉经》云：病人或从呼吸上蚀其咽，或从下焦蚀其肛阴，蚀上为蜃，蚀下为狐，狐蜃病者，猪苓散主之）

【提要】以上论述狐蜃的外治法，两方药性均寒，治在阳明。

【解析】据著名中医文献学家钱超尘考证，王叔和一生三次整理《伤寒论》，《脉经》内记录为其第一次整理，今从《脉经》言"病人或从呼吸上蚀其咽，或从下焦蚀其肛阴，蚀上为蜃，蚀下为狐"症状明晰，本病有咽喉部及外阴部溃烂。外治局部用药，效彰，故今补外治法。"蚀于下部则咽干"不可解。狐蜃为病，在上之咽、下之二阴，往往同时为病，溃烂、疼痛、瘙痒，故为蚀于下部者出苦参汤熏洗与雄黄烟熏两法。

苦参汤方

苦参一升

以水一斗，煎取七升，去滓，熏洗，日三服。

雄黄熏方

上一味为末，筒瓦二枚合之，烧，向肛熏之。

【解析】苦参，苦寒燥湿，除恶疮，煎药熏洗局部，效彰；雄黄，味苦平，性寒，"主治寒热，鼠瘘，恶疮，疽痔，死肌"，可见其对皮肤溃烂类病症有特效，局部烟熏治之。

苦参汤与雄黄熏方，治疗外阴湿热瘙痒、脓疮类病症效佳。如《经方发挥》载赵明锐病案："梁某，女，35岁。患白带下注3年之久，近1年来加重，并发外阴瘙痒难忍。经妇科检查，诊断为'滴虫性阴道炎'。经用灭滴灵等治疗2个疗程，效果不明显。后用苦参汤熏，每晚熏1小时，兼服清热利湿之中药，2周后，带净痒止。又经妇科数次检查，阴道未见滴虫，而且炎症也愈。"

亦有口服与外用药物同用，治疗狐蜃重症者，如《金匮名医验案精选》载王子和医案："焦某某，女，41岁，干部。1962年6月初诊。患者于20年前因在狱中居处潮湿得病，发冷发热，关节疼痛，目赤，视物不清，皮肤起有大小不等之硬斑，口腔、前阴、肛门均见溃疡。20年来，时轻时重，缠绵不愈。近来月经先期，色紫有块，有黄白带，五心烦热，失眠，咽干，声嘎，手足指趾硬斑，日久已呈角化。肛门周围及直肠溃疡严重，不能正坐，口腔黏膜及舌面也有溃疡，满舌白如粉霜，大便干结，小溲短黄，脉滑数。诊断为狐蜃病，即予治蜃丸、甘草泻心汤加减内服，苦参煎水熏洗前阴，并以雄黄粉熏肛。肛门熏后，见有蕈状物突出肛外，奇痒难忍，用苦参汤洗涤后，渐即收回。服药期间，大便排出恶臭黏液多量，阴道也有大量带状浊液排出，病情日有起色，四肢角化硬斑亦渐消失。治疗4个月后，诸症消失，经停药观察1年余，未见复发"。按语："雄黄熏肛时，一般不易燃着，须用艾叶一团，撒雄黄粉于上，待其燃着后，用一铁筒将火罩住，令患者蹲坐其上，对准肛门溃疡处熏之。熏前须洗净肛门，熏后亦需保持肛门清洁，每日熏三次。本案中所用'治蜃丸'，为作者自拟方，其组成：槐实、苦参各60g，芦荟30g，干漆（炒令烟尽）18g，广木香、桃仁（炒微黄）各60g，青葙子、明雄黄（飞）、广犀角各30g。上九味，共研极细末，水泛为小丸，滑石为衣，每服3～6g，每日2～3次。"

病者脉数，无热，微烦，默默但欲卧，汗出，初得之三四日，目赤如鸠眼；七八日目四眦（一本此有黄字）黑；若能食者，脓已成也，赤小豆当归散主之。

【提要】本条论述目疾化脓（太阴病）的赤小豆当归散方证。

【解析】古人虽无白塞综合征的诊断，但对于此三种症状彼此相关已有认识，故于前先列内服的甘草泻心汤方证，再列蚀于下部的苦参汤洗方、雄黄熏方，现又列治疗目疾（孔窍黏膜病变）的赤小豆当归散。里有热故脉数，后"无热"二字，当指无体温升高而言，热扰脑神其人心烦，功能沉衰故情绪低落、但欲眠睡；里热迫津液外出则汗出；发病三四日，里热上扰于目，则眼目发红如鸠眼，至七八日，热酿成脓则目周四眦发黑；里有热则能食，结合眼周发黑，判断局部脓已成，用赤小豆当归散加强清热活血排脓之功。

本条脉证应结合肠痈病篇"诸浮数脉，应当发热，而反洒淅恶寒，若有痛处，当发其痈"论述理解。曹颖甫在《金匮发微》中言"此当是疮痈篇诸肿节后脱文，传写误录于此。赤小豆当归散治肠中所下之近血，则此条当为肠痈正治，妇人腹中痛用当归散，亦以其病在大肠而用之。可见本条与狐蜃篇阴阳毒绝不相干，特标出之，以正历来注之失。"曹氏之论，亦是从症状入手分析，虽为一家之言，可帮助理解本方证，进一步体会经方医学的传承过程。王叔和首先用治法、病症（主要是症状）分篇，整理《仲景遗论》，记录于《脉经》内，其内容包含今日看到的《伤寒杂病论》主要内容，其中用治法分篇内容，与今日《伤寒论》多同，用病症分篇内容与今日《金匮要略》多同。其再次整理治法分篇的内容时，用了三阴三阳分篇的方法写成《伤寒论》，后世看到的三阴三阳分篇内容，称为"太阳之为病""阳明之为病""少阳之为病""太阴之为病""少阴之为病""厥阴之为病"，遂附会经络的六经，将六经辨证引入，解析不清时又将脏腑辨证内容引入，后又引入气化学说，形成了今日解释《伤寒论》的主流学说——"脏腑经络气化"学说。明源流、知体系，可以帮助我们审视前人的解析，进而理清思路，用正确的方法学习经方、应用经方、传承经方。

赤豆当归散方

赤小豆三升（浸，令芽出，曝干） 当归三两

上二味，杵为散，浆水服方寸匕，日三服。

【解析】本方以浆水服散。关于"浆水"有"蔬菜或野菜以沸水焯过，再以清水煮沸，调入少量麦面、豆面、苞谷面作触媒，使其发酵变酸，即为浆水""用粟米加工，经发酵而成白色浆液"两种说法，两者均由谷物加工发酵而成，味酸，既有强壮之功，又能清热排脓。赤小豆酸温，《神农本草经》记录"主下水，排痈肿脓血"，当归甘温入血分，可活血，治疗妇人漏下绝子、诸恶疮疡，两药均有治疗病脓疮的功效。赤小豆当归散浆水送服散剂，强壮活血排脓，治疗脓肿、大便下血、目疾等孔窍黏膜病变因于功能沉衰者。

《金匮要略今释》载"程氏云：当归主恶疮疡，赤小豆主排痈肿，浆水能调理脏腑，三味为治痈脓已成之剂。此方，蚀于肛门者当用之，先血后便，此近血也，亦用此汤。以大肠肛门，本是一源。病虽不同，其解脏毒则一也。浆，酢也，炊粟米熟，投冷水中，浸五六日，生白花，色类浆者。"

三、阴阳毒

以症状反应分析，阴阳毒当为热毒发于表的太阳阳明合病证，病情危重，死亡迅速，当是传染类病症，治疗阳毒用升麻鳖甲汤、阴毒用升麻鳖甲汤去雄黄、蜀椒发汗解毒。

阳毒之为病，面赤斑斑如锦文，咽喉痛，唾脓血，五日可治，七日不可治，升麻鳖甲汤主之。阴毒之为病，面目青，身痛如被杖，咽喉痛，五日可治，七日不可治，升麻鳖甲汤去雄黄、蜀椒主之。

【提要】以上论述阳毒病（少阴厥阴合病）的升麻鳖甲汤方证，阴毒病（厥阴病）的升麻鳖甲汤去雄黄、蜀椒方证。

【解析】阳毒、阴毒皆内有热毒为病，由"五日可治，七日不可治"观之，当为急性烈性致死性疾病，功能沉衰。两病症临床症状表现均为皮肤颜色改变，咽部痛，所异者，阳毒为病热重，故面赤而唾脓血，在里功能沉衰上热下寒，为厥阴病特点，用升麻鳖甲汤发汗治疗，知在表为表证少阴病；阴毒为病，里虚寒较

重，故面目青而身痛，为厥阴病，不可发汗，用升麻鳖甲汤去雄黄、蜀椒强壮功能，清上热温下寒。

升麻鳖甲汤方

升麻二两　　当归一两　　蜀椒一两（炒去汗）　　甘草二两　　鳖甲手指大一片（炙）　　雄黄半两（研）

上六味，以水四升，煮取一升，顿服之，老小再服取汗。

【解析】升麻苦寒，善治咽喉肿痛、脓肿，即使津液损伤，亦可重用，如《伤寒论》用麻黄升麻汤治疗咽喉不利、唾脓血。阴毒、阳毒均有咽喉痛故升麻用量最大，作为方中主药。当归强壮祛脓血，甘草清热解毒、利咽喉，蜀椒辛温发汗，雄黄苦寒清热解毒，鳖甲散瘀破坚治咽部疮肿。由方后"取汗"可知，麻黄升麻汤亦从表解疾病之法，实治功能沉衰的少阴厥阴合病，阴毒身寒，治当以强壮、温中、排脓为主，故去发汗的蜀椒，苦寒清热的雄黄，实治上热下寒，下寒为主的厥阴病。

《方函口诀》云："升麻鳖甲汤，治阳毒发斑如锦文。阴阳毒之说虽不明了，然用于疫毒斑疹之异症，有效。一老医传，囚狱中有一种病，俗称牢役病，用寻常温疫治法，不验，用此方，时有特效云。又平安佐野氏，本董氏医级之说，谓喉痹急症为阴阳毒之种类，用此方得治者甚多，并可试焉。"

甘草泻心汤证颇似白塞综合征，属于免疫相关疾病，升麻鳖甲汤方证、升麻鳖甲汤去雄黄、蜀椒方证，依据症状反应，亦可见于系统性红斑狼疮发疹者，经方辨证依据症状反应，辨寒热虚实、辨方证，亦可用升麻鳖甲汤治疗该病症。如《金匮名医验案精选》载关擢仙病案："治疗一病人，颜面发斑，前额、两颧特为明显，略显蝶形，其色鲜红，西医诊断为红斑狼疮。诊其舌红少苔，切其六脉滑数有力，问诊其患处奇痒难忍，有烧灼感，肢体疼痛，时发寒热，乃断为《金匮要略》之'阳毒发斑'。治宜解毒透斑，用升麻鳖甲汤全方加金银花一味，5剂而病减，后去蜀椒、雄黄，加生地、玄参十余剂而愈。阴阳毒皆当解毒活血，阳毒轻浅，利于达散，故用雄黄、蜀椒辛散之力，以引诸药透邪外出。现方后有云服'取汗'，就可见本方透解的功效了。"

疟病脉证并治第四

　　疟病以往来寒热为主症，以弦脉为主脉，其证寒热错杂，治在半表半里，热多者治在少阳，用小柴胡汤方加减治之（柴胡去半夏加栝楼汤），寒多者治在厥阴，用柴胡桂枝干姜汤治之。半表半里位于表里之间，为出表入里之病位，热多传里可发为阳明病，谓之"瘅疟""温疟"，主以白虎汤，随证加减；亦可见竹叶石膏汤证、麦门冬汤证等里热津伤者，寒多入里，发为太阴病，谓之"牝疟"，主以"蜀漆散"。以上里证（太阴病、阳明病）或兼表证，成表里合病，可用蜀漆散中加麻黄、甘草成牡蛎汤（太阴太阳合病），白虎汤中加桂枝成白虎加桂枝汤（太阳阳明合病）治之，此皆观其脉证、随证治之的大法。病久郁结成块发为"癥瘕"，名曰"疟母"，宜鳖甲煎丸治之，此六经八纲方证治疟之大要。

　　师曰：疟脉自弦，弦数者多热，弦迟者多寒，弦小紧者下之差，弦迟者可温之，弦紧者可发汗，针灸也。浮大者可吐之，弦数者风发也，以饮食消息止之。

　　【提要】本条以脉论证，提示治疟之大法原则为治疟不离半表半里。

　　【解析】疟病，病位在半表半里，其病机为"血弱气尽，腠理开，邪气因入，与正气相搏，结于胁下，正邪分争"故而"往来寒热"，其本虚而有邪聚，故脉弦，其证则寒热错杂。数主热，脉弦数者多热；迟主寒，脉弦迟者多寒。弦小紧者（"小"应为"沉"），主病在里，在和解的基础上，用下法治疗；弦迟主寒，和解之中可温之。"弦紧者"对比前"小紧者下之差"，此必是浮而弦紧，在和解之中兼用发汗之法，针灸亦可用；大为阳明脉，浮主表、主上，其在上者，可吐之；"弦数者风发也"乃是里热之症，病偏于下，"以饮食消息止之"，乃示人饮食调护，但亦勿忘清热、下燥屎的阳明病治法。

　　陆渊雷认为"此条凭脉不凭症，乃脉经家言，非仲景法。然疟脉自弦是事实，征之实验，疟始发，恶寒战栗时，其脉弦，发热汗出时则不弦。脉之所以弦，因浅层动脉收缩故也。浅层动脉收缩，则皮色苍白，口唇指甲作紫蓝色，见郁血证，故脉弦与郁血同时俱见，皆在疟病之恶寒期中。数属热，迟属寒，亦是脉法大纲。

弦小紧者以下，则不可过信矣。"并引元坚云："此条，就脉候以示疟病证治之纲领。盖疟是半表半里之病，其有表里证，亦少阳病邪之所派及，不比伤寒太阳阳明之病情病机，故其汗吐下，亦与伤寒之治例不同。所言弦数者多热，即白虎加桂枝汤、柴胡去半夏加栝楼汤证也。弦小紧者下之差，鳖甲煎丸是也。弦迟者可温之，柴胡桂枝干姜汤是也。弦紧者可发汗，牡蛎汤是也。浮大者可吐之，蜀漆散是也。疗疟之法，实不能出于此数件矣。又按弦数者风发也，以饮食消息止之，《外台》无'止'字，似义稍长。"

病疟，以月一日发，当以十五日愈；设不瘥，当月尽解；如其不瘥，当云何？师曰：此结为癥瘕，名曰疟母，急治之，宜鳖甲煎丸。

【提要】本条论述癥瘕（阳明病）的鳖甲煎丸方证。癥瘕继发于疟病者，曰"疟母"，亦用本方治疗。

【解析】疟病，如每月有一日发作，当十五日病愈，如果半月不愈，则当月可解，如其不解，症状反复发作，此为癥瘕，继发于疟病之后，名曰"疟母"，应急治之，用鳖甲煎丸。

鳖甲煎丸方

鳖甲十二分（炙）　乌扇三分（烧）　黄芩三分　柴胡六分　鼠妇三分（熬）　干姜三分　大黄三分　芍药五分　桂枝三分　葶苈一分（熬）　石韦三分（去毛）　厚朴三分　牡丹五分（去心）　瞿麦二分　紫葳三分　半夏一分　人参一分　䗪虫五分（熬）　阿胶三分（炙）　蜂巢四分（熬）　赤消十二分　蜣螂六分（熬）　桃仁二分

上二十三味为末，取锻灶下灰一斗，清酒一斛五斗，浸灰，候酒尽一半，着鳖甲于中，煮令泛烂如胶漆，绞取汁，内诸药，煎为丸，如梧子大，空心服七丸，日三服。（《千金方》用鳖甲十二片，又有海藻三分，大戟一分，䗪虫五分，无鼠妇、赤硝二味，以鳖甲煎和诸药为丸）

【解析】本方为丸剂，以清热、利水、祛瘀、破坚积为立方大法，其中鳖甲有"去心腹癥瘕、坚积"之能，赤消"逐六腑积聚、结固留癖"之功，二药用量独大，意在破坚祛积、祛癥瘕、利水，治疟之根。其余诸药，为活血、利水、温通之品，本方用药特点是含虫类药物较多，其功用在于活血破坚、利小便，如鼠妇善利小便，䗪虫善祛瘀止痛，蜂巢通络，蜣螂清热治腹胀，阿胶养血活血，其余诸药射干、黄芩、柴胡上清热，干姜、桂枝、厚朴温中通脉治下寒，治病在半表半里，大黄、芍药、牡丹皮、桃仁活血通络，清下热结，葶苈子、石韦、瞿麦、凌霄清热利水，半夏、人参健胃气。本方制法"上二十三味为末，取煅灶下灰一斗，清酒一斛五斗，浸灰，候酒尽一半，着鳖甲于中，煮令泛烂如胶漆，绞取汁，内诸药，煎为丸，如梧子大"，用清酒煎鳖甲，一方面酒行药力，有温通活血之功，同时有助于鳖甲的煎出，还可去鳖甲之腥味，本方用锻灶下灰一斗，为方中用量最大者，《名医别录》记录："煅灶灰，主治癥瘕坚积。"古时灶下灰易得，今日不易得之，单用黄酒煎药亦可。本方加上清酒、煅灶灰合计二十五味药物，用药寒热错杂，结合总体方证及药物性味偏于性寒攻下，故定其为主治阳明病。陆渊雷引脾肿大为本方证作注，于理可从，曰："疟母，即脾脏肿大也。脾脏肿大为急性热病所常有事，而疟病尤甚，发热则肿，按之坚而痛，热退则肿消。疟母者，病久而脾肿不消也……脾脏肿大，虽为急性传染病之并发病，然其所以肿，则因脾动脉生血栓，或竟栓塞，或因急性郁血而起。西医于血栓栓塞，尚无特效治法。中医不知脾肿，谓之疟母，然治之以鳖甲煎丸，方中药味，大多是行血消瘀之品。所以溶解血栓，涤除郁血，正适合治疗脾肿，正适合原因疗法，此亦中医学中之一大奇迹也。"

姜春华治验："杨某，女，43岁。间日疟反复发作已数月，左肋下脾肿大质硬，疟母已成，舌见瘀斑，脉细弦。拟先截疟，继投以鳖甲煎丸，标本并治。太子参9g，柴胡9g，黄芩9g，常山9g，草果3g。3剂，药后疟止，每日早晚各服鳖甲煎丸6g，3周后脾肿大显著缩小。按：本例间日疟，寒热往来，取小柴胡汤之一半，加以常山、草果截疟，此为治本。疟止后以鳖甲煎丸化瘀攻坚，治疟母癥瘕，此为治标。先本后标，病焉不瘥。"

《金匮名医验案精选》载张谷才医案："张某，男，34岁。两年来患三日疟反复发作。今夏，病发至秋，病尚未愈。形体消瘦，面色萎黄，肢体无力，脘闷腹胀，饮食不佳，脾肿大，肋下4cm。疟来先恶寒怕冷，随即发热，体温38℃，两小时后汗出热退。脉象稍弦，舌苔薄白……治当先截其疟，后治其痞。方拟鳖甲汤加减。处方：鳖甲15g，柴胡、黄芩、半夏各10g，常山、槟榔、草果各6g，生姜3片，大枣2枚。于疟发前服药，服药3剂，疟发停止。随用鳖甲煎丸，以治其癥结。每口服鳖甲煎丸30g，分3次服。连服2个月，疟未发作，脾肿大缩小为肋下2cm。再服鳖甲煎丸1个月，疟发控制，脾肿大缩小为1cm。形体渐壮，饮食增加，病已痊愈。嘱常服鳖甲煎丸，以消余症，防其再发。"

师曰：阴气孤绝，阳气独发，则热而少气烦冤，手足热而欲呕，名曰瘅疟。若但热不寒者，邪气内藏于心，外舍分肉之间，令人消铄脱肉。

【提要】本条论述"瘅疟"及其重症。

【解析】疟本寒热错杂之证，阴为寒，阳为热。"阴气孤绝，阳气独发"者，寒少或无寒，但热耳，此时已为单纯里热证，发为阳明。热耗气伤津，则气短，手足热为里热之应，热扰脑神则烦冤，胃气上逆则欲呕，此为阳明里热之证，名"瘅疟"，白虎汤为适证方药。但热不寒，热伤津液，筋肉失养，则大肉尽脱，成羸瘦之躯，于此之时，清热健胃气的竹叶石膏汤、麦门冬汤可适证选用。

温疟者，其脉如平，身无寒但热，骨节疼烦，时呕，白虎加桂枝汤主之。

【提要】本条论述温疟（太阳阳明合病）的白虎加桂枝汤方证。

【解析】温疟者，无寒但热也，其脉如平，非谓正常脉，乃是温疟的数脉。身无寒者，病不在表，无寒但热为阳明病外证的特征（阳明病外证——身热、汗自出、不恶寒反恶热）。里热兼脉络不通（表不解）则骨节疼烦，胃气上逆则时呕，用白虎加桂枝汤治疗。

白虎加桂枝汤方

知母六两　　甘草二两（炙）　　石膏一斤　　粳米二合　　桂枝三两（去皮）

上剉，每五钱，水一盏半，煎至八分，去滓，温服，汗出愈。

【解析】白虎汤清阳明里热，治温疟。桂枝辛温，主气上逆、利关节，治时呕、骨节疼烦。白虎加桂枝汤治疗温疟而骨节疼烦者。

陆渊雷认为"此方，《千金》《外台》俱用桂心。凡仲景用桂枝，而《千金》《外台》用桂心者，不一而足。细考之，殊无条理可循。日本医吉益氏之流派，遂以桂枝、桂心为一物，俱治冲逆。然桂心味厚，桂枝味薄，冲逆而有表证者宜桂枝，冲逆而下焦寒者宜桂心。此方有骨节疼烦之表证，则用桂枝为是"。

《岳美中医案集》记录："友人裴某之第三女患疟，某医投以柴胡剂二帖，不愈。余诊其脉洪滑，询之月经正常，未怀孕。每日下午发作时热多寒少，汗大出，恶风，烦渴喜饮。思此是'温疟'，脉洪滑、烦渴喜饮是白虎汤证；汗出、恶风是桂枝汤证。即书白虎加桂枝汤：生石膏48g，知母18g，炙甘草6g，粳米18g，桂枝9g。水4盅，煮米熟汤成，温服。1剂，病愈大半，2剂，疟不发作。足见迷信柴胡或其他疟疾特效药而不知灵活以掌握之者，殊有失中医辨证论治之规律。"

《伤寒论今释》引吉益猷《险症百问》云："一妇人病疟，干呕不能食，又恶心，强食之，则必吐。发时，身体疼痛，寒少热多，呕吐益甚，试多与冷水，则呕吐稍止，于是作白虎加桂枝汤。令热服之，忽然振寒发热，大汗出而愈。"渊雷案："此案因白虎证不具而呕吐剧，南涯盖偶忆金匮温疟有时呕之证，故先以冷水试之，得冷水而呕吐稍止，则与本条之时呕正合，故用白虎加桂枝汤。观其得汤而病愈，可知仲景所记证候，皆由积验而来，可为用药之标准，此大论要略之所以可宝也。尤奇妙者，服汤后，振寒发热，大汗出而愈。《千金》不云乎：'先寒发热汗出者愈。'盖温疟本无寒，服药反先寒，则为瞑眩，瞑眩斯病愈矣。读《金匮》《千金》者，倘于其用药之标准，瞑眩之状况，精思熟虑，则每收奇效。"

疟多寒者，名曰牡疟，蜀漆散主之。

【提要】本条对比上条，言寒多病牡疟（厥阴病）的蜀漆散方证。

【解析】"牡"字的本义为雄性动物的泛称，与"牝"相对，后世以雄性为阳、多热，此处名之以"牡疟"而其病症主寒多，故"牡"字含用温药治之之意，后文用牡蛎汤治"牡疟"亦是此意。以往来寒热为主症的疟病，其中寒多热少者，名之"牡疟"，与前但热不寒的"瘅疟""温疟"相对，用蜀漆散治疗。

蜀漆散方

蜀漆（洗去腥）　云母（烧二日夜）　龙骨等分

上三味，杵为散，未发前以浆水服半钱。温疟加蜀漆半分，临发时，服一钱匕。

【解析】蜀漆乃常山之苗，味辛，平，具有截疟之功，主治疟、咳逆寒热；云母味甘，平，主治中风寒热；龙骨味甘，平，主治泄痢脓血、女子漏下、癥瘕坚结，有治疗血分病变之功。蜀漆散治疗疟病寒多。散剂需浆水发病前服。蜀漆截疟有力，无论寒热均可应用，热多者，加量服用。

陆渊雷认为"此方用以截疟，无论寒多热多，但脐下有动者，甚效。若胸腹有动者，加牡蛎，惟截疟须于疟发三五次以后行之，截之若早，常有后遗病。又须于疟发前一小时乃至二小时服药，服早仅不效而已，服迟则疟发更增躁扰，此皆经验之事实"。可供临证参考。

五版《金匮要略讲义》记录："据临床报道，用常山、蜀漆一类方剂治疟，以发作前一天晚上或发作前半天及前两小时各服一次为宜，确能提高疗效。单用蜀漆或常山治疟，虽疗效肯定，但致吐作用大，且停药后每易复发。按前人经验，下述方法有助于减轻或避免呕吐的副作用：①酒煎或用姜汁炒熟后使用；②适当配伍半夏、陈皮等和胃治呕药。至于其复发问题，尚有待继续研究。应该指出，中医治疟并非单持一味，而是从整体出发，辨证施治，这是关键所在。"

《金匮名医验案精选》载徐景藩医案："王某，男，25岁，因间日寒战，发热

38.5℃，于1958年6月25日入院。患者于6月25日、27日下午两度寒战，继而发热、出汗而热退。入院当天下午又发作口渴、心烦、全身酸困。以往有慢性咳嗽史，近来发作。急性病容，舌苔薄白，胸闷甚，口渴引饮不多，两脉弦数，其他体检未见明显异常。化验：白细胞计数7500／mm³，中性粒细胞百分比51%，淋巴细胞百分比49%，血涂片找到间疟原虫，胸透阴性。辨证为间日疟，湿热两感。法宜截疟和解。炒常山15g，柴胡5g，黄芩6g，姜半夏6g，茯苓9g，槟榔9g。服上方未吐，翌日乃作，时间短，恐与未掌握服药时间有关。第3日于上午4时、8时各服1剂，炒常山用量增加至30g，无呕吐等不适反应，疟乃截止。以后仍给炒常山等煎剂内服，炒常山用量12g。2剂后，疟原虫阴性，随访未有复发。"

陆渊雷云"各篇中附方，盖宋臣孙奇、林亿等校理医籍时采入，抉择颇精。亦有本是仲景方，而《金匮要略》遗佚者，故诸家注本，多存而不去，惟程氏《直解》及《医宗金鉴》不载附方，日本医亦与仲景方同论列"。

附《外台秘要》方

牡蛎汤

治牡疟。

牡蛎四两（熬）　麻黄四两（去节）　甘草二两　蜀漆三两

上四味，以水八升，先煮蜀漆、麻黄，去上沫，得六升，纳诸药，煮取二升，温服一升。若吐，则勿更服。

【提要】本条论述牡疟（太阳阳明合病）的牡蛎汤方证。

【解析】牡疟为疟病多寒者言，多寒则恶寒重，病发于表（太阳病）；多热则恶热重，病发于里（阳明病）。病发于表，以汗法治之，本方重用麻黄四两、甘草二两为发汗解表的峻剂（本是发汗治疗里水的甘草麻黄汤），用蜀漆为吐药，可截疟，牡蛎祛寒热，治温疟洒洒。《伤寒论今释》引元坚云："此方吐而兼汗者，张戴人法，间有此类。然愚尝用治疟夜间发，及热甚无汗者，服后不吐而汗，稍稍邪解就愈，尤氏以谓外攻之力较猛者信矣！"

柴胡去半夏加栝楼汤

治疟病发渴者，亦治劳疟。

柴胡八两　人参　黄芩　甘草各三两　栝楼根四两　生姜二两　大枣十二枚

上七味，以水一斗二升，煮取六升，去滓，再煎取三升，温服一升，日二服。

【**提要**】本条论述治疟病（少阳病）的柴胡去半夏加栝楼汤方证。

【**解析**】疟病以往来寒热为主症，多为半表半里证，今发渴是里热重。胃内无停饮，去半夏，加天花粉强壮功能，清热生津止渴。曰治"劳疟"盖指疟久人虚体瘦，不耐疲劳之意。本方以小柴胡汤为基础，方中人参、炙甘草、大枣均是健胃气、补益之药，天花粉性寒清热，补虚安中治口渴。胡希恕先生经验，栝楼牡蛎散在柴胡桂枝干姜汤中有强壮作用，久病发热用之多效，盖亦受柴胡去半夏加栝楼汤治疗"劳疟"启发，此临证得以验证后之言。

仲景书本为论广《汤液》而成，无伤寒、杂病之分，此即《伤寒论》96条小柴胡汤证加减法——"若渴，去半夏，加人参，合前成四两半，栝楼根四两"。由此可知，经方辨证依据症状反应辨病位、病性、方证，做到方证对应治愈疾病，同一方即可治"伤寒"、也可治"杂病"。

柴胡桂姜汤

治疟寒多微有热，或但寒不热。（服一剂如神）

柴胡半斤　桂枝三两（去皮）　干姜二两　栝楼根四两　黄芩三两　牡蛎二两（熬）　甘草二两（炙）

上七味，以水一斗二升，煮取六升，去滓，再煎取三升，温服一升，日三服。初服微烦，复服汗出，便愈。

【**提要**】本条论述治疟（厥阴病）的柴胡桂姜汤方证。

【**解析**】柴胡桂姜汤治疗病在半表半里的阴证，与疟病发为往来寒热的半表半里阳证治疗（用小柴胡汤）不同，方中有桂枝、干姜等温药，治疗疟病，寒多热少，或但寒不然。方中柴胡、黄芩解半表半里之热，用牡蛎、天花粉强壮功能以祛热，用桂枝、干姜、甘草温里并引邪外出。本方服后"汗出便愈"，为何不言本方治疗表证？本方为柴胡类方，治疗半表半里证确切，疟病以往来寒热为主症的半表半里证出现时用本方可获效，又半表半里证无直接排邪途径，服药后要借表的汗出或里的吐下排邪，而本方服用后有汗出从表排邪的可能，故知本方治疗半表半里证，不是治疗表证；本方治疗半表半里证，功能沉衰，以寒为主，故判断本方可治疗半表半里阴证厥阴病。柴胡桂姜汤治疗半表半里的阴证厥阴病，疟病"寒多，微有热，或但寒不热"。

《金匮要略今释》引《成绩录》云："富士山祝史某，侨居京师，得疾请医，医诊以为外邪，与药即愈。乃梳发浴身，而疾复发，烦渴引饮，胸腹有动，明日即愈，愈后复发，约每六七日而一发，如是数次，医不以为虚，即以为邪热。然药之不愈，遂请先生。先生曰：医误矣，斯病乃疟耳。令服柴胡姜桂汤，不过数帖，疾去如濯。"

《胡希恕金匮要略讲稿》中记录："我一个朋友他在江西行医，他回来跟我说的：'我就用这一个方子来治疟疾，就打响了。'他说真好使，他说：'你加加减减的就用这么一个方子就可以了。'我们俩是同学，后来他在一个大学当教授。他那个时候在南方，教授的钱也不够花，他就给人治病，他医道也挺好。他说就治疟疾就行，一天都忙不开。江西那个地方疟疾多得很，他全靠这个维持生活，他说他也没用其他方子，就用这个柴胡桂姜汤。所以，对于'服一剂如神'，古人也有体验，这也不是瞎说，可见疟疾选这个方剂治疗最好。"

在全国经方论坛期间与同道谈及此方治疟，内蒙古一同道讲，在内蒙古基层以往来寒热起病的疟疾多见，多用此方治愈。一南（江西）一北（内蒙古），症状反应同、八纲六经属性同，方证同，故均可以一方而治愈。

中风历节病脉证并治第五

关于中风、历节，古人认为风可能是其诱发因素。两者症状都可有肢体、关节疼痛表现，故合为一篇论之。今仔细研读本篇全文、诸方证内容，知其所论中风，多为今日之脑病（包括脑血管病、癫痫、脑炎等），且以脑血管病为主，历节则是以关节疼痛为主要表现的病症，具体内容解析见原文。

一、中风病

依据症状反应，以半身不遂、喎僻不遂、肌肤不仁、即重不胜为主要症状者（肢体运动障碍、感觉障碍、口角歪斜）为中经络；以不识人、舌即难言、口吐涎为主要症状者（意识障碍、语言障碍）为中脏腑。以上论证，和今日的脑血管病极为吻合。

具体方证：有治疗大风、风癫（意识障碍）的侯氏黑散方证；除热瘫痫（发热、肢体瘫痪，或抽搐）的风引汤方证；治疗病如狂状、妄行、独语不休（躁狂、行为异常、自言自语）的防己地黄汤方证；治疗中风偏瘫、口不能言的《古今录验》续命汤方证；"治中风手足拘急，百节疼痛，烦热心乱，恶寒，经日不欲饮食"的《千金》三黄汤方证；"治风虚头重眩，苦极，不知食味，暖肌补中，益精气"的《近效方》术附汤方证。

夫风之为病，当半身不遂；或但臂不遂者，此为痹。脉微而数，中风使然。寸口脉浮而紧，紧则为寒，浮则为虚，寒虚相搏，邪在皮肤。浮者血虚，络脉空虚，贼邪不泻，或左或右，邪气反缓，正气即急，正气引邪，喎僻不遂。邪在于络，肌肤不仁；邪在于经，即重不胜；邪入于腑，即不识人；邪入于脏，舌即难言，口吐涎。

【提要】以上论述中风病（脑中风）的各种表现及病位、原理，以脉论证。

【解析】"脉微而数"为中风立论，脉微主虚，脉数为虚、为热。中风多为本虚复有外邪诱发，多虚、多热，故脉应之以微数，不遂即运动功能障碍。古人在临床实践中观察到，中风病多出现偏侧肢体活动障碍，谓之"半身不遂"，然亦有只出现上肢活动障碍者，为区分半身不遂，对"但臂不遂者"另命名为"痹"，综合语境分析，此虽言"痹"，但不是后世以肢体疼痛为主要表现的"痹证"类病症，与下篇"血痹"病症亦不同。血痹属于脑血管病，表现为肢体麻木等症状，而此处的"痹"是以上肢活动障碍为主症，不可不知。

"寸口脉浮而紧"为"㖞僻不遂"及后面的邪在"络""经""腑""脏"立论。前言"半身不遂""但臂不遂"，此言"㖞僻不遂"。结合语境及临床，"㖞僻不遂"应是以口角歪斜为主，伴或不伴闭目无力的症状组合，此亦是脑神经功能障碍类病症，尤其以脑血管病多见。血虚感邪，正邪交争，缓急失和，发于面部为"㖞僻不遂"，即口眼歪斜；血不足，脑失所养，功能障碍，出现肌肤麻木、感觉障碍，曰"邪在于络，肌肤不仁"；出现身体沉重，偏侧为著，不耐劳累，曰"邪在于经，即重不胜"；出现意识障碍，不认识家人、熟人等，曰"邪入于腑，即不识人"；出现不能言语、口吐涎沫，曰"邪入于脏，舌即难言，口吐涎"。以上论述中风病（脑中风）常见症状。后世以有无意识障碍将中风病分为中脏腑与中经络，也是基于本篇对脑功能障碍"不识人"的认识。

陆渊雷曰："自宋以后，言卒中之原因者，河间主火，东垣主虚，丹溪主痰，之三说者，后人多祖述之。其实皆非主因也，当卒中之际，或面色缘缘而赤，脉洪大而滑，鼻息深长，得大剂甘凉药而病减，此河间说之由来也。或痰涎涌盛，得大剂除痰药而病减，此丹溪说之由来也。偏枯瘫痪，得大剂补益药而病减，此东垣说之由来也。然卒中之人，多体格佳良、肥胖多血者，则不得为虚。未中之前，本无痰证火证，则不得为痰为火。然则火也、虚也、痰也，皆既中以后之证候治法，非卒中之原因也。"陆氏之说甚是，临证治病，以当前的症状反应辨其证候之寒热、虚实、表里、阴阳，处以适当的方药，此乃中医药学最大之优势。以之（虚、火、痰、瘀）为病因（传统的外感六淫、内伤七情病因学说，包括代谢的病理产物痰、瘀、水等，只能作为疾病发生的诱发因素，不是发病的根本原因，也就不能称之为病因），则是中医之短板，不可不察。

侯氏黑散方

治大风，四肢烦重，心中恶寒不足者（《外台》治风癫）。

【提要】本条论述脑病（阳明病）之侯氏黑散方证。

【解析】"大风"对"四肢烦重"症状言，虽曰大风，实为湿在体表，兼有热。湿则身重，热则发烦，湿热在表，则四肢烦重。古人认为心主神明，与意识相关，"心中"当指意识、感觉而言，人自觉怕冷，体能不足，曰"心中恶寒不足"，用侯氏黑散治疗。本方亦可治疗神志异常的癫病，虽言大风，然所用方药以清热的菊花独重，知本方以清热为主，治在阳明。

菊花四十分　白术十分　细辛三分　茯苓三分　牡蛎三分　桔梗八分　防风十分　人参三分　矾石三分　黄芩五分　当归三分　干姜三分　川芎三分　桂枝三分

上十四味，杵为散，酒服方寸匕，日一服。初服二十日，温酒调服，禁一切鱼肉大蒜，常宜冷食，六十日止，即药积在腹中不下也，热食即下矣，冷食自能助药力。

【解析】《神农本草经》记录菊花：味苦，平，主治头眩肿痛、目欲脱、泪出、皮肤死肌、恶风湿痹。白术苦温，止汗，主治风寒湿痹，死肌；防风味甘，温，主治大风头眩痛，恶风，骨节疼痹；桔梗活血，治疗胸胁刺痛。菊花独重用四十分，白术、防风、桔梗用量仅次于菊花，既可治在表之身重，亦可治疗脑病头眩等，其余诸药，用量较轻。茯苓、人参宁神定志，细辛、矾石祛痰饮、醒脑神，牡蛎、桂枝降气、收敛浮越的神气，黄芩清热，干姜温中，当归、川芎增强活血之功。本方用酒服散，酒之用，在行药力，散剂宜常服以缓缓取效。侯氏黑散寒热药并用，寒性药用量大（判断本方主治为阳明病），可治疗大风四肢烦重或脑功能障碍，亦可用于急性脑血管病的治疗。

陆渊雷曰："此方重用白术之吸收，桔梗之排脓（桔梗之治效，日华本草及吉益氏说是也，今人以为诸药之舟楫乃误信洁古之说），而引之以上行之菊花，以治脑中出血灶。佐以祛风养血、消痰降逆之品，而行之以温酒，以治不遂之神经。似是中风正治之方，然唐宋以来医书，未见此方之治验，知黑散之不用久矣。岂以其不能取效欤？"

本方可治疗脑血管病及脑血管病后遗症，如《金匮名医验案精选》载黄泰生医案。陈某，男，63岁。退休工人，1984年6月27日诊。患脑栓塞，左侧肢体偏瘫已2年。由家属扶持勉强行走。血压160/90mmHg。神清、语言欠流利，左侧鼻唇沟变浅，左侧上下肢肌张力减弱，呈弛缓性瘫痪。自诉头昏，全身沉重，畏寒。舌淡红，体歪、苔薄白，脉沉细。投以黄芪桂枝五物汤加减。15剂后自觉头昏稍减，肢体活动稍有进步，病侧上肢略能上举，可拄棍行走，步态不稳，四肢仍觉重着如灌铅，并恶风寒。舌淡红，苔薄白，脉沉细。血压150/90mmHg。思《金匮要略》侯氏黑散可"治大风，四肢烦重，心中恶寒不足者"。处方：牡蛎、丹参各15g，菊花、云苓各12g，桔梗、防风、地龙各10g，当归、天麻各6g，黄芪20g，桂枝5g，细辛3g。连服5剂，感左侧肢体如释重负，左手能抬手过肩，端碗漱口吃饭，晨起可弃棍行走半小时。又续服10剂后，上肢能抬举过头，终日可不用拐杖走路，语言清楚，上下肢功能活动接近正常，血压稳定在130/80mmHg左右。嘱继服20剂，以固疗效，随访偏瘫肢体活动良好。

风引汤方

除热瘫痫。

大黄　干姜　龙骨_{各四两}　桂枝_{三两}　甘草　牡蛎_{各二两}　寒水石　滑石　赤石脂　白石脂　紫石英　石膏_{各六两}

上十二味，杵，粗筛，以韦囊盛之，取三指撮，井花水三升，煮三沸，温服一升（治大人风引，少小惊痫瘛疭，日数十发，医所不疗，除热方。巢氏云：脚气宜风引汤）。

【提要】本条论述瘫痫脑病（阳明病）的风引汤方证。

【解析】风引汤治疗热瘫痫、少小惊痫瘛疭，均是伴有意识障碍的脑病，此与（脑）中风同，故录入本篇。阳明里热，兼瘀夹气上冲，波及于脑，发为脑病，肢体功能障碍、不用为"瘫"，抽搐、挛急曰"瘛疭"，伴有意识障碍者曰"痫"、曰"惊"，用风引汤治疗。方中大黄下热祛瘀，龙骨、牡蛎收敛、镇静精神，桂枝降逆气，更用寒水石、滑石、赤石脂、白石脂、石膏清热利水，紫石英、干姜、甘草温中去寒，防诸药伤胃气。风引，乃风痫掣引之义，用风引为方名，可知本方主治为中风、惊痫、抽搐之类病症。风引汤治疗里热夹瘀、虚寒的癫痫、瘫痪、惊痫、瘛疭。

以本方加减治疗急性脑血管病之里热夹瘀者有效，如《金匮名医验案精选》载颜德馨医案。陈某，男，59岁。初诊，水亏木旺，头晕复发，曾经昏仆，不省人事，苏醒后头额两侧涨痛，右侧肢体瘫废，大便干燥，小溲黄赤，面部潮红，脉弦细而数，舌苔薄黄。血压180/120mmHg。头为诸阳之会，唯风可到，外风引动内风，急以风引汤平肝息风。石膏30g（先煎），寒水石30g（先煎），滑石15g（包），生牡蛎30g（先煎），石决明15g（先煎），龙骨30g（先煎），大黄4.5g，生甘草4.5g，川牛膝9g，川杜仲9g，7剂。二诊，药后血压下降，肢体活动灵活。原方加桂枝4.5g，7剂。药已中鹄，诸症次第减退，健康在望。

防己地黄汤方

治病如狂状，妄行，独语不休，无寒热，其脉浮。

防己_{一分}　桂枝_{三分}　防风_{三分}　甘草_{二分}

上四味，以酒一杯，渍之一宿，绞取汁；生地黄二斤，㕮咀，蒸之如斗米饭久；以铜器盛其汁，更绞地黄汁，和分再服。

【提要】本条论述如狂脑病（阳明病）的防己地黄汤方证。

【解析】防己地黄汤治疗的"如狂状，妄行，独语不休"意识障碍脑病，与（脑）中风同，故录入本篇。脉浮主热，阳明瘀热，上扰脑神，神机失用，其人如狂、妄行、独语不休，用防己地黄汤治疗。"无寒热"指无明显恶寒的表证、恶热的里证而言，非谓无热。地黄甘寒，为一寒性强壮活血药，可逐血痹、除寒热，治疗瘀热波及于脑的病症，必须大剂量应用。本方用生地黄二斤，百合地黄汤用生地黄汁一升，均是用大剂量地黄治疗脑病的代表方。陆渊雷闻之太炎先生云："《素问·病能论》以生铁落饮治阳厥怒狂。本方重用地黄，地黄含铁质，与生铁落饮同意。"其余诸药，用量均轻，且以酒渍取汁与生地黄汁同服，意在活血。

瘀热在里，多发脑病，如桃核承气汤的如狂、抵当汤的发狂、调胃承气汤的谵语等均是。

《金匮名医验案精选》载丁德正医案。宋某某，女，25岁。1979年3月5日入所。患者发病于1971年5月，少眠，多动，语无伦次，狂躁异常。诊为精神分裂症青春型，经多方治疗，时轻时重，迄未痊愈。近年来，狂象虽减，但痴痴癫癫，秽浊不知，随地便溺。问之多不答，答亦多非所问。胡行乱走，间或妄笑，独语不休。且喜时搔头部，剃光之头皮被抓得血迹斑斑。诊查：患者身肢拘强，面容消瘦惨白，双颊微红，脉洪大无力，舌质红，干而少津。处以防己地黄汤。服10剂，独语妄笑略减，夜能稍眠，胡乱游走，呼之能止。又服20剂，疾瘼约半。又服20剂，神情、言行皆恢复正常，已参加工作。并附按语：据丁氏经验，本方干地黄"甘重于苦"，用量以150g为妥，多则服后心烦，少则难收滋阴养血之效，并改蒸法以浓煎，法虽简而其效相同。

寸口脉迟而缓，迟则为寒，缓则为虚，荣缓则为亡血，卫缓则为中风。邪气中经，则身痒而瘾疹。心气不足，邪气入中，则胸满而短气。

【提要】本条论述表里合病。

【解析】邪之所凑，其气必虚。脉缓为津血不足之应，津血不足于内，复因感寒诱发于外，在表则发为"不能得小汗出"的身痒、瘾疹，在里血不足于养心，则发短气、胸满。此虽未言方治，但结合对《伤寒论》的学习，知其里不虚之时，发"面色反有热色者，未欲解也，以其不能得小汗出，身必痒"，用桂枝麻黄各半汤但解其表，而现表里俱虚，今仿其法，可用小建中汤与麻黄汤合方，若在里之停饮明显，亦可合用苓桂术甘汤。

二、历节病

历节以疼痛为主要症状，以表证为主，或为太阳，或为少阴。其疼痛较重，病陷入阴证，以少阴为主，兼见里热。仅有剧烈头痛者，为少阴病，以头风摩散外治法治之；肢节疼痛，身体尪羸，脚肿如脱者，为少阴阳明合病，用桂枝芍药知母汤治之；脚气肿痛，不可屈伸者，发为少阴病，以乌头汤方治之，脚气水肿，冲逆胸闷者，配以矾石汤浸脚消肿。

头风摩散方

大附子一枚（炮）　盐等份

上二味，为散。沐了，以方寸匕，已摩疾上，令药力行。

【提要】头风摩散治疗头痛（少阴病）。

【解析】本方无证，头风当为头痛类病症。因头痛较剧烈，曰头风，亦有谓头风为头皮麻木者，用头风摩散方治疗。当为外用通治方。

附子辛温止痛，味咸，盐与附子同用，在沐后毛孔开泻之时局部用药，可加强止痛效果。

《金匮名医验案精选》载侯恒太医案。王某，男，56岁，工人。中风后偏瘫两年余，经治疗后肢体功能部分恢复，但左枕侧头皮经常麻木，时有疼痛。曾在原补气活血通络方的基础上加减调方数次罔效，改为头风摩散外用，附子30g，青盐30g，共研极细末。嘱剪短头发，先用热水浴头或毛巾热敷局部，然后置药于手心，在患部反复搓摩；5分钟后，局部肌肤有热辣疼痛感，继续搓摩少顷，辣痛消失，仅感局部发热，甚适。共用3次，头皮麻木疼痛一直未再发作，并介绍其应用经验："此法药简效宏，可补内服药之未逮。据本人使用，认为其作用途径在于改善局部血液循环和对末梢感受器的调节上。应用时应注意以下几点。①用药前必须热敷或沐浴，使毛孔开张，易于药物渗透；②可酌情加减，如治一例头皮疼痛，原方效不著，加细辛后病除；③药末一定研细，否则反复搓摩会损伤局部皮肤。"

寸口脉沉而弱，沉即主骨，弱即主筋，沉即为肾，弱即为肝。汗出入水中，如水伤心，历节黄汗出，故曰历节。趺阳脉浮而滑，滑则谷气实，浮则汗自出。少阴脉浮而弱，弱则血不足，浮则为风，风血相搏，即疼痛如掣。盛人脉涩小，短气自汗出，历节疼不可屈伸，此皆饮酒汗出当风所致。

【提要】以上以脉理论历节病症。

【解析】历节之病，本与肝肾无关，故"寸口脉沉而弱，沉即主骨，弱即主筋，沉即为肾，弱即为肝"之说不足取，真正历节疼痛乃因"汗出入水中"。汗出本为散热，突入水中，汗不得出，热不得散，热郁于里，寒凝于外，发为历节。若里热重，则酿汗而出，发黄汗历节。此证与心无关，"如水伤心"不可解。文中

"汗出入水中，历节黄汗出，故曰历节"，则理自足。

跌阳脉候胃气，主里；少阴主表。跌阳脉浮而滑，则里有热而胃气实，其人汗自出；少阴脉弱则表不足，表不足则体表、关节失养，发为肢体、关节疼痛如掣，此与前"汗出入水中""历节黄汗出"病理同，均是表里合病。所不同者，前为太阳阳明合病，此为少阴阳明合病。

体胖之人谓之盛人。体胖而脉涩小，知其津液虚、本自不足，在内则短气，在外则汗出、历节疼痛、不可屈伸，究其诱因则为"饮酒汗出当风"。

仔细分析，"汗出入水中""自汗出""饮酒汗出当风"均可病发历节疼痛，同时结合《痉湿暍病脉证治》篇之"此病伤于汗出当风，或久伤取冷所致也""伤寒八九日，风湿相搏，身体疼烦，不能自转侧""风湿相搏，骨节疼烦，掣痛不得屈伸""若治风湿者，发其汗，但微微似欲出汗者，风湿俱去也"及五脏风寒积聚病篇之"身劳汗出，衣里冷湿，久久得之，腰以下冷痛"可知一二，以上所论，虽然散在诸篇，但合而观之，可了解仲景书对于体表疼痛类病症的认识及治疗大法。

味酸则伤筋，筋伤则缓，名曰泄；咸则伤骨，骨伤则痿，名曰枯，枯泄相搏，名曰断泄。营气不通，卫不独行，营卫俱微，三焦无所御，四属断绝，身体羸瘦，独足肿大，黄汗出，胫冷。假令发热，便为历节也。

【提要】本条论述饮食对发病的影响及历节发病。

【解析】饮食对历节的影响，有待临床验证。本段所论肝、肾、筋、骨皆为《内经》家言，显与前"汗出入水中""自汗出""饮酒汗出当风"论述发病不是一种认识。《内经》理论认为"酸入肝、咸入肾""肝主筋、肾主骨""久而增气，物化之常，气增而久，夭之由也"，本文引其意，有"味酸则伤筋，筋伤则缓，名曰泄；咸则伤骨，骨伤则痿，名曰枯，枯泄相搏，名曰断泄"之说。

依据文意，"荣气不通，卫不独行，营卫俱微，三焦无所御，四属断绝，身体羸瘦，独足肿大，黄汗出，胫冷。假令发热，便为历节也"当单独为一条。胃气为气血生化之源。人以胃气为本，胃气功能正常，则所化生之气血，在脉内发挥荣养之功，在脉外发挥卫外之功。今胃虚营卫俱不足，内不能荣养脏腑筋脉，其人身体羸瘦；胃虚于内，表不固而感邪于外，内外相合，发为"独足肿大，黄汗出，胫冷"。胃虚谷气不胜邪气，则发热，病发历节。本节所论与下条桂枝芍药知母汤病机、病症相符。

诸肢节疼痛，身体尪羸，脚肿如脱，头眩短气，温温欲吐，桂枝芍药知母汤主之。

【提要】本条论述胃虚表里合病（少阴太阴合病）的桂枝芍药知母汤方证。

【解析】胃虚表不固，病发于表，血脉不通则肢节疼痛。胃虚人体失于所养，则体瘦、骨节肿大，谓之身体尪羸；胃虚饮停、气逆于上，其人头眩短气，温温欲吐，用桂枝芍药知母汤治疗。

桂枝芍药知母汤方

桂枝四两　芍药三两　甘草二两　麻黄二两　生姜五两　白术五两　知母四两　防风四两　附子二两（炮）

上九味，以水七升，煮取二升，温服七合，日三服。

【解析】本方为桂枝汤去大枣，健胃气、增津液、补不足。因骨节疼痛剧烈，加大桂枝、生姜用量以加强解表止痛之功，又可健胃气、止冲逆，合白术利小便，可止晕、止吐，疗水饮内停的短气；白术、附子温通除湿，主治在表之痹痛；用小剂量苦温之麻黄，破癥坚积聚，治疗顽固性、变形的关节疼痛；知母苦寒，清热下水，治疗肢体浮肿，脚肿如脱；用四两防风，治疗头眩、骨节疼痛。桂枝芍药知母汤表里同治，表为少阴，里为太阴，虽有清热利水的知母，但其主治为体表热肿，知表证以少阴病为主。故从整体分析，本方主治少阴太阴合病。

关于本方证，曹颖甫有病案一则，在《金匮发微》及陆渊雷的《金匮要略今释》均有记载，甚是精彩，但细节内容略有不同，可互为补充，难于取舍，今分录于下，《金匮发微》载："桂枝芍药知母汤方，只有知母一味主治欲吐，余则桂芍、甘草、生姜以通阳而解肌，麻黄、附子、白术以开表而祛湿，防风以祛风，方治之妙不可言喻。予尝治一戴姓妇人亲验之，但病因与张仲景所举大有不同，乃知肢节疼痛，张仲景特下一'诸'字，正以其所包者广也。盖此妇妊娠八月为其夫病求医，抱而乘车，病人身重，将腹中小儿压毙，夫病愈而妻病腹痛，乃求医，医药而堕之，腐矣。妊妇本属血虚，死胎既下，因贫不能善后，湿毒留顿腹中，久乃旁溢肢节，死血与寒湿并居，因病历节手足拘挛，入夜手足节骱剧痛，旦日较缓，其为阴寒无疑，近两年矣。予因用原方每两折为二钱，用熟附块四钱，二剂不应，二诊改用生附子，汗乃大出。两剂，肢节便可屈伸，足肿亦小，独手发出大泡，有脓有水，将成溃烂。予用丁甘仁法，用大、小蓟各五钱、丹皮一两、地骨皮四钱以清血热，二剂而痂成，四剂而痂脱，遂与未病时无异，以为可无患矣，忽然阴痒难忍，盖湿毒未尽而下注也。予因令其用蛇床子煎汤熏洗，良瘥。未几，入市购物，猝然晕倒，诸恙退而血虚之真象见，予乃用熟地一两，潞党参五钱，川芎、当归各四钱，龙骨、牡蛎各一两，凡二十余剂而止，今已抱子矣。"《金匮要略今释》载："曹颖甫先生云：戴姓妇，子死腹中，某医用药下之，胎已腐烂，然以贫故，未暇调理。未几，腹中时有块跳动，手足肢节俱疼痛，甚至不可屈伸，两足如脱，腋下时出黄汗，经二年矣。来求治，足胫常冷，脚肿如脱，两手不可屈伸，真历节病也。乃用《金匮》桂枝芍药知母汤，桂枝三钱，白芍三钱，麻黄二钱，防风四钱，生甘草二钱，白术、苍术各四钱，知母四钱，熟附块二钱，服二剂，不见动静。翌日复诊，改熟附块为生附子，四剂后，汗液大泄，两手足胀大，发浸淫疮，而关节疼痛减其大半。盖寒湿毒由里达表之验也。闻之丁君甘仁曰：'凡湿毒在里之证，正当驱之出表。但既出于表，必重用大蓟、小蓟、丹皮、赤芍，以清血分余毒。不独外疡为然，治历节风亦无不然。'予乃用大、小蓟各四钱，丹皮三钱，赤芍三钱，佐以息风和血去湿之品，两剂后，浸淫疮略减，复四剂后，渐次结痂，唯头晕如击仆状。诊其脉，大而弦，大则为热，弦则为风。小产后，其血分虚，血为阴类，阴虚则生热，血虚则生风。虚者不可重虚，乃用熟地四两，生潞党四钱，制乳香、制没药各三钱，生铁落四两，服十余剂，手足并光润，不知其曾患浸淫疮矣。"同一病案，记录用方用药，略有差别，临证师其法，精研方证经验于仲景书。

本方可治疗老年性骨性关节炎、骨节肿大、脚踝处肿胀明显者，笔者反复应用于临床，有效，亦可用于急性痛风性关节炎。如一患者刘某，女，50岁。初诊日期：2019年9月4日。体重：70kg。身高：155cm。双足踝内侧肿痛2月余加重3天。既往有痛风病史，肾功能不全。双足踝内侧肿痛，近3日加重，不能下地活动，只能在床上，踝部运动后疼痛症状明显加重，以至于不敢活动踝关节，口干、口苦、多饮、多尿、恶风寒、汗出少、睡眠差，无头晕、眼胀、呕吐，大便正常。舌苔白腻，舌底苍白有水色，脉滑有力。双足踝内侧至脚踇指关节处皮温均偏高，局部不红。依据"肢节疼痛""脚肿如脱"辨为桂枝芍药知母汤方证。处方：桂枝12g，赤芍12g，知母10g，麻黄10g，防风15g，苍术10g，附子10g，生姜12g，炙甘草6g，大枣12g，茯苓12g。颗粒剂，3剂，每次1袋，水冲服，每日2次。2019年9月9日复诊，诉当天下午喝完第1袋药后约1小时，踝关节活动没有明显的疼痛，可下地行走，舌脉无明显变化，双足踝内侧皮温略高，余处皮温正常，继续治疗。

病历节，不可屈伸，疼痛，乌头汤主之。乌头汤方，治脚气疼痛，不可屈伸。

【提要】以上论述历节肿痛（少阴病）的乌头汤方证。

【解析】病在表、陷入阴证则关节疼痛剧烈，不可屈伸。结合文意，"脚气"

在此处指脚肿。水湿流于关节，则脚肿胀，用乌头汤。

乌头汤方

麻黄　芍药　黄芪各三两　甘草三两（炙）　川乌五枚（哎咀，以蜜二升，煎取一升，即出乌头）

上五味，哎咀四味，以水三升，煮取一升，去滓，纳蜜煎中，更煎之，服七合。不知，尽服之。

【解析】方中用麻黄温通发汗、消除顽固性凝结；芍药解凝通痹、利水止痛，黄芪主治表虚；甘草甘缓，缓解剧烈的疼痛；乌头温通、止痛力猛而有毒，以蜜单独煎之，可缓解其毒。诸药合用，止痛利水。乌头毒性极强，因品种、采集时间、炮制、煎煮时间等不同，毒性差别很大，其主要成分为乌头碱、乌头次碱，其中毒症状可表现为流涎、恶心、呕吐、腹泻、头昏、眼花、口舌四肢及全身发麻、脉搏减慢、呼吸困难、手足搐搦、神志不清、大小便失禁、血压及体温下降、心律失常、室性期前收缩呈二联律，或出现多源频繁的室性期前收缩和窦房停搏等。乌头汤治疗病在表的关节肿痛、不能屈伸而症状较桂枝芍药知母汤更剧烈者。然本方较桂枝芍药知母汤健胃补虚之力弱，多治急性发病，患者多无身体尪羸的症状。

关于乌头与蜜，陆渊雷案：乌附大毒之剂，得蜜则暝眩剧而奏效宏。村井柂《续药征》谓蜜主治结毒急痛，兼助诸药之毒，是也。我国注家，皆以为其制毒润燥，盖未经实验耳。又案：乌头附子，皆系双兰菊之球根，性效相同。居中而大者为乌头，旁出而小者为附子，故本草谓乌头附子母也。蜀中产者良，故名川乌头。别有野生者，不作球形，而作长条形，则为草乌头，性效亦同。仲景书，本但称乌头，本方中云川乌者，系后人所改。

《金匮要略今释》引《成绩录》云："一男子，左脚挛急，不得屈伸，时时转筋入腹，自少腹至胸下硬满，气上冲不得息，自汗如流，两足厥冷，二便秘闭，微渴，日夜不眠，仰卧不能转侧，舌上微黑。先生与乌头汤，汗止厥已，诸证少缓，然而两便不通，硬满如故，转筋益甚。更与桃仁承气汤，经二三日，大便快利，小便亦能通，历十日许，诸证悉愈。"

矾石汤方

治脚气冲心。

矾石二两

上一味，以浆水一斗五升，煎三五沸，浸脚良。

【提要】本条论述脚气冲心（阳明病）的矾石汤方证。

【解析】《神农本草经》谓："矾石，味酸寒。主治寒热，泄利，白沃，阴蚀，恶疮，目痛，坚骨齿。"本方所治，应是脚肿类病症，前桂枝芍药知母汤方证、乌头汤方证，均治脚肿，故出此外治方。本方不能治疗疼痛类痹证。

附方

《古今录验》续命汤方

治中风痱，身体不能自收，口不能言，冒昧不知痛处，或拘急不得转侧（姚云：与大续命同，兼治妇人产后去血者，及老人小儿）。

麻黄　桂枝　当归　人参　石膏　干姜　甘草各三两　川芎一两　杏仁四十枚

上九味，以水一斗，煮取四升，温服一升，当小汗，薄覆脊，凭几坐，汗出则愈。不汗更服，无所禁，勿当风。并治但伏不得卧，咳逆上气，面目浮肿。

【提要】本条论述中风痱（太阳厥阴合病）的续命汤方证。

【解析】今日之脑血管病，本篇称为中风（此概念与《伤寒论》中所称的中风——"太阳病，发热，汗出，恶风，脉缓者，名为中风"不同）。在古人看来，本病病情危重，病残、病死率高，故将能治疗本病、缓解病情、延续寿命的方剂命名为"续命汤"。"痱"指四肢痿废，不能运动，常与"喑"同时发病，"喑"指语言不利或不能讲话，多见于今日之脑病（多见脑血管病）。中风病发于脑，脑神失用则四肢痿废、不能运动、身体不能自由活动、口不能言、感觉障碍，甚至意识障碍，出现周身不知痛痒、肢体张力增高、肢体拘急、不能自己转身。

本方兼治妇人产后去血及老人、小儿中风，分析其病机，乃里虚有热。瘀热上扰脑神，兼有表不解，故治疗应补虚活血、清热解表同行，用续命汤治疗。本方有解表、清热平喘之功，故表不解、气上逆欲发风水的肺胀，用本方亦可治愈。

麻黄辛温发汗解表；桂枝温通血脉，亦可助麻黄出汗；当归、川芎活血补虚；石膏、杏仁清热利水，两药与麻黄配伍，可解表、清里；人参、甘草、干姜得四逆汤、四君子汤各半，温中，健胃气补虚。诸药合用，配以辅助发汗的"薄覆"之法，汗出愈病，可知此方总体趋向亦是从表解中风之病。

随着影像学的发展，现代医学认为中风病多由瘀血所致，而医家由于对药物认识不同，只看到麻黄、桂枝有发汗解表作用，故认为本方以发汗为主，不能治疗脑血管病，此矫枉过正也。如明确六经、八纲、方证的经方辨证理论体系为百病而设，又明确中风病以太阳阳明合病出现而兼有瘀血，则自然知本方可用。如王占玺在《张仲景药法研究》一书中作如下报告。曾治一男性患者，69岁。晨起突然说话不利，语言混滞，右侧肢体运动不灵，随即来就诊。观其舌质稍红，苔薄黄，脉象左细右弦滑。血压200/130mmHg。左侧鼻唇沟变浅，且向右侧稍偏，鼓腮试验正常，心肺无明显阳性体征。右手握力减弱，右膝腱反射稍亢进，右脚Babinski征（±）。遂诊为"左大脑中动脉血栓形成"，拟《古今录验》续命汤加味：麻黄、桂枝各6g，当归12g，党参20g，生石膏40g，干姜3g，甘草6g，川芎10g，杏仁10g，蜈蚣5条，僵蚕6g（分冲），钩藤30g，白蒺藜30g。上方服12剂后，右上下肢失灵明显好转，且已能自行走路，右手持物较前大为有力。又服10剂，诸症状消失而愈。10月17日门诊复查，患者一般情况尚好，行动自如，尚有些便秘，改用补阳还五汤数剂为之善后。

方后"并治但伏不得卧，咳逆上气，面目浮肿"，亦是续命汤常见的适应证。

《千金》三黄汤方

治中风手足拘急，百节疼痛，烦热心乱，恶寒，经日不欲饮食。

麻黄五分　独活四分　细辛二分　黄芪二分　黄芩三分

上五味，以水六升，煮取二升，分温三服。一服小汗，二服大汗。心热加大黄二分，腹满加枳实一枚，气逆加人参三分，悸加牡蛎三分，渴加栝楼根三分，先有寒，加附子一枚。

【提要】本条论述身痛、烦热（太阳阳明合病）的三黄汤方证。

【解析】伤寒表不解则关节疼痛、恶寒，里有热则烦热、心乱，寒在表，筋脉不和则手足拘急，终日不欲饮食考虑与病痛折磨、情绪改变相关。依据本条总体症状而言，此方证类似脑血管病后遗症肌张力增高并发表证，治疗当解表为主，用《千金》三黄汤发汗解表兼清里热。

本方诸药，用量皆轻，用麻黄、独活发汗解表，细辛散寒止痛，黄芩清热除烦，黄芪固表，防止病后复发。心热、心烦里热兼瘀，加大黄活血清瘀热；腹满加枳实消胀满；胃虚气逆，加人参健胃气补虚则气逆止；心悸不宁，加牡蛎镇静精神止悸；口渴为里有热，加天花粉清热生津止渴；如寒重，陷入阴证，加附子强壮功能。

本方诉证，与脑血管病后肢体痉挛状态同，有报道用本方治疗该方证者，如杨百弗主编的《实用经方集成》记录病案："男，52岁。患脑血管意外已有半年之久。左侧半身不全瘫，手足时时拘挛，并在夜间疼痛较重，经治不愈。于1977年6月12日就诊。血压180/90mmHg，心电图正常，心肺（－），左手尚能自举活动，走路蹒跚，自觉诸肢节疼痛，尤以患侧为重，其脉浮大，舌质淡暗，舌苔薄白。乃风中经络，湿留肢节，试投《千金》三黄汤加味。麻黄9g，独活12g，黄芪30g，细辛 5g，黄芩 9g，秦艽 15g，当归 15g，赤芍 12g，甘草 10g。服 3 剂，疼痛减轻，手足挛急亦有好转，但上肢进展缓慢，故又以上方加桂枝、淫羊藿、姜黄、羌活，取蠲痹汤之义，连服 6 剂，疼痛已基本消失。后又予《千金》三黄汤合补阳还五汤，共服 30 余剂，基本恢复正常。"

《近效方》术附汤方

治风虚头重眩，苦极，不知食味，暖肌补中，益精气。

白术二两　　附子一枚半（炮去皮）　甘草一两（炙）

上三味，剉，每五钱匕，姜五片，枣一枚，水盏半，煎七分，去滓，温服。

【提要】本条论述头眩（太阴病）的术附汤方证。

【解析】胃虚，功能沉衰，脑失所养则头昏、头重，饮逆则眩，甚者汗出、恶心、呕吐，以致患者不能在某种体位平卧、休息，非常苦恼。"苦极"，盖指眩晕给患者造成的被动体位而言。如 2024 年 10 月 16 日上午门诊见一位 67 岁男性，因头晕 6 年就诊，6 年来患者平卧、左侧卧位即视物旋转、恶心，极端痛苦，只能右侧卧位或俯卧，右耳因长期受压、血供不足较左耳小，且颜色发暗，此病例有助于我们理解"头重眩"导致的"苦极"，记录于此。胃虚则纳食不香，曰"不知食味"，用术附汤补益胃气、强壮功能，谓之"暖肌补中，益精气"。

附子强壮功能，白术补胃虚、益肌表、利水止晕，甘草、生姜、大枣以温中健胃、增进饮食、益精气。术附汤治疗胃虚饮停而眩晕、纳差者。

《实用经方集成》记录吴戎荣用本方治疗一例 17 年的眩晕患者："吴某，女，43 岁。自述眩晕已 17 年，经常发作。发作时唯静卧而已，稍动则如坐舟中，甚则失去知觉。一日邀余诊治，失慎撞其枕，即感天旋地转，如飘空中，双目紧闭而不敢睁，神志恍惚不清。让其静卧片刻，眩晕稍定，神志逐渐清醒。望其形体虚胖，经日恶寒，脉沉微，舌白而淡……采用《近效方》术附汤。附子 15g，白术 9g，炙甘草 6g。嘱其先服 1 剂。复诊时眩晕大减，脉舌俱见起色，继与原方 3 剂，眩晕基本消失。为巩固疗效，以八味丸调理，观察半年，未见复发。"

崔氏八味丸方

治脚气上入，少腹不仁。

干地黄八两　山茱萸　薯蓣各四两　　泽泻　茯苓　牡丹皮各三两　　桂枝　附子（炮）各一两

上八味，末之，炼蜜和丸，梧子大，酒下十五丸，日再服。

【提要】本条论述脚气、少腹不仁（厥阴病）的崔氏八味丸方证。

【解析】结合文意分析，此处脚气当指下肢水肿，以脚踝周围为主，故曰"脚气"。如水肿加重，从脚踝向上，则可同时伴随少腹发凉、虚弱，以手按之局部皮温低，腹力弱，小便不利。功能沉衰，下焦虚寒，瘀血停，饮内生，则下肢水肿、少腹不仁，用崔氏八味丸治疗。

"少腹不仁"当指腹诊及自觉症状两端，在腹诊时按肚脐下腹力弱或伴有压痛，局部皮温低，患者常常自觉小腹有发凉感。汤本求真认为"不仁，本谓麻痹，此证则不但麻痹，亦谓下腹部软弱无力，按之如触棉絮，今验此证，与通常脚气异，特见于孕妇产妇，俗称血脚气者是也"。水气病篇有"经为血，血不利则为水，名曰血分"记录，今汤本求真认为本方治疗"血脚气"，可知本方血水同治，有活血利水之功。

八味丸与肾气丸异名同方，《金匮要略》一书出现五次，主治均有小便不利，可见本方主治少腹不仁、小便不利。《神农本草经》记载"干地黄，味甘，寒。主治折跌，绝筋，伤中，逐血痹"，知干地黄本是凉血、活血之药，本方重用八两干地黄可解热除烦、化瘀；泽泻、茯苓利小便；丹皮活血；小剂量附子合山茱萸、山药可强壮功能；桂枝温通血脉。诸药合用，具有强壮功能、活血、利水之功，本方以蜜丸、酒下，取温通、强壮之功。肾气丸治疗功能沉衰兼有瘀血、停饮的少腹不仁、小便不利、水肿、腰痛诸症。

本方治疗小便不利、水肿，下焦虚寒兼有瘀血者效佳，如《金匮名医验案精选》载俞长荣医案。陈某某，女，47岁，干部。1974年12月8日就诊。1965年患肾盂肾炎，旋即治愈。今春以来经常出现全身浮肿，时起时退。尿检发现蛋白（++）、管型（+），经中西药治疗无明显进步。目前全身仍浮肿，腹皮增厚，腹胀，头晕，腰酸，食欲减退，小便频，量少，色深黄，口不干，脉细涩，舌体胖有齿印，质红苔白较厚。血压正常。予肾气丸加味。熟地（砂仁杵）、怀山药各15g，茯苓、泽泻、牛膝各12g，枸杞、丹皮、附子、车前子（包）各9g，肉桂心（另冲）1.8g。连服30余剂，诸症基本解除，小便多次复检未见异常。

《千金方》越婢加术汤方

治肉极热，则身体津脱，腠理开，汗大泄，厉风气，下焦脚弱。

麻黄六两　石膏半斤　生姜三两　甘草二两　白术四两　大枣十五枚

上六味，以水六升，先煮麻黄，去上沫，纳诸药，煮取三升，分温三服。恶风加附子一枚，炮。

【提要】本条论述肉极（太阳阳明合病）的越婢加术汤方证。

【解析】脾胃为气血生化之源，脾主肌肉。胃热耗伤津液，脾之功能受约，则肌失所养，肌肉萎缩，谓之"肉极"。里有热则令毛孔大开，大汗出，津液丧失，肌肉失养萎缩而无力，因在表之汗出多，谓之"厉风气"；汗多尿少，下肢无力，谓之"下焦脚弱"，用越婢汤解表清里热，并加白术止汗、除热、固表。若表虚陷入阴证，恶风重者，加附子强壮功能。

陆渊雷认为"越婢加术汤证，当是慢性肾炎。因泌尿障碍，水毒积于肌肉，皮肤起救济代偿作用，故热则腠理开，汗大泄。水气病篇以本方治里水（里水当作皮水）可以证也，'肉极''厉风'之云。本非实际，盖慢性肾炎之患者，皮肤常苍白，故谓之肉极。极者，疲极之意。又因肌肉有积水，积水是湿之类，肉与湿皆属于脾，故删繁谓之脾风尔。注家或以厉风为癞，则不考《千金》《外台》，误之甚矣。林亿等以本方兼治下焦脚弱，故附于此。日本医则以下焦脚弱为越婢加术附证之一，用之有验（见下文）。所以然者，水湿之性就下，旧说以附子为下焦药，其理可推而知也"。华冈青州《医谈》云："某之母，患乳癌。初视之，核大如梅核，而腋下有块，服魔药（麻醉药也）一时许，割出之，核重六钱五分。越八日，发热，且疮口大肿痛，是为破伤湿，转用越术附，六七帖而愈。盖以其乳围赤色，左臂及腋下同时赤肿，乃流注之证，是越术附证也。凡金疮及诸疮疡，有如此之证者，皆因外袭，越术附汤皆主之。"

血痹虚劳病脉证并治第六

全篇提要

本篇论述血痹、虚劳病证治。血痹以胃虚表失所养、肌肤麻木不仁为主要症状，虚劳亦是以胃虚为本，两者的治疗均以健胃气的桂枝汤为基础方，故将两者合为一篇论述。以八纲分析，胃为气血生化之源，胃虚多为里寒，功能沉衰，故本篇多为太阴病证治，或兼里热，或兼表证，详见原文解析。

一、血痹病

血痹病发于表，胃虚表不固，复因外受风邪诱发，轻者可用针刺治疗，重者以黄芪桂枝五物汤健胃补虚、固表治疗。

问曰：血痹病从何得之？师曰：夫尊荣人，骨弱肌肤盛，重因疲劳汗出，卧不时动摇，加被微风，遂得之。但以脉自微涩，在寸口、关上小紧，宜针引阳气，令脉和紧去则愈。

【提要】以上论述血痹（太阳病）及针刺治疗之法。

【解析】血痹病症状在表，实因胃虚表不固，复因汗出受风而诱发。养尊处优之人，缺乏运动，体胖而易汗出，复因疲劳，表虚不固，汗出受风，胃虚不得安卧，辗转反侧，因其本虚，加之盗汗，微风亦可诱发。脉微为气血虚，鼓荡血脉无力，后世谓为阳虚、气虚；脉涩为脉管内血流不足，运行不畅，后世谓为血虚；脉紧为有外邪。气血虚于内，复感邪于外，发为血痹，用针刺之法，祛邪于外（紧去）则愈，邪祛气血重新分布荣养体表（脉和）则病愈。

血痹阴阳俱微，寸口关上微，尺中小紧，外证身体不仁，如风痹状，黄芪桂枝五物汤主之。

【提要】本条论述血痹（太阳病）的黄芪桂枝五物汤方证。

【解析】脉之阴阳，有以表里言者，表为阳，里为阴；有以寸尺言者，寸为阳、主表，尺为阴、主里。结合文意，此处阴阳当指浮沉而言，即无论浮取、沉取，脉均微，与上条"脉自微涩"意同，提示气血不足。前病邪微，偏于表，故言"寸口、关上小紧"，本条邪重，病偏于里，故言"尺中小紧"。气血不足，肌表失于荣养，则身体麻痹、感知功能下降，谓之身体不仁，然亦有游走不定的发作性症状，故曰如风痹状，前病轻邪浅用针刺治疗，此病重邪深，用黄芪桂枝五物汤治疗。

黄芪桂枝五物汤方

黄芪三两　芍药三两　桂枝三两　生姜六两　大枣十二枚

上五味，以水六升，煮取二升，温服七合，日三服（一方有人参）。

【解析】本方是在桂枝汤甘温健胃增津液、解肌发汗治疗表虚证基础上加减而成。甘草甘缓，本病麻痹不仁，病情缓而不急迫，故去之；病因外邪而诱发，故加生姜用量以发汗解表祛邪于外；更加固表、益气、有治疗表虚特能的黄芪，在本方中一方面祛邪，助生姜等发挥功效，另一方面固表，防止汗出表虚，再为外邪而诱发血痹。陆渊雷案："此方即桂枝汤，去甘草，倍生姜，而君以黄芪也。桂枝汤取其调和营卫之意，黄芪取其祛除皮下组织之水毒，恢复皮肤之营养之意，生姜取其刺激肠黏膜、催促吸收而下降水毒之意，此治麻痹之由于营养障碍者也。"

依据其症状描述，可知现代之周围神经麻痹多见本方证，脑血管病偏侧麻木亦可见本方证，后世王清任写《医林改错》时用气虚血瘀学说创立治疗中风病的补阳还五汤，亦受此方启发。后世多用补阳还五汤治疗中风病，亦有用黄芪桂枝五物汤治疗脑血管病（中风病）偏瘫者，如《金匮名医验案精选》载钟耀奎医案。陈某，62岁，广州江门。1947年由美返国后，迷信风水，每日与地理师访寻龙穴，连续数月。某日，寻穴方定，突然中风倒地，抬返家，延医诊治。醒后，口眼向右歪斜，右半身瘫痪，不知痛觉。舌微强，言语不能流利，病约50日，数易医，未效。初诊，六脉微细，便秘，两日一行，诊属气血俱虚，拟方大剂黄芪桂枝五物汤加味。黄芪750g，桂枝750g，杭白芍750g，生姜750g，大枣100枚，虎胫骨300g，桑寄生300g。上药用水一大锅，煎取12碗，每小时服1碗。二诊，服后证如前，唯大便1次，较溏而已。再服原方，续服7日，右手稍有知觉，可微举，足仍如前，言语较清楚。续服至第10日，手足均能举动，但乏力，未能走动。认为病已去其半，药力亦宜酌减，因此照第1日之剂量减半，再服10日。三诊，诊后第20日，症状大有好转，可步出中庭走动，家人大为欣喜，但口眼仍微歪斜，说话不十分清楚。改与《千金》附子散：炮附子90g，桂枝尖90g，细辛15g，防风24g，生晒党参90g，干姜30g。服3剂。四诊，口眼较正，说话已清楚流利，唯足部乏力，手可举至与肩平。改与真武汤加味。炮附子60g，杭白芍90g，云茯苓90g，生白术60g，生姜90g，虎胫骨90g，桑寄生90g，桂枝90g。服10剂。五诊，病者能行前来门诊。此后以黄芪建中汤、黄芪桂枝五物汤、真武汤等三方每日轮服。服20天，诸症均消，如常人，唯口眼微向右歪，不能复原，停药。

二、虚劳病

虚劳以胃虚为主，或伴有情志妄动。治法以健胃气为主，兼以宁神，具体证治有治疗"男子失精，女子梦交"的桂枝加龙骨牡蛎汤（桂枝汤健胃气，加龙骨、牡蛎宁神定志）、强壮功能宁神的天雄散、治"虚劳里急"的小建中汤（桂枝汤加芍药通血痹、缓解挛急，饴糖温中补虚）、治"虚劳里急，诸不足"的黄芪建中汤（小建中汤加主治大风、表不足的黄芪）、治"虚劳腰痛，少腹拘急，小便不利者"的八味肾气丸、治"虚劳诸不足，风气百疾"的薯蓣丸、治"虚劳，虚烦，不得眠"的酸枣汤、治"五劳虚极羸瘦，腹满不能饮食……肌肤甲错，两目黯黑。缓中补虚"的大黄䗪虫丸。

夫男子平人，脉大为劳，极虚亦为劳。男子面色薄者，主渴及亡血，卒喘悸，脉浮者，里虚也。男子脉虚沉弦，无寒热，短气，里急，小便不利，面色白，时目瞑，兼衄，少腹满，此为劳使之然。

【提要】以上论述男子虚劳脉证。

【解析】"夫男子平人"为无寒热，外观、气色均无明显异常之男子。脉浮取有力，沉取不足，谓之脉大；脉按之无力，甚至不可及，均为津血亏虚之虚劳病的脉应。

男子胃虚，津血不足，则面色苍白，谓之"面色薄"；胃虚津亏则口渴，此为"虚故饮水自救"之渴，渴而不欲饮或喜温饮而不能多饮，绝非阳明里热之大渴；胃虚不固，气逆于上则喘；心失所养则悸；脉按之浮，有外无内，此为里虚。

脉虚为不及，沉主里、主饮，弦主痛、主饮。男子见上脉，而无外感寒热，则是虚劳为病；短气、面色白为虚劳之应；里虚则不能荣养头目，兼有浮热于上，且时发视物不清，兼衄血；里虚邪聚，腹肌失和，按之挛急、硬满谓之"里急"；饮停于下，则小便不利；胃虚饮停，兼有瘀血则少腹满、按之疼痛，此皆虚劳为病。虽未出方，综合分析，结合后文虚劳证治，知小建中汤、肾气丸可适症应用。

劳之为病，其脉浮大，手足烦，春夏剧，秋冬瘥，阴寒精自出，酸削不能行。男子平人，脉虚弱细微者，喜盗汗也。

人年五六十，其病脉大者，痹侠背行，若肠鸣，马刀侠瘿者，皆为劳得之。

【提要】以上论述劳病脉证。

【解析】劳病，不足于内，浮阳于外，其脉浮大，按之不足，浮取却有力，知其虚阳浮于外，手足热，其人烦；里虚寒于内，小腹失于温煦，其人小腹、外阴寒凉，精液不固而自出；虚劳不足，四肢无力、酸软，行走则症状加重，此为小建中汤证。

男子无寒热，里虚不固，其人入睡则汗出；里虚汗出，津液、血液亏乏，其脉虚弱细微。

痹者不用，不仁也（"但臂不遂者，此为痹"，血痹"外证身体不仁"），前已言"脉大为劳"，人年龄五六十岁，得虚劳之脉，此人为虚劳之人。背失温阳，外证可见肌肤不仁，沿背而发谓之"痹侠背行"。马刀、侠瘿出自《灵枢》，生于腋下形如马刀的叫"马刀"，生于颈部的名为"侠瘿"，依据症状描述，当为瘰疬，多为颈、腋部的淋巴结核。将肠鸣与马刀、侠瘿一起分析，则类似今日结核类病症，症状发于胃肠则肠鸣，发于体表则表现为马刀、侠瘿。本病后期，其人羸瘦。古人认为，以上病症皆为虚劳类病症，治此病症可用黄芪建中汤。

脉沉小迟，名脱气，其人疾行则喘喝，手足逆寒，腹满，甚则溏泄，食不消化也。脉弦而大，弦则为减，大则为芤，减则为寒，芤则为虚，虚寒相搏，此名为革，妇人则半产漏下，男子则亡血失精。男子，脉浮弱而涩，为无子，精气清冷。

【提要】以上内容，以脉论虚劳之证，可分为三条。

【解析】脉沉主里，小为不及，迟主寒、主津液不足，临证得此脉，提示其人气血亏虚、津液不足，且有内寒，谓之"脱气"。"疾"者快也，疾行即快走，虚寒在里，津液不足，行疾则喘息、短气。里虚寒则腹满、大便溏泄、完谷不化，四末失养则手足厥冷（逆寒）。此证为四逆汤、通脉四逆汤类方证。

脉弦主寒，大脉有外无内，与"芤"脉理同，芤脉为津血不足；弦大之脉名革，主寒与津血虚。临证见此脉，妇女多见于失血的半产、漏下，男子则为亡血或失精。

脉浮主表，弱为功能沉衰，鼓荡血脉无力；涩主血不足，此脉见于男子，多为下寒，精气清冷，不能有子。

夫失精家，少腹弦急，阴头寒，目眩（一作目眶痛），发落，脉极虚芤迟，为清谷、亡血、失精；脉得诸芤动微紧，男子失精，女子梦交，桂枝加龙骨牡蛎汤主之。

【提要】本条论述虚劳（厥阴病）的桂枝加龙骨牡蛎汤方证。

【解析】失精家为经常遗精之人，为里虚下寒，虚热上扰，情志妄动，精关不固所致。下虚且寒则少腹弦急、阴头寒，虚热在上则目眩、发落，如得极虚芤迟之脉，可断为里虚寒，常见于下利清谷、亡血、失精之人。芤脉有外无内，主津血不足；动为脉不宁、妄动之象，其主情志不宁（其理同人在紧张时心悸、脉动不宁相似）；微为不及之脉；紧主有寒邪。临证得芤动微紧之脉，主其人内有虚寒，且情志妄动，在男子为失精，在女子为梦交，用桂枝加龙骨牡蛎汤治疗。

桂枝加龙骨牡蛎汤方（《小品》云：虚弱，浮热汗出者，除桂，加白薇、附子各三分，故曰二加龙骨汤）

桂枝　芍药　生姜各三两　甘草二两　大枣十二枚　龙骨　牡蛎各三两

上七味，以水七升，煮取三升，分温三服。

【解析】桂枝汤本就是健胃气、生津液、温中的补益之方，今又见情志妄动、虚热上浮，加龙骨、牡蛎于桂枝汤以镇静精神、收敛浮阳，故可治疗男子失精，女子梦交。若病情加重，陷入阴证，则去桂枝，加附子以强壮功能；虚热汗出，加白薇清虚热，《神农本草经》记录白薇主治"狂惑邪气"，可见其亦有治疗神经、精神类病症的功能，对情志妄动、虚热上浮的失精、梦交有效。桂枝加龙骨牡蛎汤可治疗功能沉衰，下寒上有虚热的少腹弦急、阴头寒、目眩、发落、男子失精、女子梦交及遗尿等病症。

笔者曾治疗一病患郭某，男，14岁。初诊日期：2021年11月28日，遗精、滑精2周。2周前出现1次梦中遗精，后不做梦也有遗精，每周3~4次，无其余不适。脉细紧数，舌淡苔白腻。腹诊：腹部平，腹力中等，双侧里急，悸动，于肚脐上正中心。予用小建中汤、桂枝加龙骨牡蛎汤合方加党参、附子、茯苓。处方：桂枝10g，赤芍20g，生姜10g，炙甘草10g，大枣20g，牡蛎15g，龙骨15g，淡附片10g，党参10g，茯苓15g，饴糖60g。颗粒剂，7剂。2021年12月5日复诊：服上方后无遗精、滑精，现脉紧，舌淡苔白，腹诊同前比，无脐上正中心悸动，余同。处方：前方加苍术10g，甜叶菊3g，巩固1周。

本方不仅治疗遗精类病症，对虚劳、乏力类病症，亦有佳效。如治疗另一病患尹某，男，26岁。初诊日期：2020年4月14日。乏力半年，汗出，怕冷，易犯困，上班时明显，进食差，睡眠差，回家即躺在沙发上，二便正常。脉数，舌淡体胖。腹诊：腹部平，腹力中等，双侧腹直肌按之挛急，黄瓜样悸动，无明显压痛。处方：桂枝12g，茯苓15g，赤芍12g，生姜10g，炙甘草10g，大枣20g，苍术10g，龙骨15g，牡蛎15g，白薇5g，黑顺片10g。7剂，颗粒剂。4月22日复诊，服药后恶寒、乏力症状明显缓解，进食较前增多，上班精力充沛，下班还有精神"跑滴滴"。

天雄散方

天雄三两（炮）　白术八两　桂枝六两　龙骨三两

上四味，杵为散，酒服半钱匕，日三服，不知，稍增之。

【提要】天雄散治疗虚劳类病症（太阴病）。

【解析】有方无证，根据药物分析，天雄散中用天雄、白术、桂枝、龙骨，且酒服散剂，知其证应为桂枝加龙骨牡蛎汤证阴寒较重者。

曹颖甫认为"天雄以温下寒，龙骨以镇浮阳，白术、桂枝扶中阳，而坎离交济矣"。《类聚方广义》载："天雄散治老人腰冷，小便频数或遗溺，小腹有动者。又云，阴痿病，脐下有动，或兼小便白浊者，严禁入房，服此方不过一月必效。"

虚劳里急，悸，衄，腹中痛，梦失精，四肢酸疼，手足烦热，咽干，口燥，小建中汤主之。

【提要】本条论述虚劳（太阴病）的小建中汤方证。

【解析】虚劳不足，里虚下寒，虚热上浮、外越；里急即腹直肌挛急，按之硬而有抵抗；里虚寒、络脉瘀阻则腹中痛；虚劳不足，虚阳外出，四末失养，则四肢酸疼、手足烦热；虚热上浮，扰动脑神，神机失守，情欲妄动则梦失精；血不养心则悸；虚热上浮，灼伤脉络，血溢脉外则衄；胃虚津液不足，则咽干、口燥。用小建中汤治疗。

小建中汤方

桂枝三两（去皮）　甘草三两（炙）　大枣十二枚　芍药六两　生姜二两　胶饴一升

上六味，以水七升，煮取三升，去滓，内胶饴，更上微火消解，温服一升，日三服。（呕家不可用建中汤，以甜故也）

【解析】本方以桂枝汤为基础方，加芍药用量以除血痹，治疗腹痛、里急；更加大饴糖剂量，以甘药补中，成治疗里虚寒、虚劳之第一方。小建中汤治疗虚劳、里急、悸、衄、腹中痛、梦失精、四肢酸疼、手足烦热、咽干、口燥等病症。

《黎庇留经方医案》："吴涌谭绪二，织茧绸为业。其妻病已十八月，头目时眩，面无华色，精神疲倦，食减，口干不欲饮，或有微热，时起时退，大便或溏或结，不能久坐、久视，亦不任操作。屡服各医之药，皆无效；以致形神枯槁。

脉弱，思谋良久，予断此证为虚劳，盖气血、阴阳、脏腑俱虚也，夫见证治证，不究本源，宜其数月以还，愈医愈重也，即与小建中汤加减。连服十余剂，日有起色。不过半月，而胃气大进，气血充盈，形神焕发矣。弃他医之补气补血，消滞开胃，解郁行痰，皆无当耶？此靡他，医贵识证而已。"

本方疗效惊人，不但能增强体质，亦可治疗虚劳病表现有神经系统症状者，如治疗一位不自主耸肩的大学生。李某，女，17岁，身高155cm，体重45kg。初诊日期：2019年9月19日。不自主耸肩10天。9月8日大学开学后进行军训，当时汗出较多、恶心，自觉腹部肌肉有紧张感，当夜出现不自主的耸肩，夜间休息后症状完全消失，第2天继续军训，大汗出，耸肩症状加重，不能自己控制，在省医院完善头部核磁、血清铜蓝蛋白等检查，均无明显异常，在当地住院治疗，症状部分缓解，今症状加重来诊，就诊时，一直不能自控地耸肩，纳差，恶心，汗出不多，口不渴、不苦，脉沉细，舌淡苔白。查整个腹部肌肉处于绷紧状态，极度的"里急"，因思这就是仲景医学里面描述的"虚劳里急"，处以小建中汤加葛根、龙骨、牡蛎。在口服原有西药基础上，加用经方治疗，处方：桂枝15g，白芍20g，赤芍10g，生姜15g，炙甘草10g，大枣12g，葛根20g，龙骨15g，牡蛎15g。颗粒剂，7剂，14袋，每次1袋，开水冲服，每日3次。9月22日复诊，不自主耸肩动作明显减少，整个就诊过程半个多小时，仅耸肩一次，查腹诊"里急"已很柔和，变化明显。结合症状的缓解和腹诊的改变，告患者可以停用西药，应用小建中汤，去饴糖，用山药代替。处方：桂枝15g，白芍20g，赤芍12g，生姜15g，炙甘草10g，大枣12g，山药20g。颗粒剂，11剂，22袋，每次1袋，开水冲服，每日3次。10月13日复诊，病愈。

虚劳里急，诸不足，黄芪建中汤主之（于小建中汤内加黄芪一两半，余依上法。气短胸满者，加生姜，腹满者去枣，加茯苓一两半，及疗肺虚损不足，补气加半夏三两）。

《千金》疗男女因积冷气滞，或大病后不复常，苦四肢沉重，骨肉酸疼，吸吸少气，行动喘乏，胸满气急，腰背强痛，心中虚悸，咽干唇燥，面体少色，或饮食无味，胁肋腹胀，头重不举，多卧少起，甚者积年，轻者百日，渐致瘦弱，五脏气竭，则难可复常，六脉俱不足，虚寒乏气，少腹拘急，羸瘠百病，名曰黄芪建中汤，又有人参二两。

【提要】以上论述虚劳（太阴病）的黄芪建中汤方证。

【解析】虚劳里急，本为小建中汤证，而黄芪甘温补虚主大风，故用小建中汤加黄芪治疗"虚劳里急，诸不足"。《备急千金要方》所描述的诸症状，均为虚劳之症状。人参主补五脏、安精神、定魂魄，加之可强健胃气、补虚、安精神；气短、胸满考虑里虚寒有饮上逆，故加生姜温中去饮；里有停饮腹满，去大枣之甘，加茯苓以利水；若胃虚饮停气逆，则气短、胸闷、喘息，其证考虑"肺虚损不足"，故加半夏可缓解症状，谓之"补气"，实为祛饮宽胸之功。

本方可治疗高热，后世谓为"甘温除大热"，胡希恕先生曾用本方治疗肠结核高热患者，表现为太阳太阴合病的黄芪建中汤证，应用本方后表解热退（病案见本书附子粳米汤条后）。

虚劳腰痛，少腹拘急，小便不利者，八味肾气丸主之（方见妇人杂病中）。

【提要】本条论述虚劳（厥阴病）的八味肾气丸方证。

【解析】下焦虚寒，里有停饮、瘀血之虚劳用八味肾气丸治疗。下寒兼瘀，脉络不和则腰痛、腰凉，虚寒在下则少腹不仁，里有瘀血、停饮则少腹拘急，饮停于下则小便不利，用八味肾气丸温下以强壮功能，活血、利水。少腹为瘀血、停饮易发之处，停饮多伴随小便不利，瘀血则拘急、硬满、急结、按之疼痛。小便不利易感知，瘀血需腹诊识别。八味肾气丸治瘀血，兼有停饮，下焦虚寒，出现的拘急、不仁、少腹满等症，且以小便不利为主要症状者。

《金匮要略今释》载《建殊录》云："某人，一身肿胀，小便不利，心中烦闷，气息欲绝，脚殊濡弱。一医为越婢加术附汤饮之，数日，无其效。先生诊之，按至小腹，得其不仁之状，乃为八味丸饮之。一服心中稍安，再服小便快利，未尽十剂而痊愈。汤本氏云，此病殆是慢性肾炎，余亦遇此症而烦热甚者，与本方，得速效。"

虚劳诸不足，风气百疾，薯蓣丸主之。

【提要】本条论述虚劳（厥阴病）的薯蓣丸方证。

【解析】前言"虚劳里急，诸不足，黄芪建中汤主之"，尚有"里急"这一抓手，此处不言里急，曰"虚劳诸不足"，则虚劳无特指。古人以现象当本质，认为风邪致病广泛，有"风为百病之长"之说，"风气"乃是发病的原因，"百疾"盖指诸多疾病。虚劳诸不足、风气百疾，用薯蓣丸治疗，可知薯蓣丸为普适性强壮功能方，具体应结合方证分析。

薯蓣丸方

薯蓣三十分　当归　桂枝　曲　干地黄　豆黄卷各十分　甘草二十八分　人参七分　川芎　芍药　白术　麦门冬　杏仁各六分　柴胡　桔梗　茯苓各五分　阿胶七分　干姜三分　白蔹二分　防风六分　大枣百枚(为膏)

上二十一味，末之，炼蜜和丸，如弹子大，空腹酒服一丸，一百丸为剂。

【解析】方中薯蓣、甘草二药用量独大。薯蓣味甘温，"除寒热邪气，补虚羸，补中益气力，长肌肉"，主治伤中；甘草坚筋骨、长肌肉、倍力。此两药均为强壮性补益药。当归、川芎、芍药、干地黄四药合用，为四物汤，强壮补血活血；白术、茯苓、甘草、人参合用，为四君子汤，强壮健胃，补气利水；干姜、桂枝温中、通血脉；曲、豆黄卷、大枣补益胃气、强壮功能；麦门冬、阿胶养血止血、滋阴以强壮功能；杏仁、柴胡、桔梗调整气机、疏解半表半里；白蔹清虚热、散结气；防风甘温，主治烦满、头晕、身痛等。诸药以蜜为丸，空腹酒服，缓中补虚，强壮功能。

《张仲景药法研究》记录王占玺医案："平某某，女，30岁。患者平素脾虚胃弱，经常纳谷无味，食欲不振，有时一餐只进一两稀饭，故日渐羸瘦，自觉头晕、心慌短气，四肢疲乏无力，睡眠不好。怀孕后食欲更减，虽服胃蛋白酶合剂、干酵母片和中药开胃健脾药，但效果均不显。产后20天发现腰骶疼痛，日轻夜重，兼有麻木酸胀疲乏之感。1981年10月21日来诊，查其腰骶椎无侧弯，腰大肌和臀部环跳穴有明显压痛，但按压时不向下肢放射，走路蹒跚，疼痛剧烈，初步诊为产后腰骶痛，性质待查。以薯蓣丸原方剂量配丸一料，结合局部按摩，治疗10天后疼痛大减。服药1个月后，纳差食少、头晕心慌乏力明显好转，继服两个月，饮食大增，自觉体质逐渐增强，体重增加，腰骶疼痛和其他诸症已消失，痊愈。"

虚劳，虚烦，不得眠，酸枣汤主之。

【提要】本条论述虚劳失眠(厥阴病)的酸枣仁汤方证。

【解析】里虚有热，其人心烦，虚热上扰，兼有停饮、瘀血则脑神不宁，其人不得眠，用酸枣仁汤治疗。

酸枣汤方

酸枣仁二升　甘草一两　知母二两　茯苓二两　川芎二两(《深师》有生姜二两)

上五味，以水八升，煮酸枣仁，得六升，纳诸药，煮取三升，分温三服。

【解析】酸枣仁酸平，安精神，主治不得眠，无论生熟均可应用，胡希恕谓"因虚而影响到睡眠，无论嗜睡、失眠，无论生、熟酸枣仁皆可治之，若病非因虚起，百试无一验"；知母清热利水除烦，茯苓利水健胃安神，川芎活血，甘草缓解急迫之烦。酸枣汤治疗里虚有热兼有瘀血、停饮的失眠、心烦。

汤本求真云："酸枣仁为收敛性神经强壮药，无论不眠多眠及其他，苟属神经症而为虚证，须收敛者，悉主治之……本方证虚烦不得眠，颇似栀子豉汤证。然彼有身热及舌苔，腹诊有充血及炎性机转，此则见贫血虚弱之状貌，故冒头称'虚劳'，腹诊有心尖、心下之虚悸，故用茯苓，且多神经症状，是二方之别也。"

本方治疗虚热兼有瘀血停水的失眠效佳，如《经方六经类方证》载胡希恕医案："张某，女性，65岁，1965年12月13日初诊。多年失眠，久治无效。现症：头晕、口干、心悸、心烦、汗出，轻时虽得暂时入睡，但梦扰连绵，重时则连续一二日不得暂时入眠，苔白，舌质红而少津，脉象虚数，左手为甚。证属太阴阳明合病，与酸枣仁加龙骨牡蛎汤：酸枣仁30g，知母12g，茯苓15g，川芎10g，炙甘草6g，生牡蛎24g，生龙骨12g。结果，上药服3剂后，睡眠已稍安，但心悸烦、自汗出，头晕，口干不欲饮等仍明显，上方加当归10g、白芍12g、桂枝10g、白术10g，继服3剂，一切症状均消，为巩固疗效，继服3剂。"

五劳虚极羸瘦，腹满不能饮食，食伤、忧伤、饮伤、房室伤、饥伤、劳伤、经络营卫气伤，内有干血，肌肤甲错，两目黯黑。缓中补虚，大黄䗪虫丸主之。

【提要】本条论述虚劳（厥阴病）的大黄䗪虫丸方证。

【解析】胃气为气血生化之源，五劳及食伤、忧伤、饮伤、房室伤、饥伤、劳伤、经络营卫气伤的七伤，可影响胃气。胃虚腹满，不能化食则不能饮食，气血生化乏源，人体不得所养，故而体弱、大肉尽脱，其人羸瘦谓之"虚极"。胃虚则不能化生新血，故瘀血留而不去，其人肌肤甲错，两目黯黑，在妇人则发为干血痨，用大黄䗪虫丸治疗。

陆渊雷案："肌肤甲错，两目黯黑，为内有干血之证。干血之生，则因经络营卫气伤，血脉凝积之故。经络营卫之所以伤，则因食伤忧伤，乃至劳伤之故。羸瘦腹满，不能饮食，则内有干血之结果也。"

大黄䗪虫丸方

大黄十分（蒸）　黄芩二两　甘草三两　桃仁一升　杏仁一升　芍药四两　干地黄十两　干漆一两　虻虫一升　水蛭百枚　蛴螬一升　䗪虫半升

上十二味，末之，炼蜜和丸小豆大，酒饮服五丸，日三服。

【解析】本方干地黄用十两，虻虫用一升，不名地黄虻虫丸，盖取方中大黄、蟅虫二药的主治功用言，此与炙甘草汤命名同。本方主要病机在胃虚、瘀血，小剂量大黄可下瘀血，通利水谷、调中化食、安和五脏；蟅虫破坚、下血闭，主治血积癥瘕；干地黄强壮活血；桃仁、芍药，通络活血止痛；虻虫、水蛭二药，活血之力强，善祛沉久瘀血；甘草益胃气，坚筋骨，长肌肉；黄芩能清热下血闭；干漆味辛温，以强壮功能，补中，治绝伤、续筋骨；蛴螬味咸微温有毒，主治恶血血瘀痹气；杏仁可治金创，有活血之功。蜜丸酒服，加强温中补血、活血之功。

和久田氏云："似小建中汤证，而虚羸甚，肌肤干，腹满挛急，按之坚痛者，为干血，大黄蟅虫丸证也。移此治鼓胀血瘕，产后血肿水肿，瘰疬，小儿癖瘕等，累试而效。或曰，劳咳，白沫中杂吐血丝者，试之有效。"陆渊雷言："干血者，血管中形成之血栓，体内出血所凝结之血饼。以及因病而凝结于组织中之血成分，皆是。此等干血，能直接间接致营养障碍，故令羸瘦腹满，不能饮食。攻去干血，则营养自恢复，乃所谓缓中补虚也。"大黄蟅虫丸可强壮健胃、活血补虚，治疗瘀血性羸瘦、不能食、腹胀者。依据其症状特点，今日多用来治疗慢性肝病，亦可用治心、脑、肾、眼等处之慢性瘀血性病变。

大黄蟅虫丸集诸活血药于一方，言其功为缓中补虚，盖亦得之临床观察，服药后，进食增加，体格逐渐增强，瘀血渐消而病得痊愈。其功不似下瘀血汤、抵当汤等急猛之峻剂大下瘀血，而后病得痊愈。盖临证治疗急、危、重症，用药味少、量大而力专，而治疗慢性病，用药味多、量少、多方兼顾而效缓，后世所谓用药"霸道与王道"之别是也。

我们可以通过曹颖甫的一则病案，体悟用药的"霸道与王道"之别。《经方实验录》载："余（曹颖甫）尝诊一周姓少女，住小南门，年约十八九，经事三月未行，面色萎黄，少腹微胀，证似干血劳初起。因嘱其吞服大黄蟅虫丸，每服三钱，日三次，尽月可愈。自是之后，遂不复来，意其瘥矣。越三月，忽一中年妇人扶一女子来请医。顾视此女，面颊以下几瘦不成人，背驼腹胀，两手自按，呻吟不绝。余怪而问之，病已至此，何不早治？妇泣而告曰：'此吾女也，三月之前，曾就诊于先生，先生令服丸药，今腹胀加，四肢日削，背骨突出，经仍不行，故再求诊'！余闻而骇然，深悔前药之误。然病已奄奄，尤不能不一尽心力。第察其情状，皮骨仅存，少腹胀硬，重按痛益甚。此瘀积内结，不攻其瘀，病焉能除？又虑其元气已伤，恐不胜攻，思先补之，然补能恋邪，尤为不可。于是决以抵当汤予之。虻虫（一钱）、水蛭（一钱）、大黄（五钱）、桃仁（五十粒）。明日母女复偕来，知女下黑瘀甚多，胀减痛平。唯脉虚甚，不宜再下，乃以生地、黄芪、当归、潞党参、川芎、白芍、陈皮、芫蔚子活血行气，导其瘀积。一剂之后，遂不复来。后六年，值于途，已生子，年四五岁矣。"

附方

《千金翼》炙甘草汤方（一云复脉汤）

治虚劳不足，汗出而闷，脉结悸，行动如常，不出百日，危急者，十一日死。

甘草四两（炙）　桂枝　生姜各三两　麦门冬半升　麻仁半升　人参　阿胶各二两　大枣三十枚　生地黄一斤

上九味，以酒七升，水八升，先煮八味，取三升，去滓，纳胶消尽，温服一升，日三服。

【提要】本条论述虚劳（厥阴病）的炙甘草汤方证。

【解析】胃虚表不固则汗出，血不足以养心则胸闷、心悸、心动不宁，血虚脉道不充则脉结代。未发病时，其人行动如常，发病则病情危重，危急者十一日死，患者不出百日亦死。本方以桂枝去芍药汤加大甘草用量，健胃、温通血脉、调和营卫；麦门冬、人参以强壮功能，健胃生津血；麻子仁、阿胶、生地黄，强壮补血活血，酒水同煎，活血强壮功能。

《肘后》獭肝散方

治冷劳，又主鬼疰一门相染。

獭肝一具，炙干末之，水服方寸匕，日三服。

【提要】本条论述冷劳（太阴病）的獭肝散方证。

【解析】本方仅一味药物，言治"冷劳"。"劳"者，病久人体羸瘦，"一门相染"提示本方主治当是传染类病症，不知病因，故言"鬼疰"。结合《神农本草经疏》记录獭肝的功效——"主治鬼疰蛊毒""止久嗽，烧服之"可知，獭肝散方主治具有传染性的病症，以咳嗽、羸瘦为主症。陆渊雷认为"盖哺乳动物之肝肾，含维生素甚多，獭肝治尸注鬼疰，亦维生素之功也。但维生素多不耐高热，经高热则失其效用。附方炙干，《肘后》作阴干，为是。《别录》云，烧灰服，殆不可从"。

肺痿肺痈咳嗽上气病脉证治第七

全篇提要

　　肺痿、肺痈、咳嗽上气（肺胀）三病，病变部位主要在胸部及肺，多兼痰饮为患，以咳嗽、咳痰、喘等肺气上逆表现为主要症状（王叔和在《脉经》中将本篇与痰饮病篇合为一篇），故列为一篇。以八纲六经分析，知其以里热证阳明病和里寒证太阴病为主，亦有兼表证者。对于其治疗，无论太阴、阳明，均需兼顾停饮；有表证者，依先后缓急之法治之。其同为痰饮在内发为咳喘者，但因主症不同，故用方不同，此方证之辨。本篇特详细，读者宜细阅之。具体内容解析见原文（本篇内容，前后顺序调整较多）。

一、肺痿病

　　肺痿为胃虚有热而津伤类病症，与肺痈同，均有上热，故应予以反复鉴别。肺痿的治疗，以咳嗽、吐涎沫虚寒症状为主者，宜温中为主，用甘草干姜汤；以气上逆、咽喉不利、羸瘦虚热症状为主者，宜健胃气、清虚热、生津液为主，用麦门冬汤；"涎唾多，心中温温液液""心悸动、脉结代"用炙甘草汤；"咳唾涎沫不止，咽燥而渴"用生姜甘草汤；"咳逆上气，时时唾浊""吐涎沫"用桂枝去芍药加皂荚汤。

　　问曰：热在上焦者，因咳为肺痿。肺痿之病从何得之？师曰：或从汗出，或从呕吐，或从消渴，小便利数，或从便难，又被快药下利，重亡津液，故得之。曰：寸口脉数，其人咳，口中反有浊唾涎沫者何？师曰：为肺痿之病。若口中辟辟燥，咳即胸中隐隐痛，脉反滑数，此为肺痈，咳唾脓血。脉数虚者为肺痿，数实者为肺痈。

　　【提要】以上论述肺痿成因、症状及与肺痈（虚实不同）的鉴别。

　　【解析】热在上，伤津液，患者咳嗽，发为肺痿。肺痿之病，除上热外，重在提示体内津液的不足。津液的流失，不外汗、尿、吐、下四端，故曰："或从汗出，或从呕吐，或从消渴，小便利数，或从便难，又被快药下利，重亡津液，故得之。"肺痿为病，为上热津液损伤，其脉数，其症咳。肺痿之病虽然有热，但其乃是虚热。口内常有浊唾涎沫，本是胃虚上寒，曰"反"者，现因热灼津液，加之本为津液损伤所得，一般口干少津液，今口内常有浊唾涎沫，此为反其常，实为胃虚、上寒饮停上逆之应。此为肺痿特有之病理病机，古曰"为肺痿之病"。久病津伤口中辟辟燥，胸膜失于津液濡养，粘连不通，咳即胸中隐隐痛。

脉浮主热，数主热，亦主津虚，滑主气血旺盛，虚主津血不足。同为热在上时，津液损伤加胃气虚寒则发为肺痿，其脉浮数虚；若热在上焦，灼伤血脉，化脓则发为肺痈，上有热其人口中辟辟燥，里有痈脓，咳即胸中隐隐痛、咳唾脓血。热在上，有无津液损伤及是否兼胃之虚寒，为肺痈、肺痿区别的要点，脉别之以"数虚"与"数滑实"，症状别之以"唾涎沫"与"咳唾脓血"。

结合文意，肺痿肺痈之别，重在虚实。陆渊雷亦持此观点，结合文献及临证，解之曰："咳唾脓血以下，《脉经》《千金》别为一条，此就咳唾脓血一证，辨肺痿、肺痈也。旧注以咳唾脓血属上读，谓脓血肺痈所独有。非是，盖肺痿肺痈外证之异，肺痈则属实，其咳剧，其脓臭，其人不甚羸瘦。肺痿则属虚，其咳不剧，或竟不咳，其脓不臭，其人羸瘦殊甚，如此而已。"

问曰：病咳逆，脉之何以知此为肺痈？当有脓血，吐之则死，其脉何类？师曰：寸口脉微而数，微则为风，数则为热；微则汗出，数则恶寒。风中于卫，呼气不入；热过于营，吸而不出。风伤皮毛，热伤血脉。风舍于肺，其人则咳，口干喘满，咽燥不渴，多唾浊沫，时时振寒。热之所过，血为之凝滞，蓄结痈脓，吐如米粥。始萌可救，脓成则死。

【提要】以上以风、热由表入里，论述肺痈、肺痿发病。

【解析】无论肺痿、肺痈，其发病均可见咳嗽、气逆。肺痈多热，灼伤血肉，吐脓血。吐脓血者，病入于血；病不在胃，不可用吐法治疗。肺痿、肺痈发病之始，多以表证出现，病由表入里，则发肺痿、肺痈。

以下以风、热的脉证，言两者的发病机制。汗出、恶风，病在表发为中风，入里至肺，伤人津液与胃气，形成虚热兼寒饮的肺痿，其人则咳、口干喘满、咽燥不渴、多唾浊沫、时时振寒。脉数有热，恶寒无汗，病在表发为伤寒，热不得外散，入里至肺，血为之凝滞，蓄结痈脓，吐如米粥，发为肺痈。病在表易治，入里化热成脓难已，故曰"始萌可救，脓成则死"。又病在表，汗出、恶风的中风病桂枝汤证多与消化系统病症相关，无汗恶寒的伤寒病麻黄汤证多与呼吸系统疾病相关，故伤寒表不解，多发肺痈，中风表不解，多发肺痿。肺痈以清热排脓祛邪为主，肺痿以温中健胃气为主。

肺痿吐涎沫而不咳者，其人不渴，必遗尿，小便数，所以然者，以上虚不能制下故也。此为肺中冷，必眩，多涎唾，甘草干姜汤以温之。若服汤已渴者，属消渴。

【提要】本条论述肺痿（太阴病）的甘草干姜汤方证及服药后转属阳明的情况。

【解析】肺胃虚寒，里有停饮，表明津液不固、不守。胃虚津液在上则吐涎沫，必是白稀涎沫；清凉不热，里无热则其人不渴；胃虚不能固守，津液失于下则必遗尿，小便数；水气上冲于脑，则发眩晕、视物旋转、恶心等症。病起胃虚寒，里有停饮，用甘草干姜汤温胃祛饮治疗。服甘草干姜汤，中病即止，若阳复太过，发为里热证，致其人口渴，病发阳明，则再依法治之。之所以能发为里热，与肺痿为病，里虚寒兼有热的病理状态相关。

本条应与《伤寒论》29条："伤寒，脉浮，自汗出，小便数，心烦，微恶寒，脚挛急，反与桂枝，欲攻其表，此误也。得之便厥，咽中干，烦躁，吐逆者，作甘草干姜汤与之，以复其阳。若厥愈，足温者，更作芍药甘草汤与之，其脚即伸。若胃气不和，谵语者，少与调胃承气汤。若重发汗，复加烧针者，四逆汤主之。"一起学习，在里之津液虚，又兼有热者，可在阳明、太阴之间转化。《伤寒论》29条论述了在里的寒证太阴病：轻者为甘草干姜汤证，重者为四逆汤证。在里的热证阳明病：轻者为芍药甘草汤证、重者为调胃承气汤证。体现了仲景书辨八纲六经方证为伤寒杂病通用、一以贯之的方法体系。

甘草干姜汤方

甘草四两（炙）　干姜二两（炮）

上哎咀，以水三升，煮取一升五合，去滓，分温再服。

【解析】炙甘草用四两，健胃气、增津液、润肺燥；干姜温中祛饮。两药合用，温中健胃，祛饮固脱。甘草干姜汤主治里虚寒饮停的遗尿、小便数、吐涎沫、眩晕、肢厥、咽中干、烦躁、吐逆。

甘草干姜汤药仅两味，量大、效专、力宏。笔者曾用炙甘草20g、干姜10g，治疗过脑梗死后遗尿的一位75岁女性，服药5剂后可控制排尿。冯世纶老师曾用此方，未加任何药物，治疗一慢性前列腺炎尿频患者，7剂治愈（具体病案见《八纲解析<伤寒论>》第29条）。古今医案，用本方（甘草、干姜两味药物组方）治疗虚寒性的吐血、腹泻、遗尿多获效，且均是依据原方药物的剂量配伍。莫枚士在《经方例释》一书中言"此（甘草干姜汤）诸温中方之祖，加附子为四逆，加参、术为理中汤"，诚然。

大逆上气，咽喉不利，止逆下气者，麦门冬汤主之。

【提要】本条论述大逆上气（太阴病）的麦门冬汤方证。

【解析】胃气大虚，气不得下而逆于上，或发为喘咳，或发为呃逆，谓之"大逆上气"。胃虚生痰，阻于咽部则咽喉不利，此与"咽中如有炙脔"的半夏厚朴汤证同，均是痰饮为患。然所异者，麦门冬汤方证因于胃虚生痰，且有虚热，用麦门冬汤以健胃止逆下气。

关于"大逆"，陆渊雷考证："大逆，诸家注本并改为火逆，谓火热挟饮致逆，唯程林《金匮直解》仍原文。今考仲景书，凡云火逆者，皆谓烧针艾灸之逆，非后世所谓君火相火，则仍作大逆为是。"以方测证，本方总体味甘偏温，麦门冬又非清热之药，乃是有健胃、治疗短气的功效，故仍以"大逆"为是。

麦门冬汤方

麦门冬七升　半夏一升　人参二两　甘草二两　粳米三合　大枣十二枚

上六味，以水一斗二升，煮取六升，温服一升，日三夜一服。

【解析】《神农本草经》记录："麦门冬，味甘，平。主治心腹结气，伤中伤饱，胃络脉绝，羸瘦，短气。"可知麦门冬为一味健胃壮体的良药，在本方中重用至七升，为方中最大剂量者，又以人参、粳米、大枣、甘草健胃补虚。胃虚则不能化谷，水饮内停，故用半夏祛饮，降逆气。麦门冬汤治疗胃虚饮停气逆的咳喘、羸瘦者。本方总体用药偏温，故认为本方主治里虚偏寒的太阴病。

本方还可和竹叶石膏汤对比学习，竹叶石膏汤用于治"伤寒解后，虚羸少气，气逆欲吐"。两方均以胃虚为本，故均用半夏、麦冬、人参、粳米健胃气。竹叶石膏汤证偏虚，里热偏重，其人羸瘦，故加甘草增胃气，强体能，令人"坚筋骨，长肌肉"；竹叶石膏汤证多热、气上逆，加主治"心下逆气，惊喘"的石膏、"咳逆上气"的竹叶清热降逆气，治疗气逆欲吐。麦门冬汤证则气上逆更重，且胃虚人燥，不用祛邪为主的竹叶、石膏，而加大有强壮作用的麦门冬剂量治之。《方函口诀》云："此方治'大逆上气，咽喉不利'，盖无论肺痿、顿嗽、劳嗽、妊娠咳逆，有大逆上气之状者，用之大效。故此四字，简古有深旨也。此方加石膏，治小儿久咳，及咯血，皆有妙验。又治老人津液枯槁，食物难咽，似膈症者，又治大病后嫌饮药，咽中有喘气，如竹叶石膏汤之虚烦者，则皆咽喉不利之余旨矣。"

《金匮名医验案精选》载权东园医案："王某，女，14岁，学生，1968年6月15日初诊。患脑膜炎，经西医治愈后，经常口吐涎沫不止，吃东西时尤著，且伴有性情急躁，易怒，舌淡红，苔薄白，脉平不数。据《伤寒论》'大病瘥后，喜唾，久不了了，当以丸药温之，宜理中丸'之意，给以理中丸治之，效果不显。又据《金匮要略》'上焦有寒，其口多涎'之意，给以苓桂术甘汤治之，仍无效果。继欲用甘草干姜汤治之，因上述温补无效，遂按虚热肺痿，用麦门冬汤治疗。麦冬21g，党参9g，半夏9g，炙甘草6g，大枣4枚，粳米9g。水煎，3剂。服3剂后，初见疗效，口吐涎沫有所减少。上方加重半夏、麦冬之用量，最后半夏加至24g，麦冬加至60g，每日1剂，连服20余剂，病愈涎止。"

二、肺痈病

肺痈，喘不得卧，饮停为主，用葶苈大枣泻肺汤；肺痈，咳而胸满，时出浊唾腥臭，吐脓者为里热化脓，用桔梗汤；"咳有微热，烦满，胸中甲错"是里热兼瘀，用苇茎汤方；"咳而胸满，振寒脉数，咽干不渴，时出浊唾腥臭，久久吐脓如米粥者"，用桔梗白散方。

肺痈，喘不得卧，葶苈大枣泻肺汤主之。

【提要】本条论述肺痈喘病（阳明病）的葶苈大枣泻肺汤方证。

【解析】饮停于胸，夹瘀热而上逆，其人喘，不能平卧，用葶苈大枣泻肺汤清热利饮平喘。

葶苈大枣泻肺汤方

葶苈捣丸如弹子大（熬令黄色） 大枣十二枚

上先以水三升，煮枣取二升，去枣，纳葶苈，煮取一升，顿服。

【解析】《神农本草经》记录"葶苈子，味辛苦，寒。治癥瘕积聚……破坚逐邪，通利水道"。可知葶苈子有去痰饮、脓血之功，然其味苦性寒，故加大枣以护胃气，此与十枣汤用大枣之意同。葶苈大枣泻肺汤治疗饮、热停于胸（阳明病）的咳嗽、喘憋气逆。从六经分析，本方治疗里热证阳明病，陆渊雷亦认为"此（葶苈大枣泻肺汤）为治呼吸病痰多喘盛之方，须阳证实证，乃可用之。其效用为祛痰，与皂荚丸相似，皂荚丸主黏痰，此则主稀痰"，其说可参。

临证无明显咳喘的胸水，病见实证，用之效果亦佳。笔者曾治疗一老年男性患者，其人长期饮酒，先患急性消化道大出血（HGB最低33g/L），经急诊胃镜止血、输血等抢救治疗，后出现脑梗死、烦躁不安、肺部感染、胸水，治疗后诸症缓解，唯独胸水久久不消，辨证为半表半里证兼有停饮，用小柴胡汤、葶苈大枣泻肺汤3剂后，复查胸部CT示胸水全消。

咳而胸满，振寒脉数，咽干不渴，时出浊唾腥臭，久久吐脓如米粥者，为肺痈，桔梗汤主之。

【提要】本条论述肺痈（阳明病）的桔梗汤方证。

【解析】瘀热在肺，其人咳嗽、胸满；里热化脓，其人"振寒脉数，时出浊唾腥臭，久久吐脓如米粥"；里有热则咽干；热在上不在胃，故不渴，用桔梗汤清热排脓。甘草解毒，主治五脏六腑寒热邪气；桔梗排脓，《神农本草经》记录桔梗可治疗"胸胁痛如刀刺"，知其有活血之功。两药合用，"亦治血痹"。临证在治疗胸中刺痛时加桔梗，可获佳效，王清任的血府逐瘀汤亦用桔梗，其意在此。

桔梗汤方（亦治血痹）

桔梗一两　甘草二两

上二味，以水三升，煮取一升，分温再服，则吐脓血也。

【解析】甘草，"味甘，平，主治五脏六腑寒热邪气……解毒"，对热性疼痛有较好疗效；桔梗治疗血分病变，有排脓、排痰的功能。桔梗汤治疗里热咽痛、肺痈、排脓痰等病症。桔梗汤临证单独应用时较少，在治疗肺痈时多见半表半里证，故多与小柴胡汤合方应用。热重脓重，亦可加生石膏、鱼腥草等药。

然亦有单用而获效者，如《金匮要略今释》载《薛氏医案》云"武选汪用之，饮食起居失宜，咳嗽吐痰，用化痰发散之药。时仲夏，脉洪数而无力，胸满面赤，吐痰腥臭，汗出不止。余曰：水泛为痰之证，而用前剂，是谓重亡津液，得非肺痈乎。不信，仍服前药，翌日果吐脓，脉数，左寸右寸为甚，始信。用桔梗汤，一剂，脓数顿止，再剂全止，面色顿白，仍以忧惶。余曰：此证面白脉涩，不治自愈，又用前药一剂，佐以六味丸治之而愈"。

三、咳嗽上气病

咳嗽上气，病症不同，方证不同。以下方证，症状特点鲜明，可依据症状用方。"咳而上气，喉中水鸡声"者用射干麻黄汤；"咳逆上气，时时吐浊，但坐不得眠"用皂荚丸；"咳而脉浮者"以表证为主，用厚朴麻黄汤；咳而"脉沉者"以里有停饮为主，用泽漆汤；"咳而上气，目如脱状，脉浮大者"为饮逆重，用越婢加半夏汤；"咳而上气，烦躁而喘"为表不解，里有停饮与热，用小青龙加石膏汤。

咳而上气，喉中水鸡声，射干麻黄汤主之。

【提要】本条论述咳嗽（太阳太阴合病）的射干麻黄汤方证。

【解析】水鸡，盖指蛙而言，故取其鸣声连连不绝于耳之意。伤寒表不解，胃虚水饮内停，水气上逆，发为射干麻黄汤证。气由下而上，呼吸道症状以咳嗽、喘的形式出现，谓之"咳而上气"；喉中有痰，受上逆气流的影响，喉中发出如"水鸡"一样的鸣响，用射干麻黄汤治疗。

射干麻黄汤方

射干十三枚（一法三两） 麻黄四两 生姜四两 细辛 紫菀 款冬花各三两 五味子半升 大枣七枚 半夏大者（洗）八枚（一法半升）

上九味，以水一斗二升，先煮麻黄两沸，去上沫，纳诸药，煮取三升，分温三服。

【解析】射干"味苦，平。主治咳逆上气、喉痹咽痛、不得消息、散结气"，为治疗咳嗽、气逆的主药；麻黄开表发汗，止咳喘、气逆；半夏、细辛、五味子，温化痰饮，降逆止咳；生姜温胃降逆止呕，同时助麻黄辛温发汗解表；紫菀、款冬花温润降逆，止咳逆上气；大枣甘温健胃。射干麻黄汤治疗太阴太阳合病，咳嗽、气上逆、喉中水鸡声者。

病机相同，同为表不解，里有停饮，但症状不同，用方亦不同。小青龙汤以"咳逆倚息不得卧"为主症，射干麻黄汤以"咳逆上气，喉中水鸡声"为主症，可见古人对症状反应观察的仔细，亦可知胡希恕先生对"辨方证是辨证论治的尖端"论述的准确性。

本方证病案，曹颖甫在《经方实验录》中有记载，且都是以"喉中如水鸡声"为主要抓手，曰："有张大元者向患痰饮，初，每日夜咳痰达数升，后咳痰较少，而胸中常觉出气短促，夜卧则喉中如水鸡声，彻夜不息。当从投《金匮》射干麻黄汤，寻愈。又有杨姓妇素患痰喘之证，以凉水浣衣即发，发时咽中常如水鸡声，亦用《金匮》射干麻黄汤应手辄效，又当其剧时，痰涎上壅，气机有升无降，则当先服控涎丹数分，以破痰浊，续投射干麻黄汤，此又变通之法也。"

咳逆上气，时时吐唾浊，但坐不得眠，皂荚丸主之。

【提要】本条论述咳逆上气（太阴病）的皂荚丸方证。

【解析】痰结重则咳嗽、气逆重，"时时吐唾浊"为寒痰之应，与肺痿的"口中反有浊唾涎沫"同，痰阻气逆，不得下，影响呼吸，其人不得平卧而眠，被动"但坐不得眠"，用皂荚丸治疗。

皂荚丸方

皂荚八两（刮去皮，用酥炙）

上一味，末之，蜜丸梧子大，以枣膏和汤服三丸，日三，夜一服。

【解析】皂荚，味辛咸，温，下水，利九窍，祛浊垢。笔者曾忆孩时，家人洗衣，遇有油垢难去者，多用大皂角洗之，其去污垢之力可知。用蜜为丸，枣膏服，意在护胃气，缓皂角峻猛之性对人体的损伤。

关于本方证，曹颖甫应用较多，且有独到见解，对本方的应用及相关方证的鉴别，颇能启迪后学，其将此记录于《经方实验录》一书，今录其要于下："余尝自病痰饮，喘咳，吐浊，痛连胸胁，以皂荚大者（四枚）炙末，盛碗中，调赤砂糖，间日一服。连服四次，下利日二三度，痰涎与粪俱下，有时竟全是痰液。病愈后，体亦大亏。于是知皂荚之攻消甚猛，全赖枣膏调剂也。夫甘遂之破水饮，葶苈之泻痛胀，与皂荚之消胶痰，可称鼎足而三""门人卢扶摇之师曹殿光，芜湖人，年五十所，患痰饮宿疾，病逾十载，扶摇不能治，使来求诊。其证心下坚满，痛引胸胁，时复喘促，咳则连声不已，时时吐浊痰，稠凝非常，剧则不得卧。余谓其喘咳属支饮，与《伤寒论》之'心下有水气'，痰饮篇之'咳逆不得卧'，证情相类，因投以小青龙汤，不效，更投以射干麻黄汤合小半夏汤，又不效。而咳逆反甚，心殊焦急。更思以十枣汤攻之，而十枣又为胸胁悬饮之方。思以葶苈、大枣降之，而泻肺系为肺胀、肺痈而设，皆非的对之剂。纵投之，徒伤元气，于病何补？因念其时吐痰浊，剧则不得卧，与《金匮》所载皂荚丸证，大旨相同。遂以皂荚炙末（四两），以赤砂糖代枣和汤，与射干麻黄汤间服之。共八剂，痰除喘平，诸恙尽退""皂荚丸之功用，能治胶痰，而不能去湿痰。良由皂荚能去积年之油垢，而不能除水气也。然痰饮至于嗽喘不已，中脘必有凝固之痰，故有时亦得取效。唯皂荚灰之作用乃由长女昭华发明。彼自病痰饮，常呕浓厚之痰，因自制而服之。二十年痰饮竟得剿除病根。"

咳而脉浮者，厚朴麻黄汤主之。脉沉者，泽漆汤主之。

【提要】本条论述咳嗽偏表、偏里的不同证治，如咳嗽脉浮（太阳太阴合病）的厚朴麻黄汤方证、咳嗽脉沉（太阴病）的泽漆汤方证。

【解析】咳嗽多是外邪内饮为病，脉浮主表、主热，脉沉主里、主饮。咳嗽脉浮者，以表证为主，兼有停饮、里热，用厚朴麻黄汤治疗；咳嗽脉沉，以里证为主，多无热而兼停饮，用泽漆汤治疗。然就此区别两方证，过于局限，还必须以方测证，方能理解厚朴麻黄汤方证及泽漆汤方证。

厚朴麻黄汤方

厚朴五两　麻黄四两　石膏如鸡子大　杏仁半升　半夏半升　干姜二两　细辛二两
小麦一升　五味子半升

上九味，以水一斗二升，先煮小麦熟，去滓，纳诸药，煮取三升，温服一升，日三服。

【解析】厚朴麻黄汤可理解为小青龙加石膏汤去桂枝、芍药、甘草，加厚朴、杏仁、小麦而成。方中麻黄、杏仁，解表降逆止咳，半夏、干姜、细辛、五味子、厚朴温中降逆、化饮止咳逆。里有热、有痰结，用石膏解凝清热，降逆止咳，胃虚方能停饮，方用小麦一升，以养胃气。本方亦可在越婢加半夏汤基础上认识，越婢加半夏汤治疗表不解，里有热的喘、咳水肿，而本方较越婢加半夏汤里饮重，表邪轻，故去生姜、大枣发表利水饮，加细辛、干姜、五味子、厚朴、杏仁加强温中祛饮降逆之功。厚朴麻黄汤虽有石膏清热，但咳嗽以在里之寒饮为主，故曰本方主治太阳太阴合病，治疗外邪内饮兼热、气上逆的咳嗽。

赵守真《治验回忆录》医案："朱小祥病患咳嗽，恶寒头疼，胸闷气急，口燥烦渴，尿短色黄，脉浮而小弱。据证分析，邪侵肌表，寒袭肺经，肺与皮毛相表里，故恶寒而咳；浊痰上泛，冲激于肺，以致气机不利，失于宣化，故胸满气促；燥渴者，则为内有郁热，津液不布，因之饮水自救；又痰积中焦，水不运化，上下隔阻，三焦决渎无权，故小便黄短；脉浮则属外邪未解，脉小弱则因营血亏损，显示脏气之不足。如此寒热错杂内外合邪之候，宜合治不宜分治，则出疏表、利肺、降浊升清之大法，处以《金匮》厚朴麻黄汤，其方麻、石合用，不唯功擅辛凉解表，而且祛痰力巨；朴、杏宽中定喘，辅麻、石以成功；姜、辛、味温肺敛气，功具开阖；半夏降逆散气，调理中焦之湿痰；尤妙在小麦一味补正，斡旋其间，相辅相需，以促成健运升降诸作用。但不可因麻黄之辛，石膏之凉，干姜之温，小麦之补而混淆杂乱目之。药服3剂，喘满得平，外邪解，烦渴止。再2剂，诸恙如失。"

泽漆汤方

半夏半斤　紫参五两（一作紫菀）　泽漆三斤（以东流水五斗，煮取一斗五升）　生姜五两　白前五两　甘草　黄芩　人参　桂枝各三两

上九味，哎咀，纳泽漆汁中，煮取五升，温服五合，至夜尽。

【解析】泽漆汤可理解为小柴胡汤去柴胡、大枣，加泽漆、紫参、白前、桂枝而成。泽漆又名猫儿眼睛草，利水而不伤人，本方以三斤泽漆为主药，先煎泽漆汁代水煮他药；胃虚饮停，气上冲而咳嗽，故以人参、桂枝、甘草、半夏、生姜健胃气、降逆气，祛饮止咳；白前味甘，微温，主治胸胁逆气，咳嗽上气；紫参温润止咳；黄芩味苦清热止咳。泽漆汤治疗外邪轻，胃虚饮停，气上逆的咳嗽。

《金匮名医验案精选》载海崇熙医案。陈某某，女，22岁，工人，1984年1月

16 日就诊。有支气管哮喘史 12 年，常反复发作，冬令尤频。一周前，婆媳口角，火气浮动，宿痰暴涌，服解痉剂及激素类西药，症未缓解，故迎余往诊。履未及室，痰鸣呼吼声先入耳，俟入内诊察，见唇面青灰，额汗若洗，抬肩滚肚，胸廓膨隆，喘促气急，睛突口张，时而吹呼，时而咳唾，痛苦万状，舌质紫，苔滑白，脉中取滑而重按促。辨证为胸有壅塞之气，膈有潜蓄之痰，气痰相搏，聚结息道，酿成"痰栓"。此哮喘危急之候，不速治将成痰厥窒息。治当涤痰降逆，宣肺缓急。方拟泽漆汤倍半夏：泽漆 30g，姜半夏 20g，紫参、白前、生姜各 15g，桂枝、黄芩、党参、炙甘草各 10g。3 剂，水煎服。二诊：痰势衰退，喘促缓和，胸膈稍宽，夜能俯寐，效不更方，续进 3 剂。三诊：痰喘诸症已缓，寝食如常，拟苏子降气汤加生晒参，嘱每周服 5 剂，连服 10 周。后随访 1 年，未再反复。

上气，喘而躁者，属肺胀，欲作风水，发汗则愈。上气，面浮肿，肩息，其脉浮大，不治；又加利尤甚。

【提要】以上论述肺胀证治及传里病重之证。

【解析】结合后文论述肺胀的越婢加半夏汤、小青龙加石膏汤证治，知肺胀为表里合病，病在表可发汗，故曰"发汗则愈"。表不解，里有停饮，水气上逆则其人喘，里有热则躁，此为肺胀，重时可出现体表水肿，发为风水，发汗则愈。

病传入里，水气逆于上则上气、面浮肿；里虚气脱则呼吸时张口抬肩，谓之肩息；脉浮大为邪盛，正虚邪盛，故曰不治；若胃虚极，不能固守津液，津液下脱于肠则下利，其病更甚。

咳而上气，此为肺胀，其人喘，目如脱状，脉浮大者，越婢加半夏汤主之。

【提要】本条论述肺胀（太阳阳明合病）的越婢加半夏汤方证。

【解析】脉浮主表、主热、主外，脉大为邪盛，今外邪内饮兼热，表不解而水气上逆，其脉浮大，发为咳嗽、喘憋；水气上逆，其人目肿或胀，此为肺胀，用越婢加半夏汤治疗。本方有半夏祛痰饮，而不言太阴病，因考虑以表证为主；在里的水气上逆则考虑以里热为主，半夏在此处取其祛饮降逆，而非温中之用，故曰太阳阳明合病。又不曰太阳阳明太阴合病，因同一病位阴证与阳证不能合病。

胡希恕经方医学体系，早期相关书籍及文章有少阴太阳合病、少阳厥阴合病之说。冯世纶老师曾发文辨识，认为同一病位而病性不同的两种病不能合病，表证少阴与太阳不能合病，半表半里证少阳与厥阴不能合病，但其在临证实践过程中，仍有同在里位的阳明太阴合病的提法，亦是不得已之举，可见对六经的认识，我们仍在路上，还需要进一步探讨。

肺胀均可有咳喘、气逆、不能平卧的症状。痰饮上逆的目胀、肿痛为半夏证，"目如脱状"为识别越婢加半夏汤的特有症状。

仲景书有方证条文，言及"脱"字者三处，除此条还有"诸肢节疼痛，身体尪羸，脚肿如脱，头眩短气，温温欲吐，桂枝芍药知母汤主之"《千金方》越婢加术汤。治肉极热，则身体津脱，腠理开，汗大泄，厉风气，下焦脚弱""目如脱状"，结合整体条文分析，其病机为水气上逆、表不解，当为眼胀、眼球水肿突出，或疼痛不适；"脚肿如脱"结合"身体尪羸"的体质状态分析，当是全身大肉尽脱，虚羸肌肉萎缩而脚腕水肿的状态；越婢加术汤方证中，"身体津脱"，当是指汗出多，津液不足，是解释"肉极"——周身肌肉萎缩、人体羸瘦的状态，所指各有不同，但均与水液代谢相关。

越婢加半夏汤方

麻黄六两　石膏半斤　生姜三两　大枣十五枚　甘草二两　半夏半升

上六味，以水六升，先煮麻黄，去上沫，纳诸药，煮取三升，分温三服。

【解析】伤寒表不解，胃虚内有停饮、里有热，气逆于上而不下。用麻黄、生姜解表，石膏清里热降逆气，炙甘草、大枣益胃补虚，半夏降逆气水饮，治疗目如脱状。半夏治疗水饮上逆的眼目胀、痛有特效。越婢加半夏汤治疗肺胀咳喘、眼目胀痛者。

本方既有健胃气增津液的生姜、甘草、大枣，又有解表出汗的麻黄，清里热、降逆气的生石膏，还有半夏降饮逆、健胃止呕。由于有以上特点，个人体会，本方治疗外邪里饮兼热，效果显著，其退热之功，较桂枝汤、麻黄汤、大青龙汤、葛根汤更佳，且无相关副作用，临证应用，可依据是否汗出，调整麻黄、石膏用量。本方治疗流感、身痛表不解，里有热，或伴有发热、咳喘，有佳效，无论有汗、无汗均可应用，临证屡用获效。

如2023年4月1日之笔者亲身体会。当时笔者43岁，患流感，在去往秦皇岛的高铁上，恶寒明显，眼球发胀、疼痛，怕风，膝关节明显，腰疼，告知在秦皇岛的同仁，配越婢加半夏汤1剂，方用生麻黄18g、生石膏80g、姜半夏30g、生姜15g、炙甘草10g、大枣10g。2剂，新国标颗粒剂，配出来药，1剂量配出药为4小盒。到秦皇岛后，除了上诉症状，下楼梯时双膝异常难受，有似物体震荡膝关节，症状明显重于2022年12月笔者所患的新型冠状病毒感染。约12：00时到达酒店后，未进食，开水冲服2小盒（半剂）药，盖2床被子，取汗。13：10时汗出热退（未退热前，鼻孔出热气，汗出热退后，出气正常。随着汗出，全身轻松，尤其是眼睛和膝盖感觉最明显），心率在95次/分左右，13：30～16：45连续讲课3小时余，除了疲乏、偶有咳嗽，无明显不适。留6小盒药（1剂半）。笔者爱人，陈某，女，43岁，发热、身痛1天，就诊日期：2023年11月24日上午。发热，恶寒，头痛，腰痛，眼球胀痛，骨节疼痛，身灼热，无汗，无咽痛。舌脉未查。体温39℃。依据症状辨为太阳病，辨方证为葛根汤证。处方：葛根20g，生麻黄15g，肉桂10g，赤芍10g，炙甘草10g，大枣10g，生姜15g。新国标颗粒剂，服半剂，微微汗出，症状略缓解。下午再次发热，体温39.8℃，诸症加重，仍无汗、怕冷，予越婢加半夏汤。处方：生麻黄18g，生石膏80g，姜半夏30g，生姜15g，炙甘草10g，大枣10g。新国标颗粒剂，1/4剂（1剂分装成4盒，服用1盒）。盖被取汗，畅汗出，随汗出而诸症皆消失。剩余3盒药，春节过年带回老家。笔者84岁的父亲，患感冒，恶寒、无汗、恶心、高热，虑其高龄，害怕服药引起尿潴留，初未敢给服药，后症状加重，寒战、恶心加重，家人又催用西药，无奈，予服1盒药（原方剂量的1/4），服药后汗出、热退、病愈，无明显小便无力、尿潴留，回顾以前感冒，都得输3天液，本次1/4剂越婢加半夏汤便可治愈，故家人视本方为退热神剂，纷纷收藏。

临床应用越婢加半夏汤体会：第一，麻黄量要大，生石膏量可增大，麻黄发汗、石膏止汗，临床依据汗出情况，调整两药物剂量，有汗、无汗均可应用。第二，生姜、大枣、炙甘草必须用，此为保胃气、增津液，为发汗提供能量之源，类似于战争中的后勤保障。因此，个人体会本方较麻黄汤还平稳，主要体现就在生姜、大枣的护胃及生石膏的应用上。后世只看到方中大剂量的麻黄，又不注意生姜、炙甘草、大枣的药用价值，同时疏于调护，加上过度渲染其发汗作用，故对含麻黄的类方（包括本方），由不敢用发展成不想用，最后是不会用，致使中医药治疗发热性疾病的疗效屡屡下降。第三，汗出热退，中病即止。第四，临床体会，即使服用含大剂量麻黄的越婢加半夏汤，不盖被子，也不容易出汗，应注意服药后盖被子取汗，时间1～2小时，如果仍不汗出，可辅助以西药解热镇痛剂发汗。

抓住眼部主要症状及外邪里饮气上冲病机，用本方可治疗多动症、遗尿。如治疗一患者范某。男，12岁，初诊日期：2019年10月6日，身高153cm，体重45kg，尿床10年，每个月尿床15天以上，就诊过程中反复出现清嗓子、眨眼、鼻部不自主活动，平日眼屎多。查脉滑，舌淡苔白。六经辨证为太阳阳明合病（水饮上犯），用越婢加半夏汤加苍术。处方：生麻黄15g，生石膏60g，生姜10g，炙甘草10g，大枣12g，清半夏10g，苍术10g。颗粒剂7剂，14袋，每次1袋，日1次，下午5:30服药（放学后立即服药）。2019年10月19日复诊：服药至今13天未尿床，就诊时也无清嗓子声及鼻部不自主活动，眨眼减少。舌白水滑，原方加干姜10g，7剂，继续治疗。按：①辨六经。鼻、眼部症状，多属表证，无功能沉衰，则属于表阳证太阳病。咽喉部症状，多属里或半表半里，患儿清嗓子动作多，也是功能相对亢奋的阳性症状，属阳明或少阳，又因患者无其他少阳的佐证，故辨为阳明证，辨阳明与用方中含石膏也相关。孤证不立，单一遗尿，不能辨为具体的一经。②辨病机。太阳表证不解，水饮化热上冲。③辨方证。为越婢加半夏汤方证，加苍术利尿化水饮，用在方中，有监制麻黄发汗的作用。④方证鉴别。外寒里饮的小青龙汤方证，无热象，以咳嗽、喘为主症；大青龙汤方证，外寒里热，以不出汗的烦躁为主症，恶寒较重；单纯越婢汤治疗水肿、汗出、恶风不合适；治疗外寒里饮，用治哮喘、鼻炎的常用经方——麻黄细辛附子汤（少阴太阴合病），此方适宜于单纯的表寒证、里阴证，且功能沉衰的病候。⑤药学体悟。关于麻黄的应用经验，冯世纶冯老说，在治疗有鼻炎的表证时，不用麻黄，效果不好，本患者虽然不是鼻炎，但有鼻部症状，此其一；其二用麻黄不一定要无汗，麻黄应用在不同的方剂中，配伍不同，故汗出、无汗均可用。关于石膏，个人学习体悟认为石膏是一个治疗水气病的药，可参看木防己汤和本案。

肺胀，咳而上气，烦躁而喘，脉浮者，心下有水，小青龙加石膏汤主之。

【提要】本条论述肺胀（太阳阳明合病）的小青龙加石膏汤方证。

【解析】小青龙汤治疗外邪里饮的"干呕，发热而咳""咳而微喘""咳逆倚息不得卧"。脉浮主热，外邪里饮兼有里热、饮结气逆于上，其人烦躁而喘，予小青龙汤内加清热、解凝、降逆的生石膏治疗。《备急千金要方》中记载用本方治疗"胁下痛引缺盆"，当是饮停胁下的悬饮类病症。

小青龙加石膏汤方（《千金》证治同，外更加胁下痛引缺盆）

麻黄　芍药　桂枝　细辛　甘草　干姜各三两　五味子　半夏各半升　石膏二两

上九味，以水一斗，先煮麻黄，去上沫，纳诸药，煮取三升。强人服一升，羸者减之，日三服，小儿服四合。

【解析】小青龙汤解析见《伤寒论》。石膏味辛，微寒，解凝、清热、下气，《神农本草经》记录石膏主治中风寒热、心下逆气、惊喘、口干舌焦不能息、腹中坚痛。胡希恕先生善用生石膏，临证遇里热证见口干舌焦、心烦者多用之，笔者学用其经验，临床应用生石膏，屡获佳效。

小青龙汤证在《伤寒论》中是太阳太阴合病，本方在小青龙汤中加治疗里热水气上逆的石膏，不言太阳阳明太阴合病，而言太阳阳明合病，一者同一病位不同病性不能合病，二者加入生石膏后，以里热水饮上逆为主，故取整体状态，曰太阳阳明合病。

有学者对仲景书中麻黄与石膏同用治疗喘咳病症的方剂比较研究，如丹波元坚云："麻杏石甘汤、厚朴麻黄汤、越婢加半夏汤、小青龙加石膏汤，皆麻黄、石膏同用，麻黄发阳，石膏逐水，二味相藉，而祛饮之力更峻，不必取之于发表清热。"陆渊雷认为："用麻黄为治喘咳，协石膏则逐饮，协桂枝则发表，咳喘之证，水饮为主。虽有身热，多非表候，故四方之中，协石膏者三，协桂枝者一而已。比而论之，射干麻黄汤喘咳而痰多，厚朴麻黄汤喘咳而上气胸满，越婢加半夏汤喘咳而睛突鼻扇，小青龙加石膏汤喘咳而表候剧，此其辨也。"

附方

《外台》炙甘草汤方

治肺痿涎唾多，心中温温液液者（方见虚劳）。

【提要】本条论述肺痿（厥阴病）的炙甘草汤方证。

【解析】本条论述热在上焦者，因咳为肺痿的具体证治。对整个条文分析，知其所论肺痿为胃虚、停饮兼有里热津伤者，用炙甘草汤健胃增液、清热生津。炙甘草汤中，用甘草、桂枝、生姜、大枣温中健胃，增津液；麦冬、人参补虚益阴，清热增津液；麻子仁、阿胶、生地黄润清结合，补不足；用酒煎药，取温通之性。炙甘草汤治疗胃虚、津液虚兼里热饮停的虚劳、肺痿、脉结代、心悸动。

《谢映庐医案》载："吴某某，20岁。咳嗽多痰，微有寒热，缠绵数月，形体日羸，举动气促，似疟非疟，似损非损。温凉补散杂投，渐至潮热，时忽畏寒，咳嗽食少，卧难熟睡。因见形神衰夺，知为内损，脉得缓中一止，直以结代之脉而取法焉……常思结代之脉，仲景原有复脉汤法，方中地黄、阿胶、麦冬正滋肾之阴以保全；人参、桂枝、大枣、生姜、清酒，正益心之阳以复脉。用以治之，数月沉疴，一月而愈。"

《千金》甘草汤方

甘草

上一味，以水三升，煮减半，分温三服。

【提要】本条论述肺痿（太阴病）的甘草汤方证。

【解析】本条有方无证，且将其列入肺痿病证治中。结合《神农本草经》记录

"甘草味甘，平。坚筋骨，长肌肉，倍力"，可见一味甘草亦有补益之功。又本方出自《备急千金要方》，陆渊雷考证文献，云"原缺主疗及两数，方出《备急千金要方》第十七卷肺痿门，主疗与《外台秘要》炙甘草汤同，唯唾多下有出血二字。甘草用二两，《外台秘要》肺痿门引同。《千金翼》第十五卷补五脏门，名温液汤，用三两"。

《千金》生姜甘草汤方

治肺痿咳唾涎沫不止，咽燥而渴。

生姜五两　人参三两　甘草四两　大枣十五枚

上四味，以水七升，煮取三升，分温三服。

【提要】本条论述肺痿（太阴病）的生姜甘草汤方证。

【解析】肺痿虚寒在里，饮停于胃，则咳唾涎沫不止。胃虚不能化生新水濡养于上，则其人咽喉干燥、口渴，此口渴为津伤之口渴，不似阳明里热证之渴，必不能多饮。方用人参以健胃、生津止渴；生姜、甘草、大枣健胃气、祛停饮，恢复胃的功能，治疗咳唾涎沫不止及咽喉干燥。生姜甘草汤治疗胃虚饮停兼虚热的肺痿咳唾涎沫不止、咽燥而渴者。

《千金》桂枝去芍药加皂荚汤方

治肺痿吐涎沫。

桂枝　生姜各三两　甘草二两　大枣十枚　皂荚一枚（去皮子，炙焦）

上五味，以水七升，微微火煮取三升，分温三服。

【提要】本条论述肺痿（太阳太阴合病）的桂枝去芍药加皂荚汤方证。

【解析】本方由桂枝去芍药汤加皂荚而成，可参考"太阳病，下之后，脉促胸满者，桂枝去芍药汤主之"与"咳逆上气，时时吐唾浊，但坐不得眠，皂荚丸主之"两方证理解本方证。

《外台》桔梗白散方

治咳而胸满，振寒脉数，咽干不渴，时出浊唾腥臭，久久吐脓如米粥者，为肺痈。

桔梗　贝母各三分　巴豆一分（去皮，熬，研如脂）

上三味，为散，强人饮服半钱匕，羸者减之。病在膈上者吐脓血；膈下者泻出，若下多不止，饮冷水一杯则定。

【提要】本条论述肺痈（太阴病）的桔梗白散方证。

【解析】肺痈，时出浊唾腥臭，久久吐脓如米粥，病在肺，不在胃，不可用吐法；前文言"咳而胸满，振寒脉数，咽干不渴，时出浊唾腥臭，久久吐脓如米粥者，为肺痈，桔梗汤主之"，知此处必有错简，当用桔梗汤。陆渊雷认为"桔梗排脓，贝母除痰解结，二者皆治胸咽上焦之药；巴豆吐下最迅烈。合三味以治胸咽闭塞之实证也"。

在解析《伤寒论》时，我们认为141条的"寒实结胸，无热证者，与三物小陷胸汤，白散亦可服"，其中三物小白散与桔梗白散组成、服法同，进一步学习，知道324条"少阴病，饮食入口则吐，心中温温欲吐，复不能吐，始得之，手足寒，脉弦迟者，此胸中实，不可下也，当吐之"，所论为寒实结胸，当用三物小白散，故知桔梗白散治寒实结胸，不治肺痈。

姬元璋医案："吴某，男，64岁，老干部，1984年6月就诊。患者素有喘痰，且嗜饮酒，前日赴婚筵饮酒，回家即睡，次日酒仍未醒，家人请至家诊治，症见咳嗽痰涎涌盛，胸腹胀满，呼之不应，问亦不答，舌苔白厚腻，脉滑，体温正常。证为寒痰结胸，为桔梗白散证。用桔梗白散1.5g，温开水调，3次分服。嘱此药乃峻剂，服药后慎察之。次日其妻来诉，服药2次，吐出黏痰约半碗许，服3次后，泻下2次，诸症大减，但尚有口渴、胸膈满痛，继服小陷胸汤1剂而愈。"

《千金》苇茎汤方

治咳有微热，烦满，胸中甲错，是为肺痈。

【提要】本条论述肺痈（阳明病）的苇茎汤方证。

【解析】肺痈成脓，里热兼有瘀血。热在里，其人烦，内有痈脓胸满。胸中甲错为瘀血的外证。此论为肺痈后期、瘀热兼有脓血证治，用《千金》苇茎汤。

苇茎二升　薏苡仁半升　桃仁五十枚　瓜瓣半升

上四味，以水一斗，先煮苇茎得五升，去滓，纳诸药，煮取二升，服一升，再服，当吐如脓。

【解析】苇茎清热利湿，排脓；薏苡仁甘寒，强壮解凝，排脓利湿，缓解挛急；瓜瓣为冬瓜子，《名医别录》记录其主腹内结聚，破溃脓血；桃仁主治瘀血、癥瘕，可助诸药入血排脓。《千金》苇茎汤治疗肺痈，症见瘀热脓痰、咳有微热、烦满、胸中甲错。

冯世纶《经方六经类方证》记录："以本方治肺脓肿确有验，热多增苇茎，脓多增薏苡仁，效缓亦可与桔梗汤合用。临床用于支气管扩张有效，如治验案，王某，女，47岁，初诊日期1979年8月5日。咳嗽，咳吐脓痰反复发作1年余，经支气管镜检查确诊为支气管扩张。近1周来，咳嗽，咳大量黄黏痰，纳差，口干不欲饮，胸闷，晚上身微热，恶寒，苔白腻厚，脉沉细滑。证属痰饮阻肺，郁久化热，治以化痰清热，与《千金》苇茎汤合桔梗汤加减。鲜苇茎30g，生薏苡仁15g，桃仁10g，冬瓜仁15g，桔梗10g，炙甘草6g，杏仁10g，苏子10g，竹茹6g。结果，上药服6剂，咳痰减少，身热、恶寒消除。原方加减服1个月，咳痰基本消失。"

肺痈胸满胀，一身面目浮肿，鼻塞清涕出，不闻香臭酸辛，咳逆上气，喘鸣迫塞，葶苈大枣泻肺汤主之（方见上，三日一剂，可至三四剂，此先服小青龙汤一剂，乃进。小青龙汤方见咳嗽门中）。

【提要】本条论述肺痈合并肺胀（阳明病）的葶苈大枣泻肺汤方证。

【解析】肺胀为外邪内饮，以咳喘、气逆为主症。内无化脓者，用小青龙汤解表利饮；表解而里有停饮，予葶苈大枣泻肺汤以清利在内之瘀水。

陆渊雷认为"本篇泻肺汤证二条，皆冠以肺痈字，然其症无脓血腥臭，其方不用排脓，而用逐水，可知其病非肺脓肿、肺坏疽，乃肺炎支气管炎之由于水毒结聚者耳。是以经文不当云肺痈，当云肺胀，乃注家拘牵经文肺痈字。以未成脓为说，抑思痰饮咳嗽篇以此汤治支饮，正是葶苈逐水之功，于未成脓之肺痈何与哉？胸满胀，咳逆上气，喘鸣迫塞，皆肺炎支气管炎之证候。身面浮肿，乃肺循环郁滞，引起郁血性水肿也。鼻塞清涕出，不闻香臭，则是并发鼻黏膜炎也。凡咳嗽气喘而兼鼻黏膜炎者，必有外感，外感则当发表，故先服小青龙汤，后乃攻其水毒也"。

奔豚气病脉证治第八

全篇提要

　　本篇提及奔豚、吐脓、惊怖、火邪四证，且言其皆从惊发得之，似乎在专论情志致病，然而奔豚、惊怖、火邪三证与情志相关可解，但吐脓则不可解。具体内容则详见于论奔豚中，且均是依据症状反应辨八纲、方证。其证或多于受惊恐后发病，古人谓之"皆从惊发得之"，但惊仅是诱发因素，具体论方证时，也未论及"惊发"之事。吐脓在肺痈篇有论述，但与情志无关；惊怖、火邪本篇均无论述，结合《伤寒论》及《金匮要略》其余篇章的内容综合研究学习，知惊怖、火邪的症状反应类似于奔豚的发病，其症状多与脑病相关，但具体证治，皆应辨八纲、辨六经、辨方证，此其大要。

　　具体方证：奔豚病症，有以腹痛、往来寒热为主症的半表半里证，用奔豚汤治疗；有以表不解，气上冲为主症的，用桂枝加桂汤治疗；有水气上逆，太阳太阴合病的，属茯苓桂枝甘草大枣汤方证。如从症状反应辨识奔豚，则《痉湿暍病脉证治》篇"太阳病，无汗，而小便反少，气上冲胸，口噤不得语，欲作刚痉"的葛根汤证，亦是奔豚治剂。

　　师曰：病有奔豚，有吐脓，有惊怖，有火邪，此四部病，皆从惊发得之。

　　【提要】本条论述惊发所得的四证——"四部病"。

　　【解析】古人认为以发作性气上冲为主要表现的奔豚，以吐脓为主要表现的"肺痈"，以惊恐、神志不安为主要表现的惊怖，因用"火"治而出现谵语、惊狂、烦躁的火邪，为单独的"四部病"，此四者，皆因受惊发病。结合张仲景《伤寒杂病论》全书内容看，奔豚、惊怖、火邪三病，多与情志相关，症状为脑神经症状，可由外在的情志刺激所诱发，谓"皆从惊发得之"，可解。如为惊恐的情志所刺激，应激状态下可出现吐血，此曰吐脓，则不可解。吐脓如前面肺痈病篇所论，多为肺痈见症，从惊发得之，不可解。

　　师曰：奔豚病，从少腹起，上冲咽喉，发作欲死，复还止，皆从惊恐得之。

【提要】本条论述奔豚病症状、诱发因素。

【解析】豚为小猪，小猪奔跑，前后左右，突行突止，今以奔豚名病，言病发之突然，症状突发突止。奔豚病发作时的症状特点：病起于少腹，由下而上，至胃脘则胃脘不适，至胸则胸部不适，至咽喉则咽部不适，至头则五官及头不适，症状为发作性，发作起来莫名难受，有欲死之感，发作结束则一如平人。古人认为此病因惊恐而得，惊恐实只是诱发因素。奔豚发作，必然是在人体内在易感的基础上被诱发。

后世附会五行，以豚为水畜，人体五脏肾属水，强行将奔豚病与肾关联，不可取。故丹波元坚云："奔豚一证，多因水寒上冲，故治法不出降逆散寒，而注家概解以肾邪，殆不免牵凑，要坐不检《难经》仲景之有异耳。"

奔豚，气上冲胸，腹痛，往来寒热，奔豚汤主之。

【提要】本条论述奔豚（少阳病）的奔豚汤方证。

【解析】气上冲胸病症似奔豚发作，故以奔豚名之。半表半里的病机状态为"血弱气尽，腠理开，邪气因入，与正气相搏，结于胁下，正邪分争，往来寒热……脏腑相连，其痛必下"，病在半表半里，出表则恶寒，入里则怕热，腹痛为病在半表半里，邪正交争，邪高痛下，瘀血在腹部则腹痛，用奔豚汤治疗。

奔豚汤方

甘草　川芎　当归各二两　半夏四两　黄芩二两　生葛五两　芍药二两　生姜四两
甘李根白皮一升

上九味，以水二斗，煮取五升，温服一升，日三夜一服。

【解析】方中甘李根白皮、黄芩清半表半里之热；葛根、生姜有解表之功，表不解，亦可病发奔豚样症状，如"太阳病，无汗，而小便反少，气上冲胸，口噤不得语，欲作刚痉，葛根汤主之"；半夏、生姜降饮，治水上冲；腹痛因于血瘀，用当归、川芎温经活血。芍药甘草汤缓解挛急，治疗瘀血性腹痛，合用当归、芍药、川芎三药，为当归芍药散中治疗血分病主药，主治腹中因瘀而发的病痛。奔豚汤治疗奔豚、腹痛、气上冲胸、往来寒热者。

曹颖甫《金匮发微》载："予尝治平姓妇，其人新产，会有仇家到门寻衅，毁物谩骂，恶声达户外，妇大惊怖。嗣是少腹即有一块，数日后，大小二块，时上时下，腹中剧痛不可忍，日暮即有寒热。予初投以炮姜、熟附、当归、川芎、白芍。二剂稍愈，后投以奔豚汤，二剂而消。唯李根白皮为药肆所无，其人于谢姓园中得之，竟得痊可。"

发汗后，烧针令其汗，针处被寒，核起而赤者，必发奔豚，气从小腹上至心，灸其核上各一壮，与桂枝加桂汤主之。

【提要】本条论述奔豚病（太阳病）的桂枝加桂汤方证及其灸法。

【解析】表证应发汗治疗，用烧针取汗，针处感染，红肿疼痛，又表不解，加之烧针的情志刺激，诱发剧烈的气上冲。表现为气从小腹上冲心，发为奔豚，用桂枝加桂汤治疗。局部感染，用灸法促进其恢复。

本条为《伤寒论》条文重出，此类条文《金匮要略》很多，可见当年王叔和所见的《仲景遗论》是在论广《汤液》，本无伤寒、杂病之分，经王叔和整理，成今日之《伤寒论》《金匮要略》两书。"伤寒"书名及序言中"撰用《素问》《九卷》《八十一难》《阴阳大论》《胎胪药录》并平脉辨证，为《伤寒杂病论》，合十六卷"及《金匮要略》的"脏腑经络先后病脉证第一"，给后世造成了误解——认为仲景书《伤寒论》是治疗发热性疾病的书，用六经辨证；《金匮要略》是治疗杂病的书。

桂枝加桂汤方

桂枝五两　芍药三两　甘草二两（炙）　生姜三两　大枣十二枚

上五味，以水七升，微火煮取三升，去滓，温服一升。

【解析】桂枝"味辛温，主治上气"，剂量越大，下气力越强。桂枝甘草汤用四两桂枝顿服，治悸、冒，今烧针后表不解，用桂枝汤解表，因气上冲剧烈，故加桂枝用量以降逆气，平奔豚。

临证把握奔豚证治特点及本方病机，即可灵活应用。

如用本方治疗了一"咳嗽"病案：王某，男，50岁。初诊日期为2022年3月18日16：00。主诉咽痒、"咳嗽"半月余。症状特点为夜间卧位时咽部发痒，然后自觉有一股气从小腹上冲至咽部，有如同用物体抠嗓子眼一般的恶心感觉，不得平卧（注：上述症状，患者描述为"咳嗽"），怕冷，汗出，舌淡苔白，脉缓。中医诊断为奔豚病。因思患者无舌体胖、脉滑的水饮表现，可除外常用苓桂剂治疗的奔豚。又因无往来寒热的半表半里证，故不考虑奔豚汤。有汗出，无颈项强的表实证，故不是葛根汤证。辨方证为桂枝加桂汤证。桂枝15g，肉桂5g，赤芍10g，生姜10g，炙甘草8g，大枣20g。颗粒剂，5剂，10袋，中午、晚上各1袋，开水冲服。3月19日上午查看患者，昨夜安睡，无症状发作，患者陪床2周，服药后均无发作。

奔豚病多因情志诱发，在练气功过程中，意念执着，以意行气不得法，亦可诱发奔豚。笔者在上大学期间，跟随针灸名家贺普仁学习针灸过程中，发现一例练气功"走火入魔"患者，其人自觉气上冲胸，胸闷异常，烦躁不安，当时行"火针"治疗。今思若用经方治疗该病症，亦可获佳效。如胡希恕治验："张某，女，1965年12月13日初诊：因练气功不得法，出现气从脐下上冲至胸已半年多，伴见心慌、汗出、失眠，舌苔白润，脉缓，证属营卫不和，汗出上虚。因致气上冲逆，治用桂枝加桂汤：桂枝15g，白芍10g，生姜10g，大枣4枚，炙甘草6g。结果：上药服3剂，气上冲已，但有时脐下跳动。上方加茯苓12g，服3剂，脐下跳动已，睡眠仍差，继服酸枣仁汤加减善后。"

发汗后，脐下悸者，欲作奔豚，茯苓桂枝甘草大枣汤主之。

【提要】本条论述奔豚病（太阳太阴合病）的茯苓桂枝甘草大枣汤方证。

【解析】误发内有停饮者之汗，即使汗出不多，然亦诱发水气欲得上冲，故脐下悸。外邪里饮证，在解表时必须利饮，这是定法，用茯苓桂枝甘草大枣汤。

茯苓桂枝甘草大枣汤方

茯苓半斤　甘草二两（炙）　大枣十五枚　桂枝四两

上四味，以甘澜水一斗，先煮茯苓，减二升，纳诸药，煮取三升，去滓，温服一升，日三服（甘澜水法：取水二斗，置大盆内，以杓扬之，水上有珠子五六千颗相逐，取用之）。

【解析】外邪内饮，发汗则表不解，诱发水气欲得上冲，用桂枝甘草汤解表；加大剂量茯苓降逆气、利小便、祛水饮；大枣为甘药中有利饮作用的药物，十枣汤用之亦是此意。茯苓桂枝甘草大枣汤治疗太阳太阴合病的外邪里饮、水气上冲证。

本方不只欲发奔豚可用，奔豚发作亦可用，如刘渡舟治验案："患奔豚，发作时气从少腹往上冲逆，至心胸则悸烦不安，胸满憋气，呼吸不利，并见头身汗出。每天发作两三次，小便短少不利，有排尿不尽之感。舌质淡，苔水滑，脉沉弦无力。方用茯苓30g，桂枝12g，大枣15枚，炙甘草10g。服用两剂，则小便畅，奔豚气不再发作。"

胸痹心痛短气病脉证治第九

全篇提要

　　本篇论述胸痹证治，胸痹症状为"喘息咳唾，胸背痛，短气""心痛彻背"。心痛、短气均为胸痹病程中常见的症状。中医治病依据症状反应，故将胸痹、心痛、短气病列为一篇论治。胸痹病机以上焦虚寒、痰饮上逆为主，从六经分析，多为太阴病。短气也有实证，但此处未论述具体证治。胸痹治疗原则以温上、祛痰饮为主。

　　具体方证："喘息咳唾，胸背痛，短气"用栝楼薤白白酒汤；"不得卧，心痛彻背者"用栝楼薤白半夏汤；"心中痞，留气结在胸，胸满，胁下逆抢心"，气滞上冲为主者用枳实薤白桂枝汤、气虚气短为主者用人参汤；"胸中气塞，短气"，饮停为主者用茯苓杏仁甘草汤、气滞为主者用橘枳姜汤；胸痹、胸痛症状剧烈，或时缓时急者用薏苡仁附子散；"心中痞，诸逆心悬痛者"用桂枝生姜枳实汤；"心痛彻背，背痛彻心"用乌头赤石脂丸。具体解析见下文。

　　师曰：夫脉当取太过不及，阳微阴弦，即胸痹而痛，所以然者，责其极虚也。今阳虚知在上焦，所以胸痹、心痛者，以其阴弦故也。

　　【提要】本条以脉理言病机，论述胸痹病脉证。

　　【解析】关于脉的阴阳，有以正邪论者，有以有余不足论者，有以部位论者，本条三者兼而有之。以正邪论，正气为阳，邪气为阴；以有余不足论，太过提示有余为阳，不及提示不足为阴。以部位论又分浮沉、寸关尺两种。就浮沉而言，浮取为阳主表、沉取为阴主里；以寸关尺三部而言，寸取为阳、主胸（在上、主表），尺取为阴、主腹（在下、主里）。

　　今患者胸部在上之阳（津液）不足，鼓荡血脉无力，故脉寸取则微，主正气不足于上（虚），腹部在下之阴（寒、饮、邪气）有余，故脉应之以阴弦，主邪气有余（实）。人以正气为本，正气不足乃发病的内在原因，也是根本原因，今在上之阳气、正气不足，为发胸痹而痛的根本原因，故曰"胸痹而痛，所以然者，责其极虚也"。邪正交争，正虚邪入，病发于上，今在上之阳虚，在下之寒饮因而上逆，正邪交争于胸部，发为胸痹、心痛，即"今阳虚知在上焦，所以胸痹、心痛者，以其阴弦故也"。

平人无寒热，短气不足以息者，实也。

【提要】本条对比上条，论述短气实证。

【解析】上条论述胸痹、心痛、短气之虚证总病机，本条只论述短气有实证。本篇所列方证，多与第一条病机同，而实证证治多未论及。短气为胸痹症状之一，言短气，胸痹亦括在其中。

平人为看似正常，无外感寒热病症之人，若其人气短不足以息，动则胸闷、气短，多为实证。

今就八纲分析，虚证所论，多为太阴病，所列方治，均是治疗里寒、饮停之太阴病治剂；就实热证而言，多为阳明病，尤其是少阳阳明合病多见。大柴胡汤、四逆散合用桂枝茯苓丸、桃核承气汤所治疗之胸痹、气短，在临证常见。只要症状符合胸痹，病机符合实热证，无论呼吸、消化、心血管系统疾病或心身疾病、神经系统疾病，用以上合方，屡用屡效，读者可试用之。

林某，男，71岁，2024年6月17日初诊，活动后胸闷、气短2年，无寒热，汗出多，口中和，纳可，大便日1~2行，易腹泻。患者既往有高血压、冠心病，为冠脉支架术后，有脑梗死病史，平日里胸闷憋气，衣服兜里随时装着硝酸甘油、速效救心丸每日含服。脉沉缓有力，舌淡底瘀。腹诊：腹部膨隆，腹力强，无明显压痛，予四逆散与桂枝茯苓丸合方加桔梗。处方：北柴胡12g，赤芍10g，枳实10g，炙甘草8g，肉桂8g，茯苓18g，桃仁10g，桔梗10g。颗粒剂，7剂。服药7剂，胸闷明显好转，未再服用硝酸甘油、速效救心丸。临证体会：①后世喜用血府逐瘀汤治疗此类病症，然临床实践证明四逆散或大柴胡汤合用桂枝茯苓丸或桃核承气汤效果优于血府逐瘀汤。②从临证看血府逐瘀汤，其实为四逆散与桃红四物汤合方加桔梗，用柴胡类方合用桂枝茯苓丸或桃核承气汤效果优于血府逐瘀汤是因为合方做到了血水同治，而血府逐瘀汤没有治水之功。③关于桔梗的功效，《神农本草经》记录桔梗味辛，微温，主治胸胁痛如刀刺，可见其有活血而治胸胁痛的特殊功能。

胸痹之病，喘息咳唾，胸背痛，短气，寸口脉沉而迟，关上小紧数，栝楼薤白白酒汤主之。

【提要】本条论述胸痹（太阴病）的栝楼薤白白酒汤方证。

【解析】上虚饮逆，结于胸中，饮逆于肺，肺气上逆则喘息、咳嗽、唾痰。饮在上，血脉不通则胸背痛；里有停饮则短气。寸主胸中、主上，沉脉主里，迟脉主津液不足（如《伤寒论》50条"假令尺中迟者，不可发汗"，208条"阳明病，脉迟"，225条"脉浮而迟，表热里寒，下利清谷"）而不是指脉率。寸脉沉迟主胸部在上之里虚。关应胸中，小紧主邪聚于上，数脉主热、主虚，此处应虚。寸口脉沉而迟，关上小紧数为胸中津液不足、水饮聚于上，故病发"喘息咳唾，胸背痛，短气"的胸痹，用栝楼薤白白酒汤治疗。

栝楼薤白白酒汤方

栝楼实一枚（捣） 薤白半斤 白酒七升

上三味，同煮，取二升，分温再服。

【解析】瓜蒌宽胸祛痰饮，除胸痹；薤白辛温，温上，通阳祛饮，《本草别录》云薤白"主治胸痹"，薤白也有"小蒜"之称，经云"心病宜食薤"，用其治疗胸痹，多获效。笔者家五爷，年七十岁时，经常胸闷、气短，每日进食时，吃生蒜数瓣，则胸闷、气短症状可明显缓解，此亦单药之功。本方用白酒煎药，意在温通、行药力。全方三药合用，温通利饮。栝楼薤白白酒汤治疗太阴病喘息咳唾、胸背痛、短气者。

出现上诉症状，只要病机符合，无论是呼吸系统、消化系统、心血管系统、神经系统疾病还是肌肉痛等，均可用本方获效。

曹颖甫《金匮发微》载："唯劳力伛偻之人，往往病此（胸痹），予向者在同仁辅元堂亲见之。病者但言胸背痛，脉之，沉而涩，尺至关上紧，虽无喘息咳吐，其为胸痹，则确然无疑。问其业，则为缝工。问其病因，则为寒夜伛偻制裘，裘成稍觉胸闷，久乃作痛。予即书栝楼薤白白酒汤授之。方用：栝楼五钱，薤白三钱，高粱酒一小杯。二剂而痛止。翌日，复有胸痛者求诊，右脉沉迟，左脉弦急，气短。问其业，则亦缝工。其业同，其病同，脉则大同而小异，予授以前方，亦二剂而瘥。"

本方证今日亦可见。长期在电脑前工作者，久坐少动则发胸背肌肉酸痛，甚者疼痛导致活动受限。在完成本书稿过程中，笔者即发胸部肌肉酸痛，甚者右侧肩背疼痛，依其法，取瓜蒌45g、薤白15g、清半夏30g，颗粒剂，1剂，用53°白酒约75ml泡药约半小时，后加开水约200ml化药，趁热服，盖被取汗，与之前不加酒服药相比，本次服药后手足即觉温热，后先下肢汗出，渐至周身汗出，1剂症已。

胸痹不得卧，心痛彻背者，栝楼薤白半夏汤主之。

【提要】本条论述胸痹重症（太阴病）的栝楼薤白半夏汤方证。

【解析】上虚寒重，饮停结聚重者，其人喘息咳唾，不得平卧，心痛彻背。应加强祛饮、温通之力，用栝楼薤白半夏汤治疗。

栝楼薤白半夏汤方

栝楼实一枚（捣）　薤白三两　半夏半斤　白酒一斗

上四味，同煮，取四升，温服一升，日三服。

【解析】患者上虚寒重，饮停重，症状进一步加重，故在前方基础上加善祛痰饮、治疗"胸胀、咳逆"的半夏半斤，同时加大白酒用量，治疗胸痹心痛彻背、短气不得卧。栝楼薤白半夏汤治疗太阴病心痛彻背、短气不得卧者。

以上两方，在临床应用时，应注意以酒煎药。如患者不能饮酒，可在煎药取汁后，加20ml黄酒同服，效亦可。

本方治疗胸痹效佳，笔者曾治疗某急性心肌梗死后胸痛、胸闷、气短患者。乔某，女，66岁，初诊日期：2021年11月15日。急性前壁心肌梗死后胸痛、胸闷、憋气45天。患者2021年10月2日12：46因"间断胸部不适2年，再发加重11小时"住院。诊断：①冠状动脉粥样硬化性心脏病。②急性前壁心肌梗死。③killip 1级。2021年10月14日行冠脉造影检查。冠状动脉造影术：LM硬化LAD近段次全闭塞，可见99％狭窄，可见肌桥。远段硬化，较细小LCX近段可见40％狭窄，中远段硬化，RCA近中段硬化，远段PD开口可见85％狭窄。心外科会诊：患者需要行冠脉搭桥加室壁瘤折叠切除术，患者未行手术治疗，内科口服药物保守治疗，出院后来门诊就诊。现症：胸痛、胸闷、乏力、憋气，言语有气无力，进食及多言则胸痛、气短、胸闷、乏力症状加重，怕冷，出汗可，手凉，口干，不渴，口不苦，进食可，大便每日1次，小便正常。脉紧细有力，舌淡嫩滑，舌底水瘀。腹诊：腹部平，双侧里急，肚脐下压痛。诊断为胸痹，予栝楼薤白半夏汤、苓桂术甘汤合方加桃仁、生姜。处方：瓜蒌30g，薤白20g，清半夏10g，姜半夏10g，法半夏10g，桂枝24g，炙甘草10g，茯苓30g，苍术10g，桃仁15g，生姜15g。颗粒剂，4剂，每次1袋，水冲服，每日两次。2021年11月26日复诊：胸痛、胸闷、憋气明显好转，可在家做饭，完成日常家务，自觉胸部发空、抽痛，进食可，大便每日1次，小便正常。今日复查BNP 2894pg/ml。脉右紧左滑，舌淡苔白腻，底水瘀。腹诊：腹部平，双侧里急，悸动，肚脐下压痛。予前方合桂枝生姜枳实汤加大薤白量，加桔梗、水蛭。处方：桂枝24g，炙甘草10g，瓜蒌30g，薤白30g，清半夏10g，姜半夏10g，法半夏10g，茯苓30g，苍术10g，桃仁15g，生姜20g，枳实15g，桔梗10g，水蛭3g。颗粒剂，14剂，服后症减。

胸痹心中痞，留气结在胸，胸满，胁下逆抢心，枳实薤白桂枝汤主之；人参汤亦主之。

【提要】本条论述胸痹（太阴病）证治，以"气上冲"为主症者用枳实薤白桂枝汤方，以"心中痞气"为主症者用人参汤方。

【解析】胸痹的总病机为"阳微阴弦"。上虚寒，在下之水饮上逆，然亦有胃虚、饮停于中而逆于上者。本条之"枳实薤白桂枝汤"为"阳微阴弦"之胸痹，人参汤证为胃虚、饮停于中而逆于上的胸痹。心中即胸中，因虚而气结于胸，谓之心中痞气，其症状为胸满。虚寒在上，在下之气上冲，自觉腹部胀满波及胁下，引发胸满；气由上而下谓之顺，今腹满波及于胁下及心中，谓之"胁下逆抢心"，用枳实薤白桂枝汤或人参汤治疗。两方主治病机不同，但均可见上诉症状，故出两方。但不是说随便用一方即可，此与《伤寒论》篇中100条"伤寒，阳脉涩，阴脉弦，法当腹中急痛，先与小建中汤；不瘥者，小柴胡汤主之"行文同，阳脉涩，阴脉弦，法当腹中急痛，小建中汤可见，小柴胡汤亦可见，两方均能治疗，但因病位不同，故先予小建中汤治疗太阴，后予小柴胡汤治疗少阳，而本条所论，皆为太阴病，治疗不分先后，故曰"枳实薤白桂枝汤主之；人参汤亦主之"。

枳实薤白桂枝汤方

枳实四枚　厚朴四两　薤白半斤　桂枝一两　栝楼实一枚（捣）

上五味，以水五升，先煮枳实、厚朴，取二升，去滓，纳诸药，煮数沸，分温三服。

【解析】本方治疗胸中痞，气上冲，以腹胀为主者。在上之阳虚较轻，故用栝楼薤白白酒汤去白酒，加治疗气上冲的桂枝，温中下气而治疗腹部胀满（此腹满为实满，按之整个腹部胀满，不同于人参汤的虚满，心下按之痞满）的枳实、厚朴。枳实薤白桂枝汤治疗胸痹腹满、气上冲、心中痞。

《金匮名医验案精选》载晏士慧医案："宋某，男，42岁，军人，1991年11月23日初诊。患者系外地人，初到本地，主诉：3天来胃痛，腹胀，胸满，恶心呕吐，大便质溏不爽，不欲食。曾服胃友新片、甲氧氯普胺，肌内注射解痉止痛药，效不佳，要求服中药治疗。症见形体较胖，面色赤，表情痛苦，上腹部压痛明显，舌质淡，苔白润，左脉弦紧，右脉滑数有力……处方：枳实10g，姜川朴12g，薤白15g，桂枝9g，瓜蒌12g（捣）。经用1剂后，胃疼减，呕吐止，3剂诸症消除，纳食转佳。"

人参汤方

人参　甘草　干姜　白术各三两

上四味，以水八升，煮取三升，温服一升，日三服

【解析】方中甘草、干姜温肺胃，宽胸去寒饮；按之心下胃脘部局部痞满，用人参健胃补虚消痞；白术利湿，治疗水停心下。人参汤治疗胸痹心下痞满，胸闷者。

陆渊雷认为："此条云：'人参汤亦主之'，然其证候，则皆枳实薤白桂枝汤所主，盖枳实、厚朴主留气结在胸、胸满，桂枝主胁下逆抢心，薤白、瓜蒌主胸痹心中痞也。人参汤即理中汤，其主症为心下痞硬，小便不利，或急痛，或胸中痹，二方有虚实之异，不可相代。"《金匮要略今释》引《续建殊录》云："一妇人，患胸痛一二年，发则不能食，食不能下咽，手足微厥，心下痞硬，按之如石，脉沉结，乃与人参汤。服之数旬，诸证渐退，胸痛痊愈。"

胸痹，胸中气塞，短气，茯苓杏仁甘草汤主之，橘枳姜汤亦主之。

【提要】本条论述胸痹（太阴病）的证治，以"胸闷"为主症者用橘枳姜汤方，以"短气"为主症者用茯苓杏仁甘草汤方。

【解析】本条两大主症，一以气滞为主，表现为胸中气塞；一以饮停为主，表现为短气。"水停心下……微者短气""短气有微饮，当从小便去之"。治疗停饮短气为主者用茯苓杏仁甘草汤；治疗气滞胸中，以气塞为主者用橘枳姜汤。

茯苓杏仁甘草汤方

茯苓三两　杏仁五十个　甘草一两

上三味，以水一斗，煮取五升，温服一升，日三服，不瘥，更服。

【解析】水饮停于胃，波及心肺，其人短气，用茯苓利水，杏仁润肺下气，甘草缓解急迫。茯苓杏仁甘草汤可治疗水饮内停的心悸、气短。陆渊雷认为"茯苓方所主，病变在呼吸器，橘皮汤所主，病变在消化器，求之药效证候，皆显然可知者也"。《金匮要略今释》引《成绩录》云："一男子，短气息迫，喘不得卧，面色青，胸中悸，脉沉微。先生与茯苓杏仁甘草汤，服之三帖，小便快利，诸证痊愈。"

橘枳姜汤方

橘皮一斤　枳实三两　生姜半斤

上三味，以水五升，煮取二升，分温再服（《肘后》《千金》云治胸痹，胸中愊愊如满，噎塞习习如痒，喉中涩燥唾沫）。

【解析】《神农本草经》记录"橘皮，味辛，温，主治胸中瘕"，瘕即气滞类疾

病，无结实；胸中气滞，即觉胸中气塞、胸中愊愊如满。枳实有下气、祛水饮的作用，生姜健胃温中、祛水饮。寒饮在咽部则"噎塞习习如痒"，水饮在内，不能润泽喉部则自觉喉中涩燥。胃中虚寒，水饮上泛则口中多唾沫。橘枳姜汤温中健胃利饮，宽胸散气滞。橘枳姜汤治疗气滞饮停之胸中气塞，结合《肘后》《千金》所云，知本方主治"噎塞习习如痒，喉中涩燥"。

陈皮为本方主药，胡希恕先生临床实践进一步证明，大剂量陈皮可化饮止咳下气，治疗咳嗽有佳效，我们通过临床实践证明，对于偏寒的咳嗽，用大剂量陈皮有类似于今日雾化的作用，可稀释痰液，化痰止咳。生石膏亦有良好的止咳作用，胡希恕先生谓其有"解凝"作用，用于偏温性的咳嗽，有类似于今日雾化的作用，故而在临证实践过程中，遇到顽固性咳嗽，依据偏寒、偏热之不同，可适当加陈皮、生石膏，如寒热均不明显，则可两药同用。

《金匮名医验案精选》载赵锡武医案："李某，女，57岁，干部。冠心病心绞痛五六年，心前区疼痛每日二三次，伴胸闷气短，心中痞塞，疲乏，脉弦细，苔白质淡，边有齿痕。此系胸痹之病……仿栝楼薤白半夏汤合橘枳姜汤化裁。处方：瓜蒌30g，薤白12g，半夏15g，枳壳10g，橘皮15g，生姜6g，党参30g，生黄芪30g，桂枝12g，香附12g。服上方2个月后，心前区痛偶见，胸闷气憋减轻，脉弦细，苔薄。心电图T波V4～V6由倒置转低平，或双向，ST段V4～V6由下降0.1mV转前回升0.05mV。"

胸痹缓急者，薏苡仁附子散主之。

【提要】本条论述胸痹（太阴病）的薏苡仁附子散方证。

【解析】"缓急"有二意，一说胸痹症状时缓时急，二说症状急迫、疼痛剧烈。服用薏苡仁附子散可以缓解患者急迫、疼痛症状。阳虚寒凝，血脉不通，则发剧烈疼痛；血脉时止时通，则疼痛时发时止，用薏苡仁附子散治疗。

薏苡附子散方

薏苡仁十五两　　大附子十枚（炮）

上二味，杵为散，服方寸匕，日三服。

【解析】薏苡仁有解凝祛饮结作用；炮附子性温散寒，温通血脉。两药为散，温阳通脉，祛饮结，治疗胸痹胸痛。薏苡仁附子散治疗胸痹急痛。

《神农本草经》记录薏苡仁主治"筋急"，仲景用薏苡仁有三方，即麻黄杏仁薏苡甘草汤、薏苡仁附子散、薏苡附子败酱散。麻黄杏仁薏苡甘草汤主治"风湿，一身尽疼"、薏苡仁附子散治"胸痹缓急"、薏苡附子败酱散治"肠痈，腹皮急"，从以上三方主治观之，仲景取薏苡仁之功效与《神农本草经》记录的"筋急"相符，说明"仲景本伊尹之法，伊尹本神农之经"学术传承的客观性、准确性。

《金匮名医验案精选》载尚炽昌医案："曹某，男，50岁，工人。患肋间神经痛10余年，1975年1月4日晚，因连日劳累，觉胸部胀痛加重，至次晨痛无休止。此后，20余日来，胸部持续胀痛不止。严重时，常令其子女坐压胸部，以致寝食俱废，形体衰疲。伴有呕恶感，口唾清涎，畏寒肢冷等症。经西医检查，超声波提示肝大，X线为陈旧性胸膜炎，钡餐显示胃小弯有一龛影，其他无阳性发现。曾用中西药物治疗，均无效。疼痛严重时，用杜冷丁能控制三四小时。1975年1月28日初诊：形症如上，闻及胃部有振水音，脉细弦，舌淡苔白润多水。先予薏苡仁附子散：附子15g，薏苡仁30g。2剂。1月30日复诊：述服药当晚痛减，可安卧三四小时。两剂后，胸痛又减，饮食转佳。即于前方合理中汤及栝楼半夏汤，3剂。2月2日三诊：疼痛大减，仅遗胸中隐隐不舒，体力有增，饮食渐趋正常。改拟附子理中汤合小建中汤3剂，胸痛止。又续服10余剂，钡餐透视龛影消失，胸痛未再复发。"

心中痞，诸逆心悬痛，桂枝生姜枳实汤主之。

【提要】本条论述胸痹（太阴病）的桂枝生姜枳实汤方证。

【解析】心中痞因于水气上逆，其根源在于心下停饮、宿食，伴气上逆。胃气以下行为顺，不下而上曰逆，如水、食、气均逆于上则曰"诸逆"。水、气、食由下而上，波及于胸中，则心中痞，心如悬浮于上，用桂枝生姜枳实汤治疗。

桂姜枳实汤方

桂枝　生姜各三两　枳实五枚

上三味，以水六升，煮取三升，分温三服。

【解析】本方用枳实5枚，下心下之食积、停饮，生姜健胃祛饮止水逆，桂枝温中降逆，三药均有下达之性，合用可降水、气、食之上逆，治疗心中痞、心如悬、腹满。

《成绩录》云："一妇人患吐水，水升胸间，漫漫有声，遂致吐水，每日晡而发，至初更乃已。诸医与大小柴胡汤及小半夏汤之类，无效。先生诊之，用桂枝枳实生姜汤，乃痊愈。"

本方很少单独应用，多与健胃气的人参、白术、茯苓等同用，可治疗心胸间满，不能饮食者，如茯苓饮。汤本求真云："余于狭心症，用大柴胡桃核承气合方，屡奏奇效。盖合方中包含桂枝生姜枳实汤故也。"实践证明，用大柴胡汤合桂枝茯苓丸或桃核承气汤治疗今日之心血管疾病胸闷、胸痛者，有良效，可参考应用。

心痛彻背，背痛彻心，乌头赤石脂丸主之。

【提要】 本条论述胸痹重症（太阴病）的赤石脂丸方证。

【解析】 心胸大寒，有阴无阳，则剧烈疼痛，用大温之乌头赤石脂丸治疗。

赤石脂丸方

蜀椒一两（一法二分）　乌头一分（炮）　附子半两（炮）（一法一分）　干姜一两（一法一分）　赤石脂一两（一法二分）

上五味，末之，蜜丸如梧子大，先食服一丸，日三服（不知，稍加服）。

【解析】 本方集大温之蜀椒、乌头、附子、干姜、赤石脂于一方，以蜜为丸，治疗心胸中大寒，疼痛剧烈者。本方附子、乌头同用，《金匮要略讲义》记录："乌头与附子虽属同类，但其功用略有不同：乌头长于起沉寒痼冷，并可使在经的风寒得以疏散；附子长于治在脏的寒湿，能使之得以温化。由于本证阴寒邪气病及心背内外脏腑经络，故仲景将乌附同用，以达到振奋阳气，驱散寒邪的目的。"可供临证参考。

《金匮名医验案精选》载何任医案："项某某，女，47岁。胃脘疼痛，每遇寒或冷而发，发则疼痛牵及背部，绵绵不已，甚或吐酸反漾，大便溏泻，曾温灸中脘而得缓解，脉迟苔白，以丸剂缓进。制川乌9g，川椒9g，制附子9g，干姜12g，赤石脂30g，炒白术15g，党参15g，炙甘草9g，高良姜9g，瓦楞子30g。上药各研细末，和匀蜜丸，每次2g，每日服2次，温开水冲服。"

九痛丸

治九种心痛。

【提要】 本条论述心痛（太阴病）通治方之九痛丸。

【解析】《备急千金要方》虽有"一虫心痛，二注心痛，三风心痛，四悸心痛，五食心痛，六饮心痛，七冷心痛，八热心痛，九去来心痛"的记载，但具体所指不明。以方测证，九种心痛当是胃虚、寒饮结于胸导致的心痛，用九痛丸治疗。

附子三两（炮）　生狼牙一两（炙香）　巴豆一两（去皮心，熬，研如脂）　人参　干姜　吴茱萸各一两

上六味，末之，炼蜜丸如梧子大，酒下，强人初服三丸，日三服，弱者二丸。兼治卒中恶，腹胀痛，口不能言。又治连年积冷，流注心胸痛，并冷冲上气，落马坠车血疾等，皆主之。忌口如常法。

【解析】方中附子温中散寒，人参健胃，主治胃虚心下痞；干姜、吴茱萸温中散寒，逐水饮；巴豆性温猛烈，可随病之在上而吐、在下而利，通过消化道排出病邪；生狼牙苦寒，祛寒热气。九痛丸主治胃虚痰饮凝结之心痛。程林以九痛之因，解本方，可供参考："心痛虽分九种，不外积聚、痰饮、结血、虫注、寒冷而成。附子、巴豆散寒冷而破坚积，狼牙、吴茱萸杀虫注而除痰饮，干姜、人参理中气而和胃脘，相将治九种之心痛。巴豆除邪杀鬼，故治中恶、腹胀痛、口不能言。连年积冷，流注，心胸痛，冷气上冲，皆宜于辛热，辛热能行血破血，落马坠车、血凝血积者，故并宜之。"

《神农本草经》记录巴豆："味辛，温。主治伤寒，温疟，寒热，破癥瘕、结坚积聚、留饮，痰癖，大腹水胀，荡练五脏六腑，开通闭塞，利水谷道，去恶肉，除鬼蛊毒注邪物，杀虫鱼。"巴豆类制剂，服后常吐下并作，大病得愈。《蒲辅周医案》中记录"虫蛊"一案，用含巴豆的温白丸，服后吐下虫子而病渐愈："蒲老之舅父，身体素健，亦无宿疾，唯嗜饮酒，善怒。时年52岁，因大怒后，过饮，自此胸胁胀满，食欲减少，曾服理气解酒、和胃疏肝之剂，病势反进，腹渐胀大，其硬如石，下肢肿大按之坚，鱼腹穿小孔流黄水，阴囊亦穿小孔流黄水，并有臭味，脐突，胸亦高起，头面上肢微肿，起坐困难。腹胀甚时，必须用力在胁下拳击之，吐出青黄水十余口稍快。数日后病如故，大小便均不利。请医或用和脾之剂，或用活络消瘀之剂，俱不效。延之八月余，其脉沉弦涩，舌色红润不思饮，舅父找蒲老说：'你可为我设速决之剂，非生即死，唯希早死为快。'蒲老归而思之，大积大聚，非毒药不可治之，乃制温白丸一料，如梧子大，嘱以每日服七粒，白开水下，日进一次。服后，次日复诊，舅父说：'你配制之药服后难受之至，宁死不再服。'而蒲老舅母说：'服后虽难受，曾吐青黄水一碗许，今日腹胀觉软，但不愿再服，劝他仍不服。'隔数日，腹胀甚，急取丸药，倾出三十余粒顿服之，自云：'早死为快。'服后烦躁不安，半小时许昏迷如绝，急召蒲老，舅父已不能言，四肢微厥，呼吸不促，脉仍沉弦涩。蒲老守其侧，一时许突然吐出黄水数碗，即能言'要大便'，扶于便桶，泻下恶物，极臭块状夹黑水直下，量欲半桶。泻后扶到床上，又吐出虫二条，长八寸，粗如笔管，色黄形似蟮。吐后遂昏睡不语，但呼吸仍安定，身有微汗，脉亦微细不躁。蒲老嘱勿唤，任其安睡，自觉为佳。至次日中午始清醒，予以清稀粥调养。因病久厌药，亦不再进，唯以饮食调理之。数日之后，肿消，阴囊及鱼腹之小孔亦敛而愈，两月余，恢复健康。自此不复饮酒，闻之则恶心。数年后，在盛怒之下，倾冷酒大饮一碗许，旋即胸满，呕逆不食，劝之始终不悦，亦拒服药，三日而死。蒲老因叹曰：'人之元气，不可不谨养也。'"

腹满寒疝宿食病脉证治第十

全篇提要

　　腹满为腹部胀满，寒疝是以腹部疼痛为主的病症，宿食病在胃肠，多以腹满、腹痛、大便不通为主症，三病症均以腹部症状为主，故列为一篇。若论其病位，从正邪交争后症状反应的病位讲，以上三证均在消化道，当为里证，从顺应机体抗病机制的排邪途径（病机学认识下的病位）讲，上述三证均以消化道排邪为主，故亦以里证为主，然临床亦有合并半表半里证与表证者。从病性的寒热讲，里热证为阳明病，里寒证为太阴病；从病性的虚实讲，一般虚者为阴证，实者为阳证，胡希恕先生认为"寒热有常，虚实无常"，当寒热与虚实错杂之时，则病性依据寒热而定，病位在里，如虚寒为阴证之太阴病，热实为阳证之阳明病。虚实从属于寒热，则寒实证为阴证太阴病，虚热证为阳证阳明病。论治法：寒者热之，热者寒之，虚者补之，实者泻之，合病者，或同治，或先后缓急治之。具体见全文解析。

一、腹满病

　　腹满为里证，里证分寒证的太阴病和热证的阳明病，寒热之辨，以"腹满时减，复如故"为寒证、"腹满不减，减不足言"为热证；虚实之辨，以"按之不痛为虚，痛者为实"。治疗太阴病腹满，"腹中寒气，雷鸣彻痛，胸胁逆满，呕吐"用附子粳米汤；"心胸中大寒痛，呕不能饮食，腹中寒，上冲皮起，出见有头足，上下痛而不可触近"用大建中汤；"胁下偏痛，发热，其脉紧弦"用大黄附子汤；太阴寒实内结，"心痛腹胀，大便不通"用走马汤。治疗阳明病腹满，本是急下的大承气汤证，服用大承气汤后"腹满不减，减不足言"用大承气汤；"痛而闭者"用厚朴三物汤；兼表证"腹满，发热十日，脉浮而数"用厚朴七物汤；兼半表半里之少阳病"按之心下满痛"，胸胁苦满者，用大柴胡汤。

　　跌阳脉微弦，法当腹满，不满者必便难，两胠疼痛，此虚寒从下上也，当以温药服之。

　　【提要】本条论述腹满或便难的阴证太阴病及治法。

　　【解析】跌阳脉为足背动脉，候胃气，阳气、津液虚则脉微，内有寒、有饮则脉弦，此与"跌阳脉浮而数"的脾约脉相对。虚寒在里，一般会出现腹满，若无明显腹满，里虚且寒，津液亏虚，亦可出现大便难，即虚寒性便秘。虚寒从下而上，则两胁疼痛。太阴病无论虚实如何，均是寒证，故用温药治之。

此条结合《伤寒论》273条太阴病提纲"太阴之为病，腹满而吐，食不下，自利益甚，时腹自痛。若下之，必胸下结硬"与277条太阴病治疗原则"自利、不渴者，属太阴，以其脏有寒故也，当温之。宜服四逆辈"可知，仲景全书用八纲理论指导，伤寒、杂病合论甚明。《伤寒论》与《金匮要略》本是王叔和整理《仲景遗论》时分成的两书。

病者腹满，按之不痛为虚，痛者为实，可下之。舌黄未下者，下之黄自去。腹满时减，复如故，此为寒，当与温药。

【提要】以上论述腹满的虚实、寒热之辨及治法。

【解析】腹满有虚有实。上条已言，虚者内无大便干结，只是腹满，实者则大便难，然临证如何识别其虚实？此处提出用腹诊的方法，即按压胀满的腹部，如果按之疼痛则为实证，不痛为虚证。

下法为排邪而设，不只为通大便。无论寒证、热证，里实腹满者，均用下法治疗，所不同者在于所用攻下之药有寒热之别。里寒实证，用巴豆类温药下之，里热实证，用大黄、芒硝类寒药下之。舌黄主热，如用下法而舌黄仍未去者，主里有热，应继续用寒下之法，热下则黄苔自去。再次提示，寒下之法，为下里热而设，不为通大便而设。

"腹满时减，复如故"为里寒证，与太阴病提纲证中"时腹自痛"同，是针对阳明病"发汗不解，腹满痛者，急下之，宜大承气汤；腹满不减，减不足言，当下之，宜大承气汤"而言，当用温药治疗。具体用药，当依据症状反应，适症选方。

关于腹满的虚实寒热之辨，当依据就诊时当下的客观脉证，不可有主观臆断。如曹颖甫《金匮发微》记录："同一腹满，要有阴寒宿食之辨，宿食则按之而痛，不按亦痛，阴寒亦时而痛，按则痛止，然证情时有变化，不当有先入之见。予曾与丁济华治肉铺范姓一证，始病喜按，既服四逆汤而愈矣，翌日剧痛，按之益甚，济华决为大承气汤证，书方授之，明日问其侄，愈矣。又与陈中权、黄彝鼎诊叶姓女孩，始病腹满不食，渴饮不寐，既下而愈矣，翌日病者热甚，予乘夜往诊，脉虚弦而面戴阳，乃用附子理中汤，一剂而瘥。可见腹满一证，固有始病虚寒得温药而转实者，亦有本为实证，下后阴寒乘虚而上僭者，倘执而不化，正恐误人不浅也。"

夫中寒家，喜欠，其人清涕出，发热色和者，善嚏。中寒，其人下利，以里虚也，欲嚏不能，此人肚中寒（一云痛）。夫瘦人绕脐痛，必有风冷，谷气不行，而反下之，其气必冲，不冲者，心下则痞。病者萎黄，躁而不渴，胸中寒实而利不止者，死。

【提要】以上论述虚寒在里的太阴病。

【解析】"中"为内、为里，"中寒"即为里有寒，"中寒家"为里素有虚寒之人，热则亢奋、寒则消沉，虚寒在里，其人功能沉衰，善打哈欠谓之喜欠，内有虚寒，抗力不足，遇寒易感则打喷嚏、流鼻涕。今日之过敏性疾病多见此类症状。"病有发热恶寒者，发于阳也"为病在表，善嚏、打喷嚏、流鼻涕是表证。色和者，无面色白、赤等寒热为证的色泽改变。本条论述里虚寒之人，发太阳表证。

里有虚寒之人，胃虚且寒，不能收摄，其人下利，完谷不化。"肚中"为腹、为内，欲嚏不能较之前条"善嚏"，在里之寒重，抗邪无力，曰此人肚中寒，实发为太阴病。

"其人素盛今瘦，水走肠间，沥沥有声，谓之痰饮"，瘦人多有痰饮在内，为虚寒之应。内有寒，如结实于内，大便不行，其人绕脐而痛；内有寒实，大便干结谓之"必有风冷，谷气不行"。寒实在内，法当温下，不可用寒下之法。误用寒下之法，则伤其胃气，人体即奋起抗争，若气上冲者，仍能保持抗力，胃虚邪陷则不上冲。胃虚饮聚，则心下痞满，此痞满为胃虚而致，为虚满之人参证，不可下。

里虚寒重者，体瘦羸弱，面目浮黄。阴寒在内，虚阳上扰脑神则躁扰不宁，里虚有寒则不渴，上有寒实结于胸，谓之胸中寒实，胃虚不能制下则下利不止。上脱、下竭、里有寒实，曰死。

以上4句，均为里寒的太阴病，第1句兼有表证，病情由轻到重。论述了里寒类病（太阴病）的见证及预后。

寸口脉弦者，即胁下拘急而痛，其人啬啬恶寒也。

【提要】本条论述太阳少阳合病的胁痛。

【解析】正邪交争于胁下，胁下拘急而痛，为病在半表半里；弦脉主病在半表半里，为少阳证，亦主痛、主饮。恶寒为表证的特点，病已，胁下拘急而痛发为少阳病，其人仍啬啬恶寒，则提示表证未罢，病由表传半表半里，发为太阳少阳合病。从八纲方证分析，后文"《外台》柴胡桂枝汤方：治心腹卒中痛者"是在论治本条证治。

病腹满，发热十日，脉浮而数，饮食如故，厚朴七物汤主之。

【提要】本条论述腹满（太阳阳明合病）的厚朴七物汤方证。

【解析】"病有发热恶寒者，发于阳也"，有热为阳证、无热为阴证。今病腹满、发热，则腹满为阳证阳明病。脉浮主表、主热，脉数亦主热。如果里热重则其人多食，今饮食如故，知里有热而不重，以腹满为主，用厚朴七物汤表里同治。

厚朴七物汤方

厚朴半斤　甘草　大黄各三两　大枣十枚　枳实五枚　桂枝二两　生姜五两

上七味，以水一斗，煮取四升，温服八合，日三服。呕者加半夏五合，下利去大黄，寒多者加生姜至半斤。

【解析】本方用大剂量厚朴、枳实下气消胀满；大黄清里热；生姜大剂量应用，除有解表作用外，尚有祛里饮、促进胃肠蠕动作用，厚朴生姜半夏甘草人参汤治腹胀满，亦用半斤生姜；桂枝、甘草、大枣，温中健胃气，解表热。若细分每味药物，厚朴苦温下气、生姜性偏温治里寒，本方用之，亦有治太阴的层面，临证整体分析，知里证为阳证，故只说厚朴七物汤治太阳阳明合病的腹胀满、发热。呕为内有停饮较重，加半夏合生姜祛饮止呕；下利考虑里寒无实故去大黄；里饮重者，呕重，可加生姜至半斤。

虚实临证应详辨，否则有性命之危，如曹颖甫曰"辛未秋七月，治虹雨庙弄吴姓小儿，曾用此方，下后热退腹减，拟用补脾温中法，病家不信，后仍见虚肿，延至八月而死，可惜也（下后脾虚，则气易胀，虚而寒气乘之，则寒亦能胀）"。

《金匮要略浅述》记录谭日强医案："潘某某，男，43岁。先因劳动汗出受凉，又以晚餐过饱伤食，致发热恶寒，头疼身痛，脘闷恶心。单位卫生科给以藿香正气丸3包，不应，又给保和丸3包，亦无效；仍发热头痛，汗出恶风，腹满而痛，大便3日未解。舌苔黄腻，脉浮而滑，此表邪未尽，里实已成，治以表里双解为法。用厚朴七物汤：厚朴10g，枳实6g，大黄10g，桂枝10g，甘草3g，生姜3g，大枣3枚，白芍10g。嘱服2剂。得畅下后即止后服，糜粥自养，上证悉除。"

腹中寒气，雷鸣切痛，胸胁逆满，呕吐，附子粳米汤主之。

【提要】本条论述腹痛（太阴病）的附子粳米汤方证。

【解析】腹中寒邪，寒则脉络不通，不通则痛。里有停饮，在肠道流走则肠鸣，寒水在肠内，由下而上，谓之逆，水气上冲则胸胁满，胃内停饮上逆则呕吐，用附子粳米汤治疗。此条即开篇第1条"趺阳脉微弦，法当腹满，不满者必便难，两胠疼痛，此虚寒从下上也，以温药服之"的具体证治。

附子粳米汤方

附子一枚（炮） 半夏半升 甘草一两 大枣十枚 粳米半升

上五味，以水八升，煮米熟汤成，去滓，温服一升，三日服。

【解析】附子辛，温，主治风寒咳逆，温中，今用炮附子1枚可温中祛饮、降逆止痛。用半升半夏温中健胃、祛饮止呕。大枣、甘草、粳米均是甘温健胃之药。附子粳米汤治疗里虚寒饮停的腹痛、肠鸣、呕吐。

后世有"十八反"之说，言乌头与半夏相反，其不合理性已经遭到临床的反复验证，因有附子为乌头侧根之说，故附子无辜受牵连，更有甚者，十八反有"瓜蒌反乌头"之说，今日临床用天花粉（栝楼根）与附子，也被牵连至"十八反"药组内，可见，中医进步之难也！

腹痛辨证，亦应用八纲辨证，如胡希恕治疗肠系膜淋巴结核腹痛医案："初诊：腹痛重，为太阴病，用附子粳米汤。二诊：太阴太阳合病，用黄芪建中汤。三诊：表证已解，而腹痛的太阴病明显，继续用附子粳米汤而获效。"《经方六经类方证》记录胡希恕医案："蔡某，男，48岁，1965年11月23日初诊。半月来高热腹痛，在保定市诊断为肠系膜淋巴结核。曾服中药10余剂不效，来京求治。症见自汗、盗汗甚，腹痛剧甚，胃脘亦痛，午后高热40℃，舌苔白微腻，脉沉弦紧。此表虚里饮，里饮郁久化热之证，先以温阳化饮治之，与附子粳米汤合小半夏加茯苓汤：川附子10g，粳米15g，炙甘草6g，大枣3枚，半夏12g，生姜10g，茯苓10g。上药服3剂，于11月26日二诊：腹痛减，胃痛、高热如故，仍汗出多，且恶风明显，脉数而虚。此为里寒虽稍减，而表虚不固，故治以温中固表之法，与黄芪建中汤：生黄芪10g，桂枝18g，白芍10g，生姜10g，炙甘草6g，大枣3枚，饴糖30g（分冲）。结果：服3剂，热渐退，汗出已减。继服3剂，热平身凉和，但晚上仍腹痛肠鸣，再与11月23日方调之。12月5日告之：腹痛已。"

痛而闭者，厚朴三物汤主之。

【提要】本条论述腹痛、不大便（阳明病）的厚朴三物汤方证。

【解析】痛者，腹部满闷、疼痛、拒按；闭者，大便不通、腹气不通也，为里热实证，用厚朴三物汤治疗。

厚朴三物汤方

厚朴八两 大黄四两 枳实五枚

上三味，以水一斗二升，先煮二味，取五升，内大黄，煮取三升，温服一升，以利为度。

【解析】厚朴用半斤，苦温而下气消腹胀、止痛；枳实苦寒，有促进胃肠蠕动、下气通便之功；大黄苦寒，荡涤肠胃、推陈致新，祛留饮宿食，由大便而下。厚朴三物汤治疗阳明里热实证的腹痛、大便不通。

本方治疗急性腹胀重症的阳明里热实证，效佳。如治疗周某，男性，62岁，2020年8月13日下午会诊，腹胀痛11小时，患者为骨折后在骨伤科住院患者，述从凌晨4点开始出现全腹部胀痛难忍，自觉腹中胀满，大便不通，也没有排气，夜间疼痛曾肌内注射山莨菪碱，现无恶心、呕吐，无恶寒、发热，无口苦、口干，腹部膨、胀满疼痛，腹部B超示肠积气，余未见异常。15：30来会诊。轮椅推入诊室，舌淡苔腻，脉紧有力。腹诊见整个腹部满，腹部按之抵抗明显。辨六经：阳明病。辨方证：厚朴三物汤证。处方：厚朴30g，枳实30g，大黄15g。颗粒剂，5剂。嘱咐患者回病房即口服1袋，如果未解大便，6小时后再服用1袋，大便通，则止后服。第二天早上交完班到病房查看患者，述服药1袋后，解大便2次，腹胀痛消失，查腹部平，按之软，未再服药，病愈。

如单以药味论之，本方与小承气汤、厚朴大黄汤三方均由大黄、厚朴、枳实组成，均治阳明里热实证，但由于具体症状不同，所用药物剂量、炮制方法、煎服法均不同。仲景书来自临证实践，临证想要治愈疾病，必须做到"病皆与方相应者，乃服之"。对此，冉雪峰深有体会，并记录于其所治的病案之中："武昌俞君，劳思过度，心绪不宁，患腹部气痛有年，或三五月一发，或一月数发不等，发时服香苏饮、越鞠丸、来苏散、七气汤等可愈。每发先感腹部不舒，似觉内部消息顿停，病进则自心膈以下，少腹以上胀闷痞痛、呕吐不食，此次发而加剧，欲吐不吐，欲大便不大便，欲小便亦不小便，剧时口噤面青，指头和鼻尖冷，似厥气痛、交肠绞结之类。进前药，医者又参以龙胆泻肝汤等无效。诊脉弦劲中带滞涩象，曰'痛利为虚，痛闭为实'。观大小便俱闭，干呕，指头、鼻尖冷，内脏痹阻较甚，化机欲息，病机已迫，非大剂推荡不为功。拟厚朴三物汤合左金丸为剂：厚朴八钱，枳实五钱，大黄四钱，黄连八分，吴茱萸一钱二分。服一剂，腹中鸣转，痛减；二剂，得大便畅行一次，痛大减，续又畅行一次，痛止。后以澹寮六和、叶氏养胃方缓调收功。嗣后再发，自服此方一二剂即愈。此后病亦发少、发轻、不大发矣。查厚朴三物药同小承气，不用小承气而用厚朴三物者，因小承气以泻胃肠为主，厚朴仅用四钱，枳实仅用三枚，此气药只助泻药攻下；厚朴三物以通滞气为主，厚朴加用八钱，枳实加用五枚，故下药反助气药通利。药味相同，用量不一，则主治亦即不同，加左金者，借吴茱萸冲开肝郁，肝气升发太过，宜平宜抑；肝气郁闭较甚，宜冲宜宣，左金原方黄少于连，此方连少于黄。此病其来较暴，其去较速，苟非丝丝入扣，何能臻此？予本人亦患气疼，与俞病同，但较俞病为剧，因自治较久，体会亦较深。"

按之心下满痛者，此为实也，当下之，宜大柴胡汤。

【提要】本条论述按之心下满痛（少阳阳明合病）的大柴胡汤方证。

【解析】"阳明之为病，胃家实是也"，即按之腹部满痛的腹证，此满痛由下而上，由肠而胃。若按之心下满痛者病偏上，为实证，用大柴胡汤治疗。以方测证，知患者必有胸胁满，乃按之抵抗明显伴疼痛的少阳病腹证。

大柴胡汤方

柴胡半斤　黄芩三两　芍药三两　半夏半升（洗）　枳实四枚（炙）　大黄二两　大枣十二枚　生姜五两

上八味，以水一斗二升，煮取六升，去滓，再煎，温服一升，日三服。

【解析】大柴胡汤用大黄、枳实、芍药清阳明里热，通便祛实热；用柴胡、黄芩和解半表半里少阳之热；用半夏、生姜去胃内停饮；大枣护胃利水。大柴胡汤治疗少阳阳明合病，按之胸胁抵抗、心下满痛而胸腹胀满者。

抓住"按之心下满痛"兼有胸胁满这一主症（腹证），用大柴胡汤可治疗多种病症，如《续建殊录》云："一男子卒患腹中痛，渴而时呕，不大便数日，小便快利，短气息迫，头汗不止，舌上黑苔，心下硬满，按之则痛，不欲近手，四肢微冷，脉沉结。乃与大柴胡汤，服之大得治验。""又云：一商人，志气郁郁，呕不能食，平卧数十日，自心下至胁下硬满，按之则痛，时时呃逆，夜则妄语，无热状，脉沉微，乃与大柴胡汤。服后下利黑物，诸证痊愈。"

《经方六经类方证》记录胡希恕用大柴胡汤治疗过敏性哮喘病案："康某，男性，36岁，1964年4月29日初诊。3年前因食青辣椒而发哮喘，在东北久治不效而来京求治。冬夏皆作，始终未离氨茶碱。又来京求治，半年来多服补肺益肾之剂，证反有增无减。近日哮喘发作，昼轻夜重，倚息不得卧，大汗淋漓。伴胸闷腹满，口干便秘，心悸眠差，苔薄白，脉沉缓。证属少阳阳明合病兼挟瘀血。大柴胡汤合桂枝茯苓丸加生石膏汤：柴胡12g，黄芩10g，生姜10g，半夏12g，枳实10g，炙甘草6g，白芍10g，大枣4枚，大黄6g，桂枝10g，桃仁10g，茯苓10g，丹皮10g，生石膏45g。结果：上药服2剂，诸症减轻。3剂后大便通畅，哮喘未作，停用氨茶碱等。但因仍有口干，原方再服3剂遂愈。1966年9月25日出差来京，告知：2年来曾数次感冒咳嗽，但未发哮喘。"

腹满不减，减不足言，当须下之，宜大承气汤。

大承气汤方（见前痉病中）

【提要】本条论述腹满（阳明病）的大承气汤方证。

【解析】本条出自《伤寒论》，言腹满津伤的阳明病急下症。254条"发汗不解，腹满痛者，急下之，宜大承气汤"，255条"腹满不减，减不足言，当下之，宜大承气汤"。发汗后表解，病传入里，发为腹满痛的里热实证，急下之。服用大承气汤后，患者症状减轻微不足道，腹满依然很重，为里热结实重症，继续用大承气汤下热实，存津液，莫待热实津伤人虚，攻补两难。

陆渊雷从不同病位，对厚朴三物汤、大柴胡汤、大承气汤三方证进行了鉴别，临证可参考，曰："厚朴三物汤证满痛在大腹部，大柴胡汤证满痛在胸胁，而延及下腹部。大承气汤证，满痛在绕脐部，初学当以此审择。"

心胸中大寒痛，呕不能饮食，腹中寒，上冲皮起，出见有头足，上下痛而不可触近，大建中汤主之。

【提要】本条论述心腹痛（太阴病）的大建中汤方证。

【解析】里虚有寒，心胸失于温养则痛，寒重痛重，胃虚饮停则不能饮食，胃有停饮上逆则呕，肠道有寒谓之腹中寒，里虚寒肠道不通，气由下上逆，出现肠形——"上冲皮起，出见有头足"，疼痛不可触碰。因于里寒不通，有似实证之痛而不可近，实为里寒所致，用大建中汤治疗。依据"不可触近"，知当时的医生已为患者做了腹诊。后世也有依据此而用本方的经验，如《金匮要略今释》载《古方便览》云："一妇人，年三十二，饮食不进，日以羸瘦，患腹痛三月许，诸医以血积治之，或用下瘀血药，病益甚。余诊之，脐旁有块物，如有手足，心下及胁肋拘挛，重按之，痛不可忍。轻按则否，乃作此方与之，病日消而痊愈。"

大建中汤方

蜀椒二合（去汗） 干姜四两 人参二两

上三味，以水四升，煮取二升，去滓，纳胶饴一升，微火煎取一升半，分温再服；如一炊顷，可饮粥二升，后更服，当一日食糜，温覆之。

【解析】胶饴甘温补虚，缓急止痛；蜀椒与干姜，辛温，温中下气，逐饮于内；人参补虚健胃，消痞除满。本证源自胃虚，故应注意调护，饮粥助胃气，食糜、温覆防病之复也。大建中汤治疗太阴里虚寒饮停的腹痛、呕逆。

《伤寒论》中有小建中汤，此处出大建中汤，因两方证均以胃肠虚寒为主，均有腹痛一症，主药又均用甘药胶饴温中补虚止痛，故均曰建中。言小者，寒轻痛轻，且兼有表证；言大者，寒重痛重，胃虚且兼有停饮上逆，此其大较。

《经方六经类方证》记录："本方应用于腹痛比较重者。小建中汤侧重于腹肌拘挛，大建中汤则重在温里驱寒凝。凡心腹痛剧、呕逆不能食，确知其里之虚寒者，即可用之。又因蜀椒有杀虫作用，若虫积而心腹痛剧者，本方亦有验。如胡老治验：李某，男性，32岁，1965年3月16日初诊。两年来常胃腹串痛，胃脘喜温喜按，但痛甚时不能按，痛作时恶心，不能食，稍吃生冷胃亦痛，常畏寒，苔薄白，脉沉细弦。证属里虚寒凝，治以温中驱寒，与大建中汤加细辛：川椒12g，干姜15g，党参10g，饴糖45g，细辛6g。结果：上药服3剂，腹痛发作次数大减，连续两天大便中下蛔虫，共5条，继服3剂诸症已。"

胁下偏痛，发热，其脉紧弦，此寒也，以温药下之，宜大黄附子汤。

【提要】本条论述胁痛（太阴病）的大黄附子汤方证。

【解析】寒饮流于胁下，瘀阻脉络不通则痛，饮偏一处则胁下痛。寒证本无发热，所以发热者，因有饮停之故，此与"少阴病，始得之，反发热，脉沉者，麻黄细辛附子汤主之"的发热机制同。脉紧、弦两者均主寒、主饮、主痛，弦脉还主病位在半表半里的胁下。以上诸症，综合分析为寒证，且有饮停，故用温药下其停饮瘀血，则胁痛可愈，用大黄附子汤。

大黄附子汤方

大黄三两　附子三枚（炮）　细辛二两

上三味，以水五升，煮取二升，分温三服，若强人煮取二升半，分温三服，服后如人行四五里，进一服。

【解析】附子强壮功能，祛饮止痛，用3枚，量大则温中之力强；细辛辛温，祛饮止痹痛。《神农本草经》谓大黄"味苦，寒，主下瘀血，血闭……留饮宿食，通利水谷道"，可知其有活血、利水之功。三药共用，温中、祛饮、活血、止痛。大黄附子汤治疗太阴病、饮停血瘀之胁痛。胡希恕先生学习本方证，结合临证实践，认为偏侧疼痛，多由于瘀血所致，临床应用大黄3~5g活血祛瘀，治疗偏侧疼痛，临证用之多效。

关于本方主治病位及配伍，《方函口诀》认为："此方主偏痛，不拘左右，凡胸下自胸胁至腰痛者，宜用之。但乌头桂枝汤，主腹中央痛而及于满腹，此方则主胁下痛而牵引他处者也。盖大黄与附子为伍者，皆非寻常之症，如附子泻心汤、温脾汤亦然。凡顽固偏僻难拔之积，皆阴阳错杂，非常例所拘。"

本方药物组成与麻黄细辛附子汤仅麻黄、大黄一味药物之差，其功能主治就由强壮温药发汗变为温下之剂，可见经方用药之精。同时提示医家，临证必须辨表里，而后知汗、下。必须有辨八纲、辨方证的整体思维。

本方治疗偏侧疼痛效佳，可依据具体症状反应，加减应用。本方治疗牙痛亦有奇效，如治孟某，男，50岁，初诊日期为2024年11月27日。主诉：牙痛1年，加重1周。现症见牙痛，以右侧为主，近1周以来症状较重，影响进食，夜间疼痛剧烈，影响睡眠。无寒热，口中和，饮食可，二便正常。舌淡苔白嫩，脉沉滑。腹诊见腹部平坦，腹力中等，右侧胸胁部抵抗，肚脐下右侧压痛。处方：黑顺片10g、细辛10g、大黄3g、生石膏45g、苍术10g，颗粒剂，7剂，水冲服，每日1剂。2024年12月25日复诊，自述服药当晚牙痛缓解，服药至第3天疼痛基本消失，至本次就诊近1个月未再有明显不适。岁至年关，马上要回甘肃老家，近2日右侧面颊部不适，害怕牙痛，前来就诊，给予原方10剂预防发作。按：本患者为水瘀热结牙痛，石膏清热，大黄清热活血化瘀，细辛温中化饮止痛，附子性温治疗疼痛效佳，苍术祛水饮、止汗利尿。

本方集活血、止痛、祛饮、下热实之药于一方，止痛效佳。又如赵守真医案："钟大满，腹痛有年，理中四逆辈皆已服之，间或可止。但痛发不常，或一月数发，或二月一发，每痛多为饮食寒冷之所诱致。自常以胡椒末用姜汤冲服，痛得暂解。一日，彼晤余戚家，谈其痼疾之异，乞为诊之。脉沉而弦紧，舌白润无苔，按其腹有微痛，痛时牵及腰胁，大便间日一次，少而不畅，小便如常。吾曰：'君病属阴寒积聚，非温不能已其寒，非下不能荡其积，是宜温下并行，而前服理中辈无功者，仅祛寒而不逐积耳。依吾法两剂可愈。'彼曰：'吾固知先生善治异疾，倘得愈，感且不忘。'即书予大黄附子汤：大黄四钱，乌附三钱，细辛半钱。并曰：'此为《金匮》成方，屡用有效，不可为外言所惑也。'后半年相晤，据云：'果两剂而瘥。'噫！经方之可贵如是。"

二、寒疝病

寒疝病以里寒为主，腹痛较重。"寒疝腹痛，四肢厥逆"用赤丸方；寒疝腹痛重症，"绕脐痛，若发则白汗出，手足厥冷"用大乌头煎；寒疝里虚寒"腹中痛，及胁痛里急"用当归生姜羊肉汤；寒疝重症兼有表证，"腹中痛，逆冷，手足不仁，若身疼痛，灸刺诸药不能治"用抵当乌头桂枝汤；太阳少阳合病，"心腹卒中痛"用柴胡桂枝汤。

寒气厥逆，赤丸主之。

【提要】本条论述厥逆（太阴病）的赤丸方证。

【解析】寒气，此指里寒、饮停。"厥者，手足逆冷是也"，其病机是"阴阳气不相顺接"，逆者，手足冰冷过肘、膝之谓逆，用赤丸方治疗。

仲景书中厥与《内经》中的厥迥异，仲景书中的厥乃特指"手足逆冷"，而《内经》中的厥多指意识障碍类脑病。

赤丸方

茯苓四两　半夏四两（洗）（一方用桂）　乌头二两（炮）　细辛一两，《千金》作人参

上四味，末之，纳真朱为色，炼蜜丸如麻子大，先食酒饮下三丸，日再，夜一服；不知，稍增之，以知为度。

【解析】方中半夏、茯苓、细辛，温中祛饮；乌头辛大温，除寒湿痹，强壮功能，温通血脉；朱砂色赤，用以为丸，故曰赤丸，以蜜为丸，可缓乌头之毒；酒能温通血脉，用之可通脉散寒；本方中朱砂含重金属有毒，用药需谨慎，应以小剂量开始服用，"日再，夜一服，不知，稍增之，以知为度"。

关于后世十八反言乌头反半夏，经方大家胡希恕先生指出："半夏、乌头相反，初学者应避免使用，实则未见其害。"

乌头有毒，蜜可缓其毒。仲景书中，用乌头者5方，《金匮要略》大乌头煎、乌头桂枝汤用蜜煎乌头，乌头汤用蜜煎乌头煮的汤液，赤丸、乌头赤石脂丸用蜜做丸。附子为乌头的侧根，蜜是否可以解附子毒？笔者有两位师承徒弟，服用附子剂，未按要求先煎，出现中毒症状：手足挛急、心悸、冷汗、头晕，脉沉紧细数，均服用蜂蜜后症状很快缓解，此亦临证补救之法，但总以先煎防中毒为要，不可不慎。

本方亦可治疗意识障碍类病症，如《金匮名医验案精选》载石季竹医案："石某某，男，4岁。患结核性脑膜炎而入院治疗。请石季竹老师中医会诊：患儿昏迷不醒，痰声辘辘，双目斜视，四肢厥冷，时而抽搐。苔白微腻，指纹青暗。乃属痰浊蒙闭心包，肝风内动。宜《金匮》赤丸方损益：制川乌、法半夏、石菖蒲各6g，云苓9g，细辛1g，远志5g，生姜汁5滴，竹沥10滴。2剂后，吐出小半碗痰涎，神清厥回，肝风遂平。续经中西药治疗3个月而愈。"

腹痛，脉弦而紧，弦则卫气不行，即恶寒，紧则不欲食，邪正相搏，即为寒疝。绕脐痛，若发则白汗出，手足厥冷，其脉沉弦者，大乌头煎主之。

【提要】本条论述寒疝腹痛（太阴病）的大乌头煎方证。

【解析】里寒则腹痛，脉弦主痛，血脉不通，体表失于温养则恶寒。脉紧主

寒，胃寒则不欲饮食。里虚且寒，则发为寒疝，其症状为绕脐痛，发作有时，疼痛发作时剧烈，大汗出。周围血管收缩则手足厥冷，脉沉紧为里有寒之应，发病时的"白汗出，手足厥冷"类似于疼痛导致的休克前状态，用大乌头煎治疗。

乌头煎方

乌头大者五枚（熬去皮，不咬咀）

上以水三升，煮取一升，去滓，纳蜜二升，煎令水气尽，取二升，强人服七合，弱人服五合。不瘥，明日更服，不可一日再服。

【解析】乌头大者五枚，量大（不咬咀，即不切开，则煎煮时接触面小，溶出率少），上以水三升，煮取一升，用蜜二升，煎令水气尽，取药二升，十合为一升，每次服用七合，相当于分三次服用。因乌头有大毒，体瘦之人，减量服之，病不瘥，明日更服，不可一日再服。此毒药祛病必须顾护人体胃气，亦临证调护之要法，与十枣汤"强人服一钱匕，羸人服半钱，温服之，平旦服，若下少病不除者，明日更服，加半钱，得快下利后，糜粥自养"同。

《皇汉医学》引《建殊录》曰："一男子年七十余，自壮年患疝瘕，十日、五日必一发，壬午秋，大发，腰脚挛急，阴卵偏大而欲入腹，绞痛不可忍，众医皆以为必死。先生诊之，作大乌头煎（每帖重八钱）使饮之，须臾，瞑眩气绝。又顷之，心腹鸣动，吐水数升即复原，且后不再发。"

寒疝腹中痛，及胁痛里急者，当归生姜羊肉汤主之。

【提要】本条论述寒疝腹痛（太阴病）的当归生姜羊肉汤方证。

【解析】腹内有寒气，腹部绵绵作痛，疼痛可波及胁下，腹部肌肉挛急谓之"里急"，多见久病虚寒之体，用当归生姜羊肉汤治疗。

当归生姜羊肉汤方

当归三两　生姜五两　羊肉一斤

上三味，以水八升，煮取三升，温服七合，日三服。若寒多者加生姜成一斤；痛多而呕者，加橘皮二两、白术一两。加生姜者，亦加水五升，煮取三升二合，服之。

【解析】当归甘温，入血分而治里寒；生姜辛温，温中逐饮、散寒止痛；羊肉为血肉之品，偏于甘温，益于胃虚寒之体。当归生姜羊肉汤治疗里寒腹痛、里急、绵绵作痛者。寒多饮聚，可有呕吐，加生姜用量；痛多气逆而呕，加橘皮、白术下气祛饮止呕。《皇汉医学》引《类聚方广义》曰："老人疝痛，妇人血气痛，属于血燥液枯者，宜此方。与乌头附子剂判然有别，诊时宜注意。"

《金匮名医验案精选》载刘俊士医案："佟某，女，50岁，1984年10月8日初诊，左少腹疼痛伴发吐食已6~7年。过去曾因左腹部急性绞痛住某医院，诊断为急性胰腺炎，经住院后，症状有所缓解。出院后左少腹时有隐痛。平时大便次数较多，每日3~4次，平时怕冷，特别是少腹发凉，月经提前后错不定，现已停经1年。口不干，两脉滑带涩，舌正。中医辨证属血虚寒疝，当归生姜羊肉汤主之。当归12g，生姜9g，羊肉60g，3剂，每日1剂。患者服3剂后，左少腹隐痛明显好转。随访半年腹痛未复发。"

寒疝腹中痛，逆冷，手足不仁，若身疼痛，灸刺诸药不能治，抵当乌头桂枝汤主之。

【提要】本条论述表里合病身疼腹痛（太阳太阴合病）的抵当乌头桂枝汤方证。

【解析】寒疝腹中痛，逆冷，手足不仁为里寒所致，与前"乌头煎方证"病机同。里虚寒，表失于温养兼有营卫不通则身疼痛，灸刺诸药不能缓解其身痛，"抵当者"乃指非此不能为功之意，用抵当乌头桂枝汤治疗。

陆渊雷认为"乌头煎治寒疝之剧者，此则乌头煎证而有身疼痛之表候，故合桂枝汤。《伤寒论》云：'身疼痛，清便自调者，急当救表，救表宜桂枝汤。'是也。寒疝剧证，因感寒引发者，大抵宜此方矣"。

《金匮要略今释》引雉间焕云："灸刺诸药不能治，抵当用此方，至言哉！此方之妙，起死起废，不可胜数也。余常见中风卒倒，或瘫痪不语，破伤风牙关紧急，失音，伤寒厥逆，四逆辈不能救者。若向死冷汗如膏，或腹中切痛，及惊风、癫风、痛风、白虎历节，一切逆冷不仁，诸痼废疾，诸药不能救者，屡与此汤，得效至多。又诸疮痛用之，内托排脓之功至速也。最可奇者，走马汤、备急丸、紫丸等方下所称诸卒暴急病，以此方起死回生者如神，皆余平生所得功也。古语曰：'病者苦急，则急食甘以缓之。'至哉此言！乌头和蜜，则如龙乘云矣！然瞑眩亦不少，始宜少与之，不知乃加之，此盖抵当之谓乎？如上所谓诸难证急病，非大毒峻烈剂，则不能抵当。世人漫畏瞑眩，多难服之者，岂不叹哉！"

乌头桂枝汤方

乌头

上一味，以蜜二斤，煎减半，去滓，以桂枝汤五合解之，令得一升后，初服二合，不知，即服三合；又不知，复加至五合。其知者，如醉状，得吐者，为中病。

【解析】原方乌头无剂量，陆渊雷考之曰："乌头，诸本俱阙枚数。《千金》云：'秋干乌头实中者五枚，除去角。'《外台》云：'秋乌头实中大者十枚，去皮生用。一方五枚。'《医心方》亦作五枚。按：此方即大乌头煎桂枝汤合方，作五枚者是也。"本方以蜜煎乌头，后合桂枝汤，从小剂量起服用，中病即止。"如醉状，得吐者"一方面提示为中病，药物已取效，另一方面提示药物用至此剂量已经有中毒反应——头晕、站立不稳、大汗、呕吐，不可再加量，这和今日的急救药物治疗剂量与中毒剂量接近者同，古人已从临床观察到这一现象，故详细记录。

关于"以知为度"，陆渊雷考证："扬雄方言，知，愈也。南楚病愈者或谓之知，《灵枢·邪客篇》有'以知为度'之文，'如醉状'与'得吐'，皆所谓瞑眩也。深痼之疾，服药而中病则瞑眩，瞑眩愈剧，则奏效愈宏。凡乌头得蜜，往往致大瞑眩。"

桂枝汤方

桂枝三两（去皮）　芍药三两　甘草二两（炙）　生姜三两　大枣十二枚

上五味，剉，以水七升，微火煮取三升，去滓。

【解析】桂枝汤健胃气、增津液、调和营卫止痛，故不需要啜热粥以助药力发汗。

《冉雪峰医案》中记录用本方治疗病案，服药后症状反应与原著同，可为经典作注，今录于下："湖北王某，素弱多病，常年患遗精，时愈时发，工作如常，不以为意。初每三五日一遗，继则每日必遗，最后不敢寐，寐而眼闭即遗，虽欲制止而不能，色夭不泽，困惫不支，甚至不能步履，经月不出卧室，即在室内起立亦须靠桌靠椅，延予商治。诊其脉微细小弱而兼虚弦虚数，皮肉消脱，眼睑微肿，指头冷，少腹急结，恶寒甚，躁烦。予曰：下损及中，阴竭阳厥，下元败坏，真机几息，诚难为力。观前此历年所服方药均系遵照古法，固肾宁心，滋培秘摄并进，原无不合，乃似效不效，终至危急若断，无已，唯贞下起元，大力冲劲，拟借用乌头桂枝煎，彼为大气一转，其结乃散，此为大气一转，厥阳斯敷。方用乌头30g，水2杯半，煮取半杯，去滓，纳白蜜60g，再煮，令水尽，以桂枝汤1杯溶解之。初服半剂，越6时不知，余半剂尽服之。讵夜半3时许，吐2次，面如妆朱，昏顿不语，予曰：'勿讶，《金匮》乌头桂枝煎方注云：其知者，如醉状，得吐者，为中病，若药不瞑眩，厥疾弗瘳。'稍待，俟清醒再诊。明晨往诊，厥回神清，手足温，自觉两臂两胯较有力，有能起行意，病即从此转关。续以二加龙骨牡蛎汤、炙甘草汤等加桑螵蛸、覆盆子、菟丝子、补骨脂，随病机出入调摄痊愈。病者3个月后，曾步行约30里，欣慰曷似。"

亦有用本方治疗中风者，如《金匮要略今释》载《古方便览》云："一男子，年五十，左半身不遂，口眼歪，言语僵，手足不收。余用此方吐水，大困倦，家人惊骇。余曰，勿畏，是药之瞑眩也。后诸证尽除，全收效。"

其脉数而紧乃弦，状如弓弦，按之不移。脉数弦者，当下其寒；脉紧大而迟者，必心下坚；脉大而紧者，阳中有阴，可下之。

【提要】本条论述可下的种种脉理。

【解析】本条以脉论治法，不出症状，不似仲景之文。以理解之即可，脉数主热、主虚、主痛极（痛性休克前反应），紧弦主寒、主饮、主痛，弦脉状如弓弦，按之不移，主疼痛不止、部位固定。

脉数弦者，无热则主寒痛极。疼痛诱发心率加快，以温药下其寒，前乌头汤、抵当乌头桂枝汤、大乌头煎均是具体方治。脉迟主寒，脉紧主痛，脉大本是阳明病脉，阳明为病胃家实，今与脉紧迟同见，主胃脘部寒实故，必心下坚；脉紧主邪、主饮，为阴，脉大而紧，应热实在里夹饮，谓之"阳中有阴"，可下之。

附方

《外台》乌头汤

治寒疝腹中绞痛，贼风入攻五脏，拘急，不得转侧，发作有时，使人阴缩，手足厥逆（方见上）。

【提要】本条论述寒疝（太阴病）的乌头汤方证。

【解析】腹中寒，脉络不通则腹中绞痛，疼痛发作时，外周血管收缩，四肢失养则拘急，疼痛致人强迫体位，不能自由翻身，强迫体位不得转侧，痛重时血脉挛急。阴部失养则挛急、收缩谓之阴缩，四末失于温养则手足寒冷、抽搐，用乌头汤温中通络，缓解挛急。

《外台》柴胡桂枝汤方

治心腹卒中痛者。

柴胡四两　黄芩　人参　芍药　桂枝　生姜各一两半　甘草一两　半夏二合半　大枣六枚

上九味，以水六升，煮取三升，温服一升，日三服。

【提要】本条论述心腹痛（太阳少阳合病）的柴胡桂枝汤方证。

【解析】"伤寒，阳脉涩，阴脉弦，法当腹中急痛，先与小建中汤；不瘥者，小柴胡汤主之"，小建中汤为桂枝汤加味方，长于治腹痛，桂枝汤亦可止腹痛，然解表之力强。小柴胡汤主治胸胁痛，故治心痛，亦可治腹痛。柴胡桂枝汤治疗太阳少阳合病，心腹卒痛、心下痞、关节痛者。

《外台》走马汤

治中恶心痛腹胀，大便不通。

巴豆二枚（去皮心，熬）　杏仁二枚

上二味，以绵缠，捶令碎，热汤二合，捻取白汁饮之，当下。老小量之，通治飞尸鬼击病。

【提要】本条论述寒实腹痛、大便不通（太阴病）的走马汤方证。

【解析】中医有"走马看伤寒"之说，言病情危重、变化迅速、需急救之意，本方言走马汤，亦有病情危重、需要急救之意。"中恶"者，突然暴病之意，寒实结于里，其人突发心痛、腹胀，大便不通，甚至意识障碍，用《外台》走马汤治疗。

本方用巴豆，不去油，同杏仁一起"以绵缠，捶令碎，热汤二合，捻取白汁"，攻下之力峻猛。巴豆制剂治病在下，服之得下利，乃温下急救之法；治病在上，服之则吐，为温吐急救之法。老人、小孩应用时酌情减量。所谓"飞尸鬼击病"乃意识障碍类脑病，由此体会，吐下为古人急救之法。

巴豆类制剂，为温性吐下剂，治疗病在里的阴寒重证，为急救之方，今日临证，用之者少，然亦有病案可证其疗效，如叶橘泉有一用桔梗白散治疗意识障碍病案："郑姓老人，年七十余，素嗜酒，并有慢性支气管炎，咳嗽痰多，其人痰湿恒盛，时在初春，其家有喜庆事，此老饕餮酒肉饭食后，即入床睡眠，翌日不起，家人在忙碌中初不知，至晚始发觉患者迷糊，询之瞪目不知答，木然如痴呆，因其不气急，不发热，第三天始邀余诊，两手脉象滑大有力，检视口腔，满口痰涎粘连，舌苔则厚腻垢浊，呼之不应，问之不答，两目呆瞪直视，瞳孔反应正常，按压其胸腹部，患者蹙眉似有痛闷感，拒按状，于揭被时发觉有尿臭，始知其遗尿在床。然大便不行，当考虑其脉象舌苔是实证；不发热，不咳嗽，不气急，病不在脑而在胃，应作寒实结胸论治。用桔梗白散五分，嘱分三次以温开水调和缓缓灌服。二次灌药后，呕出黏腻胶痰样呕吐物甚多，旋即发出太息呻吟声，三次药后，腹中鸣响，得泻下两次，患者始觉胸痛发热口渴，欲索饮，继以小陷胸汤两剂而愈。"

亦有用本方治疗外伤之病案，《金匮要略今释》载《蕉窗杂话》引摄州原村云："有农女入山采艾，失足颠坠，遍体鳞伤，呼吸闷绝，急足招家兄诊之。六脉似有若无，按其胸腹，有自下部上冲胸中者。此物上冲，必烦闷而脉伏，当其上冲时，按之使下，则腹中雷鸣。家兄因谓之曰：'凡打扑损伤之证，多主瘀血，今此证所主，皆水气也。'乃作走马汤饮之，视其所吐下，果水多而血少，每吐下一次，上冲稍平，烦躁亦静。至翌朝，上冲悉止，唯腹底邪水未尽，更服残药，越日而精神了了，乃用调理剂经日而痊愈。自后益信水气之变动不居，知打扑伤损之证，非苏木、桃仁辈所能悉治也。"

三、宿食病

宿食为阳明里热实证，治疗应因势利导，病在上用吐法，病在下用攻下法，吐法用瓜蒂散，下法用大承气汤。仲景书，详于里阳证阳明病论述，略于太阴病论述，故宿食未及寒实证温下、温吐之法，附方"走马汤"实为治疗寒实病正治之方，病在上服之则吐，病在下服之则利，一方而具吐、下之能。

问曰：人病有宿食，何以别之？师曰：寸口脉浮而大，按之反涩，尺中亦微而涩，故知有宿食，大承气汤主之。

【提要】本条论述宿食（阳明病里热实津伤）的大承气汤方证。

【解析】阳明病为里热证，里热耗伤津液，造成大便干结于内，称之为宿食。如何通过脉诊识别呢？关于脉应，以浮沉论之，浮主表、沉主里。以寸关尺论之，寸主表、尺主里，脉浮大主里热，按之反涩为在里的津液不足，尺脉亦主里，微者气伤鼓动血脉无力，涩者津血不足，脉不流利，里热结实，津液损伤，判断其病为宿食，病实人虚，奋力一搏，以大承气汤主之。

陆渊雷从临证实际出发，认为判断宿食时，舌、腹证较脉更确切，曰："病宿食者，往往右关脉沉滑，然不如验之于舌苔腹候，及患者之自觉证。宿食而用大承气，尤须诊腹与舌，然后信而有征。今但验之于脉，且浮大微涩，皆非显然可下之脉，殊令学者疑误。此条亦见《伤寒论》下篇，可知是叔和文字，非仲景文字也。又案：自此以下三条，皆用大承气。大承气所治者，其病不在胃，而在肠。然则虽云宿食，仍是燥屎耳，在伤寒病中，宿食挟热毒为病，故称燥屎。此则不挟热毒，故独称宿食。《巢源·宿食不消候》云：宿谷未消，新谷又入，脾气既弱，故不能磨之，则经宿而不消也。令人腹胀气急，噫气醋臭，时复憎寒壮热是也。"

脉数而滑者，实也，此有宿食，下之愈，宜大承气汤。

【提要】本条论述宿食（阳明病里热实）的大承气汤方证。

【解析】此条应与上条一起学习，脉数为有热，滑为气血旺盛，"实也"当指胃家实的腹证，脉症结合，判断其为里热实证，曰有宿食，用大承气汤下在里之热实即愈，曰"宜"不曰"主之"，亦有深意。

上条因里热实而津伤，故急下热实以存津液，曰"大承气汤主之"，此里热实而津未伤，故曰"宜"大承气汤，病情轻重缓急不同、津液损伤不同，用字亦有别。寸口脉浮而大，按之反涩，尺中亦微而涩者是大承气汤脉证。脉数而滑者，亦是大承气汤脉证。此示人临证不可单以一脉而定证，需脉症合参，明析脉理，否则必有所失。

下利不饮食者，有宿食也，当下之，宜大承气汤。

大承气汤方（见前痉病中）

【提要】本条论述下利、宿食（阳明病）的大承气汤方证。

【解析】下利不欲饮食多为里虚寒证，然亦有实热证。里热迫津液从肠道而下，则下利。里热内蒸，加之下利，肠道津液耗伤，大便内结，形成燥屎，曰有宿食。里热消食，当能食，若结实形成，腑气不通，则不能食，当用大承气汤下在里之热实，热祛食消，则利止能食。本条所论，后世称其为"热结旁流"，与《伤寒论》321条"少阴病，自利清水，色纯青，心下必痛，口干燥者，可下之，宜大承气汤"理同。

宿食在上脘，当吐之，宜瓜蒂散。

【提要】本条论述宿食在上（阳明病）的瓜蒂散方证。

【解析】宿食者，胃肠道积滞是也，多见于阳明病。医者治病，应因势利导，偏于上者，用吐法治疗，在下者，用下法治疗，即《内经》所言"其高者，因而越之；其下者，引而竭之"。前3条宿食在下，用大承气汤攻下治疗，本条言宿食在上，有通过呕吐排出的机转，故用瓜蒂散治疗。

本条论述症状不全，可结合《伤寒论》166条"病如桂枝证，头不痛，项不强，寸脉微浮，胸中痞硬，气上冲喉咽不得息者，此为胸有寒也。当吐之，宜瓜蒂散"及355条"病人手足厥冷，脉乍紧者，邪结在胸中，心下满而烦，饥不能食者，病在胸中，当须吐之，宜瓜蒂散"学习。

瓜蒂散方

瓜蒂一枚（熬黄）　赤小豆一分（煮）

上二味，杵为散，以香豉七合煮取汁，和散一钱匕，温服之。不吐者，少加之，以快吐为度而止（亡血及虚者不可与之）。

【解析】瓜蒂味苦寒，有毒，主治"食诸果不消，病在胸腹中，皆吐下之"，可吐在上之热结。辅以赤小豆、香豉养胃气，此仲景用猛药护胃之常法。瓜蒂散治疗阳明病热结在胸中。吐剂为驱邪之法，可用于病实人不虚者，亡血及虚者不可与之。

脉紧如转索无常者，有宿食也。脉紧，头痛，风寒，腹中有宿食不化也（一云寸口脉紧）。

【提要】以上论述脉紧为有宿食的脉应。

【解析】脉紧主寒、主痛、主饮，亦主邪气，浮紧则主表实证，沉紧则主邪结于里。脉紧如转索无常，是说紧脉时有时无，时轻时重，应内有宿食，腹痛时发时止。脉紧，有宿食则腹满、腹痛，是病在里之应，头痛风寒即头痛、恶风、恶寒，是病在表之应，此为太阳阳明合病。

以表里论，病在表为轻，在里为重，宿食为病在里，是里热实证的阳明病，其治法依据病势的在上、在下因势利导，分别应用吐法、下法治疗。宿食脉证论之尤多，以脉而论"寸口脉浮而大，按之反涩，尺中亦微而涩""脉数而滑""脉紧如转索无常""脉紧"均有可能是宿食，临证应结合症状，全面分析辨证，不可以脉定证。

五脏风寒积聚病脉证并治第十一

全篇提要

本篇论述五脏中风、中寒、死脏、三焦、积聚病症，以及积的脉诊法，然均无具体方治，所列旋覆花汤、麻子仁丸、甘姜苓术汤三方证，又皆与所论"五脏风寒积聚病"无关，再就本篇及前后诸篇行文、方治观之，仲景绝无五脏论治之例，考其为王叔和整理《仲景遗论》时加入，亦未可知。本篇除有方证三条文，其余诸条，行文与"脏腑经络先后病"篇同。依据症状反应，今随文解析如下，并依据个人以六经、八纲、方证学习《伤寒论》《金匮要略》方法，对无方治条文，出以参考方。

依据症状反应及整体文意，可将旋覆花汤、甘姜苓术汤两方证条文，列入"痉湿暍病"篇，麻子仁丸方证条文可列入"消渴小便不利淋病"篇或"腹满寒疝宿食病"篇，其余诸条，可与"脏腑经络先后病"篇合为一篇。

陆渊雷曰："《金匮》所论诸杂病，此篇最为难晓。风也，寒也，积也，聚也，为四种病因。然篇中所论，究不知其为何种病？盖吾人所以贯通中西古今之法。十之四，取之古书所载之证候；十之六，则取之古书所载之药方。临床上某药方所治之病，合以其方之证候，推知古人所谓某病者，在今日之病理上当为某病，如此而已。此篇药方不过二首，证候亦语焉不详。积聚之病，《难经》《巢源》虽有论列，犹难明晓，风寒则竟无可考。于是所谓风寒积聚者也，终不知其为何种病矣。意者，古昔相传有此四种病，仲景特述而不作，存而不论欤。篇中药方二首，麻子仁丸本出《伤寒论》，甘姜苓术汤见《外台》第十七卷肾着腰痛门，引《古今录验》名甘草汤，不云出仲景《伤寒论》（《外台》引《金匮》方皆云出《伤寒论》）。然则《金匮》此篇，本非仲景旧文。后人取《难经》《巢源》等书以补缀之欤，皆未可知也。"

肺中风者，口燥而喘，身运而重，冒而肿胀。肺中寒，吐浊涕。肺死脏，浮之虚，按之弱如葱叶，下无根者，死。

【提要】以上论述肺中风、肺中寒、肺死脏症状。

【解析】里有瘀热则口燥，气上逆则喘，表有湿则身重、活动不利，里饮上逆则冒，水泛体表则肿胀，名为肺中风，依据汗出之有无，可选用大青龙汤、桂枝二越婢一汤治疗。里有寒湿则吐浊涕，名为肺中寒，甘草干姜汤可适症选用。脉有外无内，浮取虚，按之弱，如葱叶，下无根者，死，名为肺死脏。

肝中风者，头目瞤，两胁痛，行常伛，令人嗜甘。肝中寒者，两臂不举，舌本燥，喜太息，胸中痛，不得转侧，食则吐而汗出也。肝死脏，浮之弱，按之如索不来，或曲如蛇行者，死。

【提要】 以上论述肝中风、肝中寒、肝死脏症状。

【解析】 里虚寒，水气上逆至胸胁则胁下痛，至头则目瞤。停饮人羸弱，常弯腰而行。胃虚之人，喜食甘以养胃气，名肝中风，苓桂术甘汤可参考应用。饮逆于上，心胸之气不畅则喜太息。胸中痛，饮停于中，波及于表，则两臂不举，不得转侧。胃虚饮逆，食则吐而汗出，舌本燥为津液不上承，名为肝中寒，小半夏加茯苓汤、后世指迷茯苓丸可适症选用。里有邪而津血不足，浮取脉弱为津血不足，按之如索不来，或曲如蛇行者为邪在于中，死，名为肝死脏。

肝着，其人常欲蹈其胸上，先未苦时，但欲饮热，旋覆花汤主之。

【提要】 本条论述肝着（太阳病）的旋覆花汤方证。

【解析】 本条论述肝着证治，与五脏中风、中寒、死脏条文，明显无相关性。体有寒瘀，按之血脉流通，可缓解症状，故喜按；其人常欲蹈其胸上，提示有寒瘀在表，未发病前，患者即喜喝热饮，用旋覆花汤治疗。

旋覆花汤出在妇人杂病篇，显系错简，今列于此。

旋覆花汤方

旋覆花三两　葱十四茎　新绛少许

上三味，以水三升，煮取一升，顿服之。

【解析】 旋覆花味咸，温，主治结气，除水；葱白辛温发汗；新绛即茜草，活血化瘀，诸药合用，发汗解表，治疗胸闷、喜热饮。

冯世纶老师通过临床实践、原文考证，在六经八纲方证的经方医学体系层面对本方有深刻认识，曾撰写"旋覆花汤方证考"一文，今录其文于下："夜宿青龙峡，有人来求诊，一名52岁男性司机，昨子夜即感胸紧胀痛、恶寒，至晚益重难忍，时以两手捶击胸胁，谓捶后较舒，伴恶寒头痛，咳嗽无痰，口中和而思热饮，苔白，脉弦细。嘱其自采鲜旋覆花1把、葱白4根、生姜3片，煎汤1碗，热饮并盖棉被，身见微汗便可。翌日告谢痊愈。此案深深启发了笔者讨论旋覆花汤方证的兴趣。旋覆花汤方，原见于《金匮要略·五脏风寒积聚病脉证并治》和《金匮要略·妇人杂病脉证并治》，因其有错简，使后代难辨其方证，如《金匮要略·妇人杂病脉证并治》第11条：'寸口脉弦而大，弦则为减，大则为芤，减则为寒，芤则为虚，寒虚相搏，此名为革，妇人则半产漏下，旋覆花汤主之。'相同的条文又见于《金匮要略·血痹虚劳病脉证并治》篇和《金匮要略·惊悸吐衄下血胸满瘀血病脉证并治》篇，很明显存在错简和方与证不相应的错误，对此后代注家认识颇为一致，确认其错简，但却未明旋覆花汤的适应证，因旋覆花汤方证只剩下一条，即《金匮要略·五脏风寒积聚病脉证并治》第7条：'肝着，其人常欲蹈其胸上，先未苦时，但欲饮热，旋覆花汤主之。'本条在《金匮要略》各版本皆不载方，而《医宗金鉴》虽载其方，却谓'旋覆花汤主之，与肝着分歧，当是衍文'，即认为亦属错简，这样对旋覆花汤方药和其适应证的认识就变得扑朔迷离。影响认识旋覆花汤方证的另一主要原因，即对葱白看法有误，此亦缘于错简，即《伤寒论》第315条：'少阴病，下利，脉微者，与白通汤；利不止、厥逆无脉、干呕、烦者，白通加猪胆汁汤主之。服汤，脉暴出者死，微续者生。'对本条的错简，千余年来无人破解，故后代注家一直认为葱白能用于阳欲绝而起'通阳'作用，而不是发汗。经方大师胡希恕在20世纪70年代认识到'白通加猪胆汁汤是通脉四逆汤之误'（见《伤寒杂病论传真》），明确指出葱白重用主要是发汗。旋覆花汤的药物构成为旋覆花三两，葱十四茎，新绛少量。其组成决定了其相应的适应证，因仲景书中多处错简及对葱白的误解而导致了对本方证认识不清，因此，这里首先要明确葱白的作用。《神农本草经》记载葱白：'味辛，温。主明目，补中不足。其茎可作汤，主伤寒，寒热，出汗，中风，面目肿。'说明葱白主要作用是发汗解表，治伤寒寒热，并有温中作用，与生姜十分相近。再看旋覆花汤的构成，方中葱白用十四茎，比旋覆花三两分明大得多，应是该方的君药。新绛是何物虽至今未明，但已注明少许，可知即使是活血药，亦不可能使本方成为活血破血之方。用葱白主在发汗，谓其有通阳作用，亦是指通津液以发汗解表，而不是通经活血。经方大师胡希恕先生在考证白通加猪胆汁汤为通脉四逆汤之误时，明确指出：'葱白主在发汗，合用附子是解少阴之表，通阳是通津液发汗，脉微欲绝之证绝不能再用葱白发汗。'其研究不但明确了其错简，更重要的是强调了葱白的发汗作用。再看旋覆花的作用，《神农本草经》谓旋覆花：'味咸，温。主结气，胁下满，惊悸，除水，去五脏间寒热，补中，下气。'即为降气化痰、补中下气化饮药。因此，葱白与旋覆花合用则是在解表的同时利饮，其证为外邪里饮证。因而，旋覆花汤的适应证为外邪里饮证，这样再看'肝着，其人常欲蹈其胸上，先未苦时，但欲饮热'及笔者在青龙峡的治验，是更为典型的疲劳受寒后所出现明显表证，同时又有明显的里饮证，即外邪里饮证、太阳太阴合病证，用葱白温中发汗解表，用旋覆花温里化饮，二者组成为旋覆花汤方，其功效为在解表的同时化饮，即主治为外邪里饮证。通过以上考证，我们明确了旋覆花汤的主治作用是发汗解表，同时利饮，所治'肝着'是外邪里饮的太阳太阴合病，而不是肝血瘀结之证。"

依据症状反应，应用本方，可以治疗诸多疾病，如《金匮名医验案精选》载吴棹仙医案："卢某，50岁，顽固胃痛18年，西医诊断为慢性胃炎。身瘦体弱，饮食减少求治。初诊：胸胁作痛，喜按，喜热饮，肝着之候也。旋覆花30g，茜草6g，火葱14茎整用（四川葱子较小者名火葱）。初次煎好，分两次服之。二诊：服上方胸痛喜按之证减轻，仍喜热饮，大便曾解数次，肾囊微觉冷湿，服前方加味治之。旋覆花18g（包），茜草5g，干姜12g，云苓12g，炒枳实6g（打），火葱7茎整用，服2剂。以后始终以旋覆花汤为主，或配合枳术丸、栝楼薤白汤、《外台》茯苓饮、六君子汤等，计十一诊，肝着痊愈。"

心中风者，翕翕发热，不能起，心中饥，食即呕吐。心中寒者，其人苦病心如啖蒜状，剧者心痛彻背，背痛彻心，譬如蛊注。其脉浮者，自吐乃愈。心伤者，其人劳倦，即头面赤而下重，心中痛而自烦，发热，当脐跳，其脉弦，此为心脏伤所致也。心死脏，浮之实如麻豆，按之益躁疾者，死。

【提要】以上论述心中风、心中寒、心伤、心死脏症状。

【解析】病在表则翕翕发热，心中为胃中，胃知饥为有热，然进食即吐，为里热上逆；表不解，里有热，表里同病，发为太阳阳明合病，其人但欲卧，不能起，名为心中风，治疗应先解表，后治里，解表用桂枝汤、治里用大黄甘草汤。胃内停饮结实，由食管逆于胸则苦胸部不适，如进食大蒜灼热、疼痛，剧者如同虫咬一般，心痛彻背，背痛彻心，其脉浮则病在上。自吐乃愈，可知其病在胃，且偏于上，名为心中寒，以瓜蒂散吐之。虚劳之人，热在上而饮在下，其人乏力、劳倦，上热则头面赤、心中痛、心烦、发热，寒饮在下则腰以下沉重，当脐跳为水饮在下之应。脉弦主饮、主寒，知其上热为虚热，此为心脏伤所致也，名为心伤，小建中汤加龙骨、牡蛎可适症选用。脉浮取实如麻豆，按之益躁疾者，主邪盛，死，名为心死脏。

邪哭使魂魄不安者，血气少也；血气少者属于心，心气虚者，其人则畏，合目欲眠，梦远行而精神离散，魂魄妄行。阴气衰者为癫，阳气衰者为狂。

【提要】以上论述心虚的癫、狂。

【解析】患者喜悲伤哭泣，如"中邪使魂魄不安"，谓之"邪哭"，害怕恐惧，闭目则梦远行，均为神经精神症状。古人认为心主血脉、主神明，魂魄属神明类，故有"血气少者属于心，心气虚""精神离散，魂魄妄行"之说，依证可选用甘麦大枣汤治疗。

癫、狂亦属于神经精神类病症，癫者静而狂者燥，癫者不及、狂者有余，后"阴气衰者为癫"与前文意不连，"阳气衰者为狂"于理不通，"邪哭，其人则畏，合目欲眠，梦远行"可称之为癫。狂多见阳明病，前防己地黄汤、《伤寒论》中抵当汤均是其例。

脾中风者，翕翕发热，形如醉人，腹中烦重，皮目眴眴而短气。脾死脏，浮之大坚，按之如覆杯，洁洁状如摇者，死。肾死脏，浮之坚，按之乱如转丸，益下入尺中者，死。

【提要】本条论述脾中风、脾死脏、肾死脏病症。

【解析】表不解则其人翕翕发热，形如醉人，体表有湿则皮目眴眴。里有停饮，微者短气，湿气在下则腹中烦重，名曰脾中风，防己茯苓汤可适症选用。浮取大坚为表邪重，按之如覆杯，洁洁状如摇者，为里虚极，死，名脾死脏。浮取坚为表邪重，按之乱如转丸，益下入尺中者，为里虚极，死，名肾死脏。

跌阳脉浮而涩，浮则胃气强，涩则小便数，浮涩相搏，大便则坚，其脾为约，麻子仁丸主之。

【提要】本条论述小便数、大便坚（阳明病）的麻子仁丸方证。

【解析】本条为《伤寒论》中内容重出，跌阳脉为足背动脉，主要候胃气，里有热则脉浮，津液虚则脉涩，脉证相应，"浮则胃气强"即是浮脉应胃有热，胃有热鼓荡血脉于外故脉浮；"涩则小便数"即涩脉应小便数，小便数所以津液不足，脉涩；里热与津液丧失同在，谓之"浮涩相搏"；里热，胃肠道少津，大便因此而硬；古人认为脾为胃行津液，现胃热津液不足，脾的功能因此受到制约，故曰"其脾为约"，用麻子仁丸清胃热、生津液，治小便数、大便硬。

麻子仁丸方

麻子仁二升　芍药半斤　枳实一斤　大黄一斤　厚朴一尺　杏仁一升

上六味，末之，炼蜜和丸梧子大，饮服十丸，日三，以知为度。

【解析】麻子仁甘平质润，补中益气，生津液通便；杏仁甘温质润，润肠通便；芍药、大黄微苦清热，均有下热实通便之功；枳实、厚朴下气助大黄、芍药通便，用蜜为丸，意在润下。麻子仁丸治疗里热津伤便秘，多见于老年人便秘，十余日无所苦者。

陆渊雷云："趺阳脉浮涩相搏云云，绝非仲景文字。麻子仁丸之证候，为大便坚，小便利，而不渴。老人虚人燥结者，宜之。"诚然。陕西老家杨某，女，46岁，子宫全切术后便秘，大便时出血，无明显疼痛（考虑内痔），改善饮食无效，余无所苦，2024年10月9日初诊，嘱服用麻子仁丸，1周后便秘、出血均明显改善，继续治疗。本方在儿童便秘中应用，亦多获效，曾治疗王某，男，10岁，初诊日期：2020年8月3日。妈妈代述1周都不大便，每次大便都得催着，无腹痛、腹胀，无恶心、呕吐，饮食正常，睡眠及小便正常。舌淡苔腻水滑，腹诊：腹平，脐周满，黄瓜样悸动。辨六经：阳明病。辨方证：麻子仁丸证。处方：火麻仁10g，枳实10g，大黄5g，姜厚朴10g，苦杏仁10g，赤芍15g，甜叶菊3g。颗粒剂，7剂，水冲服，每日2次，2020年8月12日复诊，吃完药以后，每天大便1次，也不用催着上厕所，继续原方治疗。还用此方加味治疗一例女大学生，习惯性便秘10余年，排便费力，10余日1行，得用开塞露，吃半剂药，大便即通，坚持吃了3剂，大便恢复正常，未再服药（具体病案见《八纲解析＜伤寒论＞》247条）。

王三虎有一则产后压力性尿失禁病案，以小便数、大便干为抓手，应用麻子仁丸，颇可启迪思路，今录于下："刘某，女，29岁。产后小便失禁2个月。患者自述产后出现小便频数且站立行走时即有小便流出，无其他明显不适。经在本地中西药治疗无效，于1991年3月5日来第四军医大学西京医院就诊。泌尿外科诊断为压力性尿失禁，建议保守治疗3个月，若无效则进行手术治疗，遂来中医科求治。患者体质中等，面色略显苍白虚肿，自汗，舌质偏红，苔微黄，脉细弱。又诉大便2~3日1行，质地干硬。思此证尿失禁、频数、大便秘结、自汗，与脾约证相似，尿失禁乃系小便频数之甚者，乃投麻子仁丸加味：麻子仁15g，杏仁12g，大黄8g，枳实10g，芍药12g，厚朴12g，金樱子12g，4剂。3月12日复诊，谓服药后大便通畅，小便即恢复正常。停药后大便又干结难下，小便也不能自控。药证相符，嘱常服麻子仁丸，保持大便通畅，携药回家。后托人来告，病愈2个月，未再复发。"

许叔微《伤寒九十论》载："一豪子郭氏，得伤寒数日，身热、头疼、恶风、大便不通、脐腹膨胀。易数医，一医欲用大承气，一医欲用大柴胡，一医欲用蜜导。病家相知凡三五人，各主其说，纷然不定，最后请余至。问小便如何？病家云：小便频数。乃诊六脉，下及趺阳脉浮且涩。予曰：脾约证也，此属太阳阳明。仲景云：'太阳阳明者，脾约也。'仲景又曰：'趺阳脉浮而涩，浮则胃气强，涩则小便数，浮涩相搏，大便则硬，其脾为约者。'大承气、大柴胡恐不当，仲景法中麻子仁丸不可易也。主病亲戚尚尔纷纷，予曰：'若不相信，恐别生他证，请辞，无庸召我。'坐有一人，乃弟也，逡巡曰：'诸君不须纷争，既有仲景证法相当，不同此说何据？某虽愚昧，请终其说，诸医若何，各请叙述。'众医默默，纷争始定。余以麻子仁丸百粒，分三服，食顷间尽。是夕，大便通，中汗而解。"

肾着之病，其人身体重，腰中冷，如坐水中，形如水状，反不渴，小便自利，饮食如故，病属下焦，身劳汗出，衣（一作表）里冷湿，久久得之，腰以下冷痛，腹重如带五千钱，甘姜苓术汤主之。

【提要】本条论述肾着（太阴病）的甘姜苓术汤方证。

【解析】肾着"病属下焦，身劳汗出，衣里冷湿，久久得之"与风湿"伤于汗出当风，或久伤取冷所致"的发病机制同，依据症状、病机及方治（发汗法），本条应列入《痉湿暍病脉证治》篇更确，王叔和当日因见有"肾着"二字，而五脏病篇又缺具体方治，录入于此，亦未可知。寒湿在表，久久不去，积于皮内，则发肾着，因表有湿，故身体疼重沉、腰冷、腹重，病不在里，口不渴、饮食二便正常，用甘姜苓术汤治疗。今日虽无劳作之苦，但生活习惯之改变，夏日空调之普遍应用，穿衣露背，缺乏锻炼，均可诱发肾着的发生，临证亦常见。

如治疗董某，男，27岁，2024年7月23日初诊。主诉：背部双膝发凉3个月。现症：背部、双膝发凉，炎炎夏日骑电动车，也需戴护膝，盗汗，身凉，略恶寒，汗出可，口中和，纳可，二便正常。脉沉细，舌淡暗。腹诊：腹部平，腹力中等，无悸动、压痛。考虑肾着病，予甘姜苓术汤原方，方中每两折合5g，处方：炙甘草10g，干姜20g，茯苓20g，白术10g。7剂，中药饮片，水煎服。2024年8月13日复诊：服完7剂药以后，腰凉、膝盖凉明显好转，不用带护具了，盗汗痊愈。近期没有服药，膝盖略凉，来调理。

甘草干姜茯苓白术汤方

甘草　白术各二两　干姜　茯苓各四两

上四味，以水五升，煮取三升，分温三服，腰中即温。

【解析】本方重用茯苓利水，干姜温散在表之水湿，白术解肌表之湿、止汗利尿，甘草缓解急迫疼痛。甘姜苓术汤主要作用在利尿，治在太阴，主症为寒湿在表的腰痛、腰凉、双下肢沉重。

本方与苓桂术甘汤比较，药味只有桂枝、干姜之别，然方治大异，本方治疗寒湿在表的腰痛、腰以下凉痛沉；苓桂术甘汤治疗里有停饮、水气上逆的小便不利、气上冲胸、胸胁满、心下满、心悸、头眩等，若不是反复的临床实践，怎能得到如此精确的方证经验！

《金匮要略今释》引《古方便览》病案，颇可启发本方应用及与苓桂术甘汤方证之鉴别，今引其文如下："一士人，年七十三。平生小便频数，腰冷如坐水中，厚衣覆盖而坐，精液时泄不自禁，诸治并无效，如此已十余年矣。余诊之，心下悸，即与此方而痊愈""一妇人，平生上冲甚，而有心悸之证。故先生（谓吉益东洞也）令服苓桂术甘汤。一夜腹大痛，苦楚不可言。先生往诊之，见疼痛之状，腰部为甚，与此方一剂，顿瘥。"

问曰：三焦竭部，上焦竭善噫，何谓也？师曰：上焦受中焦气未和，不能消谷，故能噫耳。下焦竭，即遗溺失便，其气不和，不能自禁制，不须治，久则愈。

【提要】本条论述三焦病症。

【解析】上焦竭其人喜欢叹息，为何？上焦受胃气供养，胃虚不能消谷供养上焦则喜叹息，胃虚饮停的苓桂术甘汤证常可见此症状。临证经常遇到喜叹息的患者，查舌淡胖齿痕苔滑，常以苓桂术甘汤而取效。如治疗一中学女教师，刘某，40岁。初诊日期：2014年8月17日，精神紧张，叹息，心悸，胸闷，气短，失眠1周，先是口服抗焦虑及改善睡眠西药，无明显好转。就诊时胸闷，叹息，气短，心悸，表情紧张、焦虑，汗出，纳差，口中和，无寒热，身刺痛，脉滑，舌淡苔白底水，二便正常。腹诊：右侧胸胁部叩击痛，心下痞满。处以苓桂术甘汤、四逆散、茯苓杏仁甘草汤、桂枝茯苓丸合方加桔梗：茯苓24g，桂枝10g，苍术10g，北柴胡10g，赤芍10g，枳实10g，炙甘草10g，桃仁10g，桔梗10g，杏仁10g，7剂，服药1剂后，频繁呃逆，胸闷、气短、叹息等症状均明显好转，7剂后痊愈。

下焦竭则二便失于收摄，自遗，不能自控，亦是胃虚不能制下，甘草干姜汤可适症选用。如曾用炙甘草20g，干姜10g，治疗74岁女性，其人患脑梗死后尿失禁2个月余，服用7剂后，可控制排尿。原文虽云，待胃气自行恢复而自愈，不须治，久则愈，但临证需依据症状反应，随证治之。

师曰：热在上焦者，因咳为肺痿；热在中焦者，则为坚；热在下焦者，则尿血，亦令淋秘不通。大肠有寒者，多鹜溏；有热者，便肠垢。小肠有寒者，其人下重便血；有热者，必痔。

【提要】本条论述热在上焦、中焦、下焦及大肠寒热、小肠寒热病症。

【解析】热在上，伤肺则咳，发为肺痿，麦门冬汤可适症应用；热在中，蒸干水液，则大便干，曰坚，适症选用大、小、调胃承气汤三方及麻子仁丸；热在下则尿血，亦可淋秘不通，适症选用猪苓汤、麻子仁丸。

肠寒则大便稀薄、不成形，色如鸭粪，澄澈清冷，曰鹜溏，可适症选用理中丸、四神丸；肠热则大便排出垢腻、腐败物质，可适症选用黄芩汤、白头翁汤、葛根黄芩黄连汤、大承气汤等；小肠有寒者，其人下重、便血，可适症选用柏叶汤；有热者，必痔，可适症选用赤小豆当归散、泻心汤等。

问曰：病有积、有聚、有榖气，何谓也？师曰：积者，脏病也，终不移；聚者，腑病也，发作有时，展转痛移，为可治；榖气者，胁下痛，按之则愈，复发为榖气。诸积大法，脉来细而附骨者，乃积也。寸口，积在胸中；微出寸口，积在喉中；关上积在脐旁；上关上，积在心下；微下关，积在少腹；尺中，积在气冲；脉出左，积在左；脉出右，积在右；脉两出，积在中央；各以其部处之。

【提要】本条论述积、聚、榖气病症及诸积诊脉大法。

【解析】积病结实，固定不移，聚者，时聚时散，发作有时，脏病重，腑病轻，故曰"积者，脏病也；聚者，腑病也"，脏腑非指某一具体脏腑器官而言；榖气为病，胁下痛，按之症状缓解，易反复，胁下为正邪交争出表入里之所，为半表半里所处，此处为病，多发半表半里证。"诸积大法"即诊断积病的大法，以脉取之，沉取附骨乃得，且按之细，为气血不足、功能沉衰的里证之应。

以下是部位应病之脉诊法，左脉应左侧之病，右脉应右侧之病，病在中则应双手脉，寸脉应上，关脉应中，尺脉应下，具体而言："寸口积在胸中；微出寸口，积在喉中；关上积在脐旁；上关上，积在心下；微下关，积在少腹。尺中，积在气冲；脉出左，积在左；脉出右，积在右；脉两出，积在中央；各以其部处之。"此处诊脉法与传统的左右手寸关尺三部分别应心肝肾、肺脾命门的脏腑诊脉法不同，只对应病位的高下左右，不对应脏腑，更无关脏腑学说。

痰饮咳嗽病脉证并治第十二

全篇提要

本篇论述水饮为病。因水饮为病，多见咳嗽症状，故篇名为"痰饮咳嗽病"。本篇依据部位不同将水饮分为痰饮、悬饮、溢饮、支饮，还论述了水在五脏的病症，以及留饮、伏饮。名类虽多，然水饮之代谢，主要在于汗、尿两途，且水性寒，治病应因势利导，故本篇提出水饮的治疗大法为"发汗、利小便""温药和之"，水气病篇对发汗、利小便的应用有进一步说明，即"诸有水者，腰以下肿，当利小便；腰以上肿，当发汗乃愈"。发汗治表，利小便治里，本篇所论，表证、里证均有，表证以太阳病为主，里证以太阴病为主，兼见里热阳明病。

一、痰饮病

水饮为病，在表可见水肿，在体内则变动不居，腹胀、肠鸣、小便不利、心悸、气短、胸闷、眩晕、癫痫、咳嗽、呕吐、下利等症状均可出现。

具体方证：水气上冲的"胸胁支满，目眩""短气有微饮"用苓桂术甘汤；"短气有微饮，小便不利"者用肾气丸；"病者脉伏，其人欲自利，利反快，虽利，心下续坚满"的留饮用甘遂半夏汤；"脉沉而弦者，悬饮内痛"用十枣汤；"病溢饮者，身体疼重，水肿"，当发其汗，太阳阳明合病用大青龙汤、太阳太阴合病用小青龙汤；"其人喘满，心下痞坚，面色黧黑，其脉沉紧"的膈间支饮用木防己汤或木防己汤去石膏加茯苓芒硝汤；"心下有支饮，其人苦冒眩"者用泽泻汤；"支饮胸满"者用厚朴大黄汤；"支饮不得息"用葶苈大枣泻肺汤；胃内停饮的"呕家本渴，渴者为欲解，今反不渴"用小半夏汤；肠间有水气，"腹满，口舌干燥"用己椒苈黄丸；膈间有水"卒呕吐，心下痞，眩悸者"用小半夏加茯苓汤；"假令瘦人脐下有悸，吐涎沫而癫眩"者用五苓散；"心胸中有停痰宿水，自吐出水后，心胸间虚，气满不能食"用《外台》茯苓饮。

问曰：夫饮有四，何谓也？师曰：有痰饮，有悬饮，有溢饮，有支饮。

问曰：四饮何以为异？师曰：其人素盛今瘦，水走肠间，沥沥有声，谓之痰饮；饮后水流在胁下，咳唾引痛，谓之悬饮；饮水流行，归于四肢，当汗出而不汗出，身体疼重，谓之溢饮；咳逆倚息，短气不得卧，其形如肿，谓之支饮。

【提要】本条论述痰饮、悬饮、溢饮、支饮病症。

【解析】依据饮所在的部位不同，分为痰饮、悬饮、溢饮、支饮。胃虚人失所养，其人素盛今瘦，痰饮在胃肠，水走肠间，沥沥有声，为痰饮；饮后水流在胁下，波及于肺，肺气上逆则咳嗽、唾痰，咳嗽引胁下痛，为悬饮；饮水流行，归于四肢，当汗出而不汗出，水在体表，身体沉重、疼痛，为溢饮；水留心下（胃脘），上逆犯肺，肺气上逆则咳，咳逆倚息，气短不得卧为水在心下，其形如肿为不得汗所致，为支饮。

从症状反应分析，支饮已含溢饮、悬饮之机，其实为"伤寒表不解，心下有水气""病溢饮者，当发其汗""咳逆倚息，不得卧"的小青龙汤方证。

水在心，心下坚筑，短气，恶水不欲饮。水在肺，吐涎沫，欲饮水。水在脾，少气身重。水在肝，胁下支满，嚏而痛。水在肾，心下悸。

【提要】以上论述水在五脏病症。

【解析】水饮停于胃脘，按之满，短气，胃虚饮停，则不欲饮水，名水在心，木防己汤可适症选用。水在上，则吐涎沫；胃虚寒，津液不足，故欲饮水，曰水在肺，甘草干姜汤可适症选用。里虚饮停则少气，水在表则身重，曰水在脾，茯苓杏仁甘草汤可适症选用。水在两胁则胁下支满，嚏而痛，与悬饮同，曰水在肝，十枣汤可适症选用。水停心下，冲逆则心下悸，曰水在肾，五苓散、苓桂术甘汤、苓桂枣甘汤可适症选用。

夫心下有留饮，其人背寒冷如手大。留饮者，胁下痛引缺盆，咳嗽则辄已（一作转甚）。胸中有留饮，其人短气而渴，四肢历节痛。脉沉者，有留饮。

【提要】以上论述不同部位留饮的病症及留饮的脉。

【解析】脉得诸沉，当责有水，留饮为水饮流注体内或关节较深者，故脉应沉。心下有留饮，其人背寒冷处如手大，可适症应用附子汤。饮留胁下，胁下痛，引缺盆，咳嗽则疼痛加重，与悬饮同，十枣汤可适症选用。胸中有留饮，其人短气而渴，四肢历节痛，桂枝芍药知母汤可适症选用。

膈上病痰，满喘咳吐，发则寒热，背痛腰疼，目泣自出，其人振振身瞤剧，必有伏饮。

【提要】本条论述伏饮病症。

【解析】饮伏体内，感外邪而发，逆于上，则胸满闷、喘憋、咳嗽、吐痰。因外感诱发，多兼表证，发则寒热、背痛腰疼、目泣自出，其人振振身瞤剧为表证兼水饮之象，木防己汤与真武汤合方可适症选用。

　　夫病人饮水多，必暴喘满。凡食少饮多，水停心下，甚者则悸，微者短气。脉双弦者，寒也，皆大下后善虚，脉偏弦者，饮也。肺饮不弦，但苦喘短气。支饮亦喘而不能卧，加短气，其脉平也。

【提要】以上论述水饮为病的症状、脉象。

【解析】胃虚饮停，多饮则诱发气上逆，突发喘憋、胸满闷；水在心下，微者短气，甚者则心悸；脉双弦为寒，偏弦为饮，皆为下后胃虚；饮在肺，不关乎胃，故脉不弦，但肺气不降，可见喘、满、气短；支饮亦喘而不能卧、短气，但水流一侧，其脉偏弦，曰"其脉平也"，乃较"肺饮不弦"而言。

　　病痰饮者，当以温药和之。

【提要】本条论述病痰饮的治疗原则。

【解析】痰饮为水饮类病症，水性寒，治疗大法为寒者热之，治疗痰饮为病，当用温药，故曰"病痰饮者，当以温药和之"。陆渊雷认为"痰饮之原因，如篇首所述，皆因功能不健全而起，故当以温药恢复其功能。但痰饮既积，则逐水自不可已，故不曰补之，而曰和之"。

　　心下有痰饮，胸胁支满，目眩，苓桂术甘汤主之。

【提要】本条论述水饮上逆（太阳太阴合病）的茯苓桂枝白术甘草汤（苓桂术甘汤）方证。

【解析】水停心下，随气上逆则胸胁支满；上冲至头目，则目眩，用苓桂术甘汤治疗。

茯苓桂枝白术甘草汤方

茯苓四两　桂枝　白术各三两　甘草二两

上四味，以水六升，煮取三升，分温三服，小便则利。

【解析】茯苓、白术利水，桂枝、甘草治疗气上冲，苓桂术甘汤治疗水气上冲的小便不利、胸胁支满、心悸、目眩等症。

本方对水气上冲的眩晕效佳，如《百年百名中医胡希恕》医案："刘某，女，19岁，学生。初诊日期，1977年10月3日，眩晕、耳鸣、耳聋2个月，某医诊断为梅尼埃病。中西药治疗不效，已休学2个月，托亲友而求胡老诊治。近头晕不能起，睁眼则晕甚，耳聋、耳鸣，口干不欲饮，时感胸闷心慌，舌苔白厚，脉沉细。此寒饮上犯，蒙闭清窍，治以温中化饮，与苓桂术甘汤。茯苓六钱，桂枝三钱，苍术三钱，炙甘草二钱。二诊，10月12日，上方连服8剂，头晕已，耳鸣大减，耳聋好转。前方增桂枝为四钱、茯苓为八钱。三诊，10月20日，上药服6剂，诸症已，因害怕再犯要求再服药巩固，嘱其不必服药。"

夫短气有微饮，当从小便去之，苓桂术甘汤主之（方见上）；肾气丸亦主之（方见脚气中）。

【提要】本条论述停饮短气、小便不利的证治，以短气为主症者（太阳太阴合病）用苓桂术甘汤方，以小便不利为主症者（厥阴病）用肾气丸方。

【解析】小便不利、水气上冲、水气微则气短，当利小便，用苓桂术甘汤或肾气丸治疗。两方均有茯苓、桂枝，可治疗气上冲的小便不利、气短，但苓桂术甘汤利水作用强，治疗饮偏于上之水气上冲、胸闷、气短、心悸、头晕等症，肾气丸偏于活血、强壮功能，治疗小便不利、少腹不仁、腰痛等症。陆渊雷认为"二方皆能利小便，而苓桂术甘汤以胸胁逆满为候，肾气丸以脐下不仁为候"。

病者脉伏，其人欲自利，利反快，虽利，心下续坚满，此为留饮欲去故也，甘遂半夏汤主之。

【提要】本条论述留饮（阳明病）的甘遂半夏汤方证。

【解析】脉沉主水，伏为沉之甚，脉伏提示饮停更深、饮结更重。人体有排邪的功能，水饮内结，人体奋起排邪，水由大便而下则其人下利。下利则饮有所去，心下满有所缓解，其人反觉轻松，但陷于自身排邪功能的局限性，虽利而水饮不得全消，继而心下因饮聚复坚满。曰坚者，言水饮之重。以上下利、症状缓解、心下续坚满提示留饮有通过下利而排出的机转，用甘遂半夏汤治疗。

甘遂半夏汤方

甘遂大者三枚　半夏十二枚（以水一升，煮取半升，去滓）　芍药五枚　甘草如指大一枚（炙）（一本作无）

上四味，以水二升，煮取半升，去滓，以蜜半升和药汁，煎取八合，顿服之。

【解析】甘遂为祛水饮的峻药，用大者三枚煎服下水力强，水饮可由二便而下；半夏辛平，祛心下痰饮，主治饮停心下的心下坚；芍药苦平，"破坚积、利小便"，使水饮由二便而下；甘药护胃，以炙甘草一方面护胃、一方面缓解急迫症状，蜜有缓解甘遂峻猛之性的作用。病势重，故诸药煎后顿服。

《金匮要略今释》引《方函口诀》云："此方以利反快及心下坚满为目的，去心下留饮之主方也。然不但留饮而已，用于支饮及脚气等气急而喘者，有缓和之妙。控涎丹即此方之轻剂。又此方不加蜜，则反激而无效。二宫桃亭（吉益东洞之子婿）壮年时不加蜜，取大败，受东洞督责，不可忽诸。"

仲景一书，用甘遂逐水饮之方合计有大陷胸丸、大陷胸汤、十枣汤、大黄甘遂汤、甘遂半夏汤五方，大陷胸丸、大陷胸汤、十枣汤三方中甘遂用的是小剂量散剂，大黄甘遂汤、甘遂半夏汤中用大剂量煎服。可见，虽为峻药，但散剂、煎剂不同，用量也当有别。后世十八反，认为甘遂与甘草相反，考仲景时代，尚无十八反之说，临证是否会引起不良反应，还需进一步研究。胡希恕认为"方中甘遂甘草相反，因其蜜煎，服之无害，临床见心下坚满，二便不利，腹挛急，按之抵抗或疼痛可用本方。曾以本方治疗一肝癌腹水病例，下水极效，延长了患者的生命。但甘遂有毒，药性峻猛，既伤胃气，又损肝气，故用之当慎，或与扶正药配合应用，方保周全"。

关于本方中甘遂与甘草相反，贾春华曾撰文批驳，比较详尽，今录于下："甘遂半夏汤，首载于《金匮要略·痰饮咳嗽病脉证并治》篇，由甘遂、半夏、芍药、甘草、白蜜组成，仲景以之疗留饮欲去之证。因方中甘遂与甘草同用，与后世'十八反'之说相违，故历代医家对此多释之为'甘草与甘遂相反，而同用之者，盖欲其一战，而留饮尽去，因相激而相成'（尤在泾语）。五版教材亦云：'但甘草与甘遂相反而同用者，取其相反相成，俾激发留饮得以尽去。'然考仲景原文，求仲景本意，此说与仲景制方之旨实难吻合，或者可以说仲景于组方之始绝无此义。何以言此，众所周知，仲景之书成于汉末，而甘遂反甘草之说，据有史可稽者最早见于梁代陶弘景《本草经集注》，书中有：'甘遂：瓜蒂为使，恶远志，反甘草。'亦有人认为此药物相反之说或可能更早见于雷公《药对》，而雷公亦不过为刘宋时人。被称为我国第一部中药学典籍的《神农本草经》中，亦无甘遂反甘草及甘草反甘遂之载录。又从仲景原方中甘遂与甘草的比例看，此说亦属欠妥，甘遂大者三枚，而甘草用如指大一枚。现代药理研究表明，甘遂与甘草相配，确有毒性反应，而与两者的比例极其密切，随着二者比例的增大，毒性减弱乃至消失，以三枚大者之甘遂与如指大之甘草相配欲取其毒性，以达相反相成是不可能的。基于上述原因，我以为仲景此处用甘草之目的是取甘草之缓，恐泻利太过，护胃气，防甘遂峻猛伤正。这种作用在仲景方中是不胜枚举的。而那种以'相反相成'之说来解释甘遂与甘草的配伍意义，实属强加于仲景者。"

脉浮而细滑，伤饮。脉弦数者，有寒饮，冬夏难治。脉沉而弦者，悬饮内痛。病悬饮者，十枣汤主之。

【提要】以上论述饮病脉象，及悬饮（阳明病）的十枣汤方证。

【解析】前文言"脉双弦者寒也，皆大下后善虚，脉偏弦者饮也"，水气病篇记录"脉得诸沉，当责有水"，知水饮为病，其脉多弦、多沉，然病位不同，亦兼见浮、沉，甚至伏。脉浮主表。细滑为津液不足而有痰饮，曰"伤饮"，实体表有水气之应，主溢饮类病症。脉弦主饮，数多主热，亦主虚，今言脉弦数有寒饮，可知为虚寒兼有停饮，主痰饮类病症——"其人素盛今瘦，水走肠间，沥沥有声，谓之痰饮"，以温药和之即可。"冬夏难治"四字不可解，以上均言脉不及证，非仲景书之写法，故作如上分析。脉沉弦主里饮，悬饮为病，水流在胁下，咳唾引痛，用十枣汤治疗。

十枣汤方

芫花（熬） 甘遂 大戟各等份

上三味，捣筛，以水一升五合，先煮肥大枣十枚，取八合，去滓，纳药末，强人服一钱匕，羸人服半钱，平旦温服之；不下者，明日更加半钱。得快下后，糜粥自养。

【解析】方中芫花、甘遂、大戟均为峻下逐水之药，用大枣煎汤，送服散剂，含护胃之意。关于芫花（熬）、甘遂、大戟三药等份为散，一钱匕合多少克？李宇航等经实物考证，为0.9g。晨起服药，依据体质、病情适当调整剂量，得二便通利，病解，停后服。悬饮为水停胁下，重者可伴有咳嗽、胸胁痛，今日胸部CT多可查出胸水，或仅有胸闷、憋气症状，且按其脉有力，即可用十枣汤，服后二便通利，可促进胸水排出及吸收。腹水实证亦可作为治标之剂应用。

本方服用后多见大便下水，但患者无痛苦，具体内容详见《八纲解析伤寒论》152条。

病溢饮者，当发其汗，大青龙汤主之；小青龙汤亦主之。

【提要】本条论述溢饮表（太阳病）里（太阴或阳明）合病证治。太阳太阴合病者用小青龙汤，太阳阳明合病者用大青龙汤。

【解析】"饮水流行，归于四肢，当汗出而不汗出，身体疼重，谓之溢饮"，汗法治疗表证，溢饮为水在表，治当发其汗，大青龙汤、小青龙汤均有发汗作用，故均可适症选用。然大青龙汤证，表不解伴有阳明里热为太阳阳明合病，以"不汗出而烦躁"为主症；小青龙汤证，表不解而心下有水气为太阳太阴合病，以"咳逆倚息，不得卧"为主症。

大青龙汤方

麻黄六两（去节）　桂枝二两（去皮）　甘草二两（炙）　杏仁四十个（去皮尖）　生姜三两（切）　大枣十二枚　石膏如鸡子大（碎）

上七味，以水九升，先煮麻黄，减二升，去上沫，纳诸药，煮取三升，去滓，温服一升，取微似汗。汗多者，温粉粉之。

【解析】大青龙汤为麻黄汤与越婢汤合方。其方证为在表无汗重，兼有里热，为太阳阳明合病。从麻黄汤分析，大青龙汤方证亦无汗，故以麻黄发汗，然有石膏不利于麻黄发汗，故增麻黄用量至六两，桂枝不利于麻黄发汗，减桂枝用量至二两。患者喘轻，减杏仁用量，用大剂量麻黄与生石膏合用，有发越水气治疗水肿的功效，越婢汤即是。从越婢汤分析，由于大青龙汤方证以无汗为主，故用大剂量麻黄发汗，由于里热较轻，且体表虽有水气，但不似越婢汤出现明显水肿，故减石膏用量。大青龙汤可治疗太阳阳明合病，不汗出而烦躁、水肿者。

如治疗高某，女，44岁，从第一次来月经到现在，每次在月经前后均出现水肿，5年前症状加重，水肿持续存在，近半年进一步加重。初诊日期：2021年5月13日。水肿，眼肿，双下肢肿重，双手肿胀，抓握受限，恶寒热，无汗，夏天亦无汗出，肿胀、烦躁更重，口干，口渴，不苦，纳差，10余日解大便1次（来诊时服用大柴胡汤，大便每日2次）。脉滑右紧，舌淡涩底水瘀。腹诊：腹部平，腹力中等，右侧胸胁部抵抗，肚脐下右侧压痛。患者表现为无汗出的表阳实证太阳病，夏天无汗出而症状更重，呈"不汗出而烦躁"，今病水肿为"水饮流行，归于四肢""当汗出而不得汗"的溢饮，治疗应用发汗法，辨方证为大青龙汤方证。待肿消表解后缓图便秘、口干、口渴之治。处方：麻黄18g，生石膏80g，生姜15g，大枣20g，桂枝12g，杏仁10g，炙甘草10g。颗粒剂，2剂，水冲服，取微汗。另处柴胡桂枝干姜汤合当归芍药散，汗出肿消后服用。服药第1袋后，心悸，微微汗出，服3袋药后再无心悸，仅微微汗出，水肿消退，自觉"身轻如燕"。5月17日电话复诊，患者诉身上飕飕，老有想出汗的感觉，无水肿。

小青龙汤方

麻黄三两（去节）　芍药三两　五味子半升　干姜三两　甘草三两（炙）　细辛三两　桂枝三两（去皮）　半夏半升（洗）

上八味，以水一斗，先煮麻黄，减二升，去上沫，纳诸药，煮取三升，去滓，温服一升。

【解析】外邪未解，为无汗的表实证。用麻黄、桂枝、甘草以发汗解表；细辛辛温，主治咳逆，半夏逐饮止呕，干姜温中祛饮，三药合用去除心下停饮，止咳喘；芍药苦平，可利小便，缓解心下满（与《伤寒论》28条同），五味子酸温，主治咳逆上气，后世谓芍药、五味子有收敛之性，可防止干姜、细辛等温药发散太过。小青龙汤治疗太阳太阴合病，咳逆倚息不得卧、水肿者。

膈间支饮，其人喘满，心下痞坚，面色黧黑，其脉沉紧，得之数十日，医吐下之不愈，木防己汤主之。虚者即愈，实者三日复发，复与不愈者，宜木防己汤去石膏加茯苓芒硝汤主之。

【提要】以上论述膈间支饮（太阴病）证治，轻者用木防己汤方，重者用木防己汤去石膏加茯苓芒硝汤方。要点为"心下痞坚""虚者""实者"，均指腹证。

【解析】膈间即心下，饮停心下，上逆迫肺，其人喘憋、腹满、胸满。膈间支饮因于胃虚，胃虚则心下痞，胃虚饮留而不去，则心下坚。痞为本为虚，坚为标为实，"心下痞坚"为腹证，望之胃脘部膨隆，按之硬满、抵抗，患者自觉胸闷加重，而胸胁部按之无抵抗，依此可鉴别大柴胡汤腹证。水饮停聚，影响水液代谢，其人面色黧黑，眼周更加明显，有似"熊猫眼"。脉沉主里、主饮，脉紧主饮、主邪聚，水饮结于里，其脉沉紧，病程较长，得之数十日，医见"心下痞坚"，以为"胃家实"的阳明病，用吐下之法治疗，虚以实治，徒伤胃气，病必不愈，故用木防己汤治疗。

服药后患者喘满症状缓解、消失，按之腹部无痞坚谓之"虚"，为病去、胃气恢复之腹证，曰"虚者即愈"；虽喘满减轻，但心下按之硬满抵抗谓之"实"，为胃气未复、病邪依然存在的腹证，依据此判断该病症不久就会复发，曰"三日复发"，病重药轻，再予木防己汤不愈，故用木防己汤去石膏加茯苓芒硝汤加强祛饮、排邪于二便之力。

本方临床常用且效显，依据症状反应看，今日的呼吸系统、循环系统、消化系统及神经系统病变，多见木防己汤方证及木防己汤去石膏加茯苓芒硝汤方证。然病程长久者，常伴随瘀血、按压少腹有压痛、舌底静脉瘀紫，临证常合用桂枝茯苓丸。

如治疗刘某，女，67岁。初诊日期：2020年3月11日。颜面及双下肢水肿、胸腹部满闷、喘憋半年余，现口干、口渴、纳差、小便不利、大便正常。脉沉有力，舌淡苔白水滑。腹诊：腹部膨隆，肚脐上满闷、按之抵抗，肚脐以下有压痛。

辨方证：木防己汤合桂枝茯苓丸证。处方：防己20g，茯苓30g，生石膏80g，桂枝15g，人参10g，桃仁12g，赤芍12g，牡丹皮10g。颗粒剂，10剂，水冲服。2020年3月21日上午复诊：服药后进食增加，诸症均减轻，自觉腹部瘦了一圈，腹围减少10cm以上，大便正常。

木防己汤方

木防己三两　石膏十二枚（如鸡子大）　桂枝二两　人参四两

上四味，以水六升，煮取二升，分温再服。

木防己汤去石膏加茯苓芒硝汤方

木防己　桂枝各二两　人参　茯苓各四两　芒硝三合

上五味，以水六升，煮取二升，去滓，纳芒硝，再微煎，分温再服，微利则愈。

【解析】人参健胃气，主治心下痞，本方用四两人参，分两次服用，为仲景书单次服用人参最大剂量方；桂枝辛温，降逆气，治咳喘；防己味辛，性平，利大小便，祛水饮；石膏味辛，微寒，"主治心下逆气，惊喘，腹中坚痛"，有解凝作用，可利大便，本方用鸡子大十二枚为仲景书单次应用石膏最大剂量方。木防己汤中，人参、石膏用量均最大，提示胃虚、饮聚最重。木防己汤治疗胃虚饮停的喘满、心下痞坚、面色黧黑。芒硝清热较石膏有力且利水，茯苓利水较石膏有力，故饮重、热重者，于木防己汤去石膏，加茯苓、芒硝加强利水、清热之功，服后微利，停饮从大便排出。木防己汤去石膏加茯苓芒硝汤治疗木防己汤证饮聚热重者。以上两方证，均以胃虚里寒水饮积聚为主，虽有清热利水的石膏、芒硝，只言治疗太阴病，不言治疗太阴阳明合病，盖石膏、芒硝主在祛饮，去其寒性用其利水之功，即常言的"去性存用"，又同一病位，不同病性，不可以合病。

《金匮要略今释》引《方函口诀》云："此方治膈间支饮，咳逆倚息，短气不得卧，其形如肿者。膈间水气，非石膏则不能坠下（按：此说甚精），越婢加半夏汤、厚朴麻黄汤、小青龙加石膏汤所以用石膏，皆同义也。其中以桂枝、人参助胃中之阳气，去心下之痞坚，以木防己利水道，可谓妙策。"陆渊雷在《金匮要略今释》中，引用诸多病案，后总结木防己加茯苓汤应用指征为"肢体浮肿，小便不利，心下痞坚，咳逆倚息，短气不得卧"。

《金匮名医验案》记录朱进忠医案："药某某，女，57岁。慢性肝炎腹满胁痛数年，最近5个月来，突然发现左下肢浮肿日渐加重，热痛而行动不便，某院诊为静脉炎，住院治疗3个多月无效。出院后改请中医以活血通络解毒、祛风除湿清热治之仍无效。审其证，除下肢浮肿、疼痛、发热、行动不便外，并见心下痞坚，咳嗽气短，口干口苦，舌苔黄白而腻，脉沉紧。综合脉证，诊为膈下痰饮阻塞，湿热蕴结脉络，故拟木防己汤以散痞坚除湿热。处方为防己10g，党参10g，桂枝10g，生石膏15g，茯苓10g，芒硝4g。服药6剂，浮肿热痛及心下痞坚之状均大减；继服10剂，浮肿疼痛消失，乃以上方10剂善其后。"

心下有支饮，其人苦冒眩，泽泻汤主之。

【提要】本条论述支饮眩冒（阳明病）的泽泻汤方证。

【解析】心下有支饮、胃虚饮逆于上，则视物旋转、汗出、恶心，甚至眼前发黑，用泽泻汤治疗。

本方证临证常见，单独应用者较少，多与其他方剂合方应用。如与苓桂术甘汤合方可治疗头晕、头痛。黄某，男，22岁。初诊日期：2021年7月8日。主诉：头晕、流鼻涕2周，头痛1周。头晕、头昏、头沉，自诉如喝多了酒般，鼻流清涕如水，怕热，口渴，饮水多，进食可，二便正常。脉滑有力，舌体胖齿痕底水。辨方证为泽泻汤、苓桂术甘汤合方证。泽泻60g，苍术10g，茯苓18g，桂枝12g，炙甘草10g。颗粒剂，2剂。2021年7月13日回访。患者仅服用1剂中药，已无头痛、头晕、偶有流鼻涕。患者为同事，当天下午喝了1袋药，第2天喝了1袋药，症状大减，再也没有口服药物。又与四逆散合方可治疗良性发作性位置性眩晕。李某，女，50岁，初诊日期：2024年10月12日。主诉：头晕、视物旋转4天。症状：头晕，头昏，头沉发紧，体位改变时出现短暂的视物旋转，心悸，无寒热，汗出可，口中和，纳可，大便不畅，每日1行，易腹胀（腺肌症），睡眠可。脉沉紧，舌淡苔白腻。腹诊：腹部平，腹力中等，右侧胸胁部按之抵抗，肚脐下压痛。患者体位改变可见旋转逆时针眼震，快相向右。因思患者因体位改变引起眩晕、脉紧、舌淡苔白腻，提示有水饮，考虑泽泻汤方证，腹诊右侧胸胁部抵抗，腹力中等，为邪正在"胸胁"部斗争的体现，提示病在半表半里，考虑柴胡剂，没有明显的虚实倾向用四逆散。综合分析，辨六经为少阳病兼水饮、瘀血。辨方证为泽泻汤与四逆散合方证。西医诊断考虑良性发作性位置性眩晕（耳石症）。建议去耳鼻喉科复位治疗，患者不愿意复位，接受中药治疗。处方：泽泻30g，苍术10g，柴胡10g，赤芍10g，枳实10g，炙甘草8g。颗粒剂，7剂，开水冲服。2024年10月19日复诊，自述服药1袋后改变体位时的视物旋转感消失，头昏、头沉发紧逐渐好转，大便畅。

泽泻汤方

泽泻五两　白术二两

上二味，以水二升，煮取一升，分温再服。

【解析】泽泻味甘，寒，"消水，益气力"，止渴止晕；白术苦温利小便，两药合用，利水而止晕。眩晕多见于前庭病变，其急性发作时，症状剧烈，病理过程多有水肿，泽泻汤有利水之功，故可取得佳效。其人脉多弦紧，舌多淡胖，苔水滑。泽泻汤治疗水饮眩晕证。

支饮胸满者，厚朴大黄汤主之。

【提要】本条论述支饮胸满（阳明病）的厚朴大黄汤方证。

【解析】胸满，后世结合方证分析多认为是腹满。支饮里实，气不得下行而上逆，发为胸闷，用厚朴大黄汤治疗。陆渊雷《金匮要略今释》认为"水饮所积，多在于胃，胃水之病，多属胃炎，胃炎多可下之证，故用朴、枳、大黄，自其外证而言之，则曰腹满，自其内容而言之，则曰支饮。古人用药有定则，而立名无定例，故一病一方，而或为腹满，或为支饮矣"。

厚朴大黄汤方

厚朴一尺　大黄六两　枳实四枚

上三味，以水五升，煮取二升，分温再服。

【解析】厚朴大黄汤，较小承气汤厚朴、大黄、枳实用量大，治疗里热实较重，大便不通、腹满、胸闷者。

《腹证奇览》云："胸满而心下有支饮，结实而大便硬，或秘闭，时时心下痛，或吐水者，为厚朴大黄汤证。枳实治胸胁间痰饮结实，厚朴开痞满，和之以大黄，利宿便、硬便，疏涤肠胃。"

支饮不得息，葶苈大枣泻肺汤主之（方见肺痈中）。

【提要】本条论述支饮（阳明病）的葶苈大枣泻肺汤方证。

【解析】里有停饮，影响呼吸则胸闷、呼吸困难，用葶苈大枣泻肺汤治疗。方中葶苈子味辛苦，性寒，治癥瘕积聚，破坚逐邪，通利水道，善利胸部停饮，用大枣补虚，防葶苈子伤胃气。

呕家本渴，渴者为欲解；今反不渴，心下有支饮故也，小半夏汤主之（《千金》云：小半夏加茯苓汤）。

【提要】本条论述心下停饮呕吐（太阴病）的小半夏汤方证。

【解析】饮停于胃，胃气上逆则呕吐，吐后饮去胃气恢复，则其人口渴，若吐后不渴，乃因胃虚停饮复聚，用小半夏汤治疗。《备急千金要方》中用小半夏加茯苓汤治疗。

小半夏汤方

半夏一升　生姜半斤

上二味，以水七升，煮取一升半，分温再服。

【解析】本方用半夏一升约130g，生姜半斤约125g，祛饮降逆止呕。两药合用，为治疗水饮内停上逆的良方，单独应用者较少，多出现在其他方证中。如小柴胡汤、大柴胡汤、生姜泻心汤均有半夏、生姜，均以治疗呕吐为主症者。

关于本方的应用指征，《方函口诀》云："此方为呕家之圣剂，就中最宜水饮之呕。水饮之证，背七八椎处，如手掌大冷者，是也。以此等证为目的，用此方，百发百中。又胃虚呕吐，谷不得下者，先服此方，不愈者，与大半夏汤，是大小之别也。"

腹满，口舌干燥，此肠间有水气，己椒苈黄丸主之。

【提要】本条论述水气腹满（阳明病）的己椒苈黄丸方证。

【解析】饮停胃肠则腹满，津液内停而不化，不能上润口腔，则口舌干燥，用己椒苈黄丸治疗。

己椒苈黄丸方

防己　椒目　葶苈（熬）　大黄各一两

上四味，末之，蜜丸如梧子大，先食饮服一丸，日三服，稍增，口中有津液。渴者加芒硝半两。

【解析】防己、椒目、葶苈子均有利水饮之功，合用性寒；大黄清热化瘀、祛留饮、利水，水去则胃的功能恢复，津液上承则口内有津液；口渴者，饮停较重，且里有热，加芒硝清热祛饮，此与木防己汤加芒硝意同。

陆渊雷认为："防己、椒目、葶苈子俱逐里水。椒目尤专主腹中之水；大黄、芒硝则引以下行，兼治胃肠炎症也；椒目，即蜀椒之光黑如瞳者。苏恭云：'主水腹胀满，利小便。'甄权云：'治十二种水气及肾虚，耳卒鸣聋，膀胱急。'徐氏云：'先服一小丸起，尤巧，所谓峻药缓攻也。'。"

本方血水同治，口舌干燥、腹满亦可伴有闭经，《金匮名医验案精选》载刘露祥医案："傅某某，35岁。因患闭经，延医数人……医治年余，经未行而身体日衰。患者素体健壮，曾因怒气而渐食少，形瘦腹大，经闭，腹内辘辘有声，对坐即能听到。自言腹满甚，口干舌燥，舌淡苔薄白，双手脉均沉细而弦。脉症合参，证属痰饮阻经。给予己椒苈黄丸方。防己10g，川椒目15g，炒葶苈子10g，大黄10g（后入）。水煎服2剂。服药后当晚泻下痰液水一瓷脸盆余，泻后除感乏力外，反复有腹中舒适与饥饿感，脉弦象亦减。余曰，药已中病，隔日再服1剂。二诊：患者两次泻下后（第2次泻之痰水为前次的一半）身感舒适，饮食增加。宗'衰其大半而止'之旨，嘱停药后以饮食调养。月后随访，经血已通，康复如前。"

卒呕吐，心下痞，膈间有水，眩悸者，小半夏加茯苓汤主之。

【提要】本条论述停饮、痞吐、眩悸（太阴病）的小半夏加茯苓汤方证。

【解析】胃虚饮停，逆于上则呕吐，为小半夏汤证，如水饮上逆至脑，痰饮波及前庭，其人眩晕、心悸，加茯苓利水消心下痞。诸症同见，用小半夏加茯苓汤治疗。

《医事小言》云："恶阻不能受药者，可用小半夏加茯苓汤。若仍不受，可用伏龙肝一钱，置器中，用水二盏搅之，后静置使澄，取一盏半，用此水煎服小半夏加茯苓汤，无不受者。不但治恶阻呕吐，还用于诸病呕逆，诸医所束手者，皆得奇验。"

小半夏加茯苓汤方

半夏一升　生姜半斤　茯苓三两（一法四两）

上三味，以水七升，煮取一升五合，分温再服。

【解析】小半夏汤治疗饮停呕吐。茯苓利水，可治疗惊、悸、眩晕等神经系统相关症状。《神农本草经》记录"茯苓，味甘，平。主胸胁逆气，忧恚，惊邪恐悸，心下结痛……口焦舌干，利小便"，可知其功在利水饮，治水气上冲诸症。仲景经方医学用药多从《神农本草经》而来，属经方学派，知晋代皇甫谧"是仲景本伊尹之法，伊尹本神农之经"，其言不虚。

陆渊雷认为"此方之证即小半夏汤证而加心下痞与眩悸，故方中加茯苓，以镇悸行水。心下痞，因胃中水满之故，以其疑于泻心汤证之痞，故自注曰膈间有水，可知胃部必有振水音，更掺合呕吐、眩悸，知非泻心证之气痞也"。

《金匮名医验案》载谢映庐医案："傅金生，时当暑月，天气亢燥，饮水过多，得胸痛病，大汗呕吐不止。视之口不渴，脉不躁，投以温胃之剂，胸痛遂愈，而呕吐未除，自汗头眩加甚。再以温胃方加黄芪与服，服后亦不见效，唯汗出抹拭不逮，稍动则眩晕难支，心下悸动，举家咸以为脱，吾许以1剂立愈。以半夏15g、茯苓9g、生姜1片，令即煎服。少顷汗收呕止，头眩心悸顿除。"

《金匮要略今释》载方舆輗云："一人，尝他适，途中卒发眩晕，请治于余，即往视之。手足微厥，脉细欲绝。坐中一医曰，虚候可畏。余潜心诊之，脉与证虽似危，然呕多悸甚，心下痞满，此乃仲景氏所谓'膈间有水'之一证也，即作大剂小半夏加茯苓汤，连进六七帖。至次早，数证稍安，续用前方数日，虽日以快了，唯眩冒之意仍在，因用泽泻汤，二三旬而平复。凡药中肯綮，则微饮微汤，亦立伟勋如此。余尝遇此证卒发者两三人，皆以此方收效。因思本文'卒'之一字，可谓大眼目，《千金》改作'诸'字（按宋本《千金》仍作'卒'），非也。又《金匮》注云病中卒然呕吐，亦非也。"

假令瘦人，脐下有悸，吐涎沫而癫眩，此水也，五苓散主之。

【提要】本条论述水气上逆（太阳阳明合病）的五苓散方证。

【解析】水饮为病，变动不居，可由腹至头，在腹部则悸动，上至口腔则吐涎沫，波及脑神，则发癫疾，其人抽搐、意识不清，或眩晕不能自已，用五苓散治疗。

依据其症状描述，类似于今日之癫痫，腹部症状为癫痫之先兆，前人多有用本方治疗癫痫获效的病案，本人亦曾治疗一例小儿，也得痊愈，且有脑电图诊断，今录于下。贾某，男，7岁，初诊日期：2021年8月9日。主诉：发作性夜间哭闹1月余，再发伴头晕2天。现病史：患者于1月余前出现夜间哭闹，夜间11点左右出现，持续大约10分钟，哭闹过程中患儿意识不清，问话不能明确应答，能辨别父母，发作过程中四肢发凉（注：在就诊以前，曾找人"收过"，刚开始有效，后来无效，方来就诊），无肢体抽搐及大小便失禁，述症状间断出现，2天前上述症状再发，患儿自诉头晕不适，伴有恶心、呕吐，呕吐1次，呕吐物为胃内容物，未见血色及咖啡色物质，无耳鸣耳聋，无肢体活动障碍，查头核磁无异常，24小时视频脑电图（2021年8月10日10:00～11日10:00）异常波（发作间期），醒睡各期稍多量，双侧额极区中波幅尖形慢波发散，或阵发。脑电图报告：异常儿童脑电图，双侧额极正尖形慢波发散。考虑为癫痫，口服左乙拉西坦后患儿出现易激惹（仅服药2次），停西药，改口服中药，查患儿舌淡苔白滑，脉沉，予五苓散。处方：泽泻15g，猪苓8g，苍术10g，茯苓10g，肉桂3g，颗粒剂，14剂，水冲服，服药期间无发作。于2021年9月9日睡眠剥夺8小时以后完善4小时脑电图提示正常儿童脑电图。2021年9月14日复诊，汗出多，怕热，大便日1行，口渴，饮水多，无故爱发脾气，家属诉孩子有些异常表现，如"我想飞，我要飞到天上去""感觉干什么都没意思，不喜欢和小朋友玩""夜间入睡中，突然站起来说自己害怕，不想上学，在床上走来走去""玩耍中突然躺在地上，说自己没劲儿了"，家属异常紧张，笔者告知这不是癫痫症状，安慰家属，同时调整经方，予五苓散加黄芪（止汗）、黄连（治疗心烦）、甜叶菊（矫味）。处方：泽泻15g，猪苓8g，苍术10g，茯苓10g，肉桂3g，甜叶菊3g，黄芪12g，黄连3g，颗粒剂，14剂。2021年9月24日三诊，孩子正常上学，出汗减少，无心烦及情绪低落。

五苓散方

泽泻一两一分　　猪苓三分（去皮）　　茯苓三分　　白术三分　　桂二分（去皮）

上五味，为末，白饮服方寸匕，日三服，多饮暖水，汗出愈。

【解析】五苓散集利水之泽泻、茯苓、白术、猪苓于一方，又有治疗气上冲的桂枝，故可治疗水气上冲的悸动、吐涎沫、癫眩，亦可治疗小便不利、饮水即吐的水逆及口渴、多饮等症。

附方

《外台》茯苓饮

治心胸中有停痰宿水，自吐出水后，心胸间虚，气满不能食。消痰气，令能食。

【提要】本条论述胃虚饮停（太阴病）的茯苓饮方证。

【解析】胃虚饮停，其人呕吐，吐后胃内无物谓之心胸间虚，然本于胃虚，不能消化食物，故不能食，进食则腹满不适，心胸间因胃虚饮聚、气滞于上，自觉满闷，用茯苓饮治疗。在胸痹病篇记录"胸痹，胸中气塞，短气，茯苓杏仁甘草汤主之，橘枳姜汤亦主之"，本条《外台》茯苓饮证既有茯苓杏仁甘草汤之停饮，亦有橘枳姜汤之气滞，更有胃虚。本方临证常用，多见于消化系统病症，亦可见于心血管系统病症。

茯苓　人参　白术各三两　枳实二两　橘皮二两半　生姜四两

上六味，水六升，煮取一升八合，分温三服，如人行八九里进之。

【解析】本方既以人参健胃气消痞满治本，又用茯苓利水饮、白术健胃利湿，枳实、陈皮下气，生姜止呕。茯苓饮治疗胃虚饮停气滞的腹满、纳差、呕逆。临证应用，常加半夏。

《类聚方广义》中有"茯苓饮，治胃反吞酸嘈杂等，心下痞硬，小便不利，或心胸痛者""治老人常苦痰饮，心下痞满，饮食不消，易下利者。又治小儿乳食不化，吐下不止。并百日咳心下痞满，咳逆甚者，俱加半夏，有殊效"。

本方亦可治疗伴有腹满的耳石症眩晕，如治疗杨某，男，77岁。初诊日期：2020年2月17日下午。主诉：纳差1周，眩晕2天。近1周进食差，胃脘胀满，心胸间满，加重时需俯卧位方能缓解，翻身以后出现眩晕、视物旋转，每次持续约

1分钟，伴有汗出、恶心，症状持续短暂，无口干、口苦、口渴，手足不凉。脉滑数，舌淡边红，舌底苍白瘀紫。腹诊：腹部略凹，腹力中等，肚脐上正中心股直肌痉挛，由肋下至肚脐水平黄瓜样悸动，肚脐下压痛。辨六经为太阴病兼有瘀血。用《外台》茯苓饮加半夏，与泽泻汤、桂枝茯苓丸合方。处方：人参10g，茯苓20g，清半夏10g，陈皮30g，桂枝10g，苍术10g，炙甘草10g，泽泻50g，枳实10g，生姜10g，桃仁12g，赤芍15g，牡丹皮10g。颗粒剂，7剂，水冲服，服1剂，眩晕消失，进食正常，半年后因头晕就诊，知半年来，进食正常，无眩晕发作。

二、咳嗽病

水饮为病，上逆多见咳嗽。痰饮内停的咳嗽，表现为阳明病者，以十枣汤治疗。表不解心下有停饮的"咳逆倚息，不得卧"者，用小青龙汤治疗。服小青龙汤后出现的诸方证，皆以祛饮为主，此乃随证转方之法的具体应用。

咳家，其脉弦，为有水，十枣汤主之（方见上）。

【提要】 本条论述咳家停饮（阳明病）的十枣汤方证。

【解析】 咳家，谓久病咳嗽之人，脉弦为有停饮，如再发悬饮，其咳嗽必然加重，用十枣汤治疗。

曹颖甫《金匮发微》记录："予每见病痰饮者，大小便往往不通，此即下游壅塞之明证，所以用十枣者，一因药力峻猛，恐伤脾胃，一因痰涎未易浣濯，用甘味之十枣以缓芫花、大戟、甘遂之力，使如碱皂之去油垢，在渐积不在冲激也。"

夫有支饮家，咳烦，胸中痛者，不卒死，至一百日或一岁，宜十枣汤（方见上）。

【提要】 本条论述支饮（阳明病）的十枣汤方证及预后。

【解析】 支饮停于膈上、胸腔内，可诱发咳嗽、心烦，波及胸膜则胸痛，咳嗽可诱发胸痛加重。由"不卒死"知其发病非急性危重症，乃慢性呼吸系统疾病。病虽百日或一岁（一年），仍有停饮在胸内，予十枣汤治疗。十枣汤本治疗"悬饮"，此又治疗"支饮"，前文亦有"膈间支饮""心下有支饮""心下有痰饮"等论述，可见，仲景之书，不重视病名，而是以症状反应为基础，辨八纲、识六经、明治法、出方剂而治愈疾病，是有独特理论的经方医学体系。

《金匮发微》记录本方应用，可帮助理解条文，录于下："予先慈邢太安人病支饮，有年矣，丙寅春，忽然昏迷，若癫状，延医诊治，皆曰危在旦夕，予不得已，制十枣汤进之，夜半而利，下痰无算，明旦清醒如平人矣；后至上海恽禹九家，其孙祥官，同乡张尔常门人也，本无病，尔常以其累逃塾，使予诊其脉，左脉弦，问所苦，则曰胸中痛，予曰真病也，以十枣汤方付之，明旦大下痰涎，冷甚，以为愈矣，翌日来诊，脉如故，仍令服前方，下痰更多，继以姜辛五味而愈，不更病矣；丙辰冬无锡强鸿培病（此人开饭作），人皆目为肺痿，咳而上气，胸中满痛，无大小便，叠被而倚息，喘声达户外，予诊其脉，沉伏而弦急，因令服十枣汤，每服六分，日一服，每进一服，其痛渐移而下，服至四剂，卫气乃平；又能治小儿痰饮，俗称马脾风，七日见血即死，予当治其寿至时方三岁，又治潘姓小儿，名阿煦者，皆以泻痰得愈；沈石顽自治痰饮，每服药末一钱半，两服而瘥，可见峻猛之药，益人甚于参、苓也。"

久咳数岁，其脉弱者，可治；实大数者，死；其脉虚者，必苦冒，其人本有支饮在胸中故也，治属饮家。

【提要】本条以脉论述久病咳嗽转归。

【解析】咳嗽多为痰饮为患，病程迁延日久，脉弱者无新感诱发之邪，病与脉相应，可治；脉实大数为感邪病重，故曰死。咳嗽患者，脉虚为胃气虚，胃虚饮停，其人羸瘦，水饮上逆，则头昏沉，甚至有意识障碍，非常痛苦。推其病因，为水饮在胸中，当以温药和之，苓桂术甘汤、真武汤可适症选用。

咳逆，倚息，不得卧，小青龙汤主之（方见上及肺痈中）。

【提要】本条论述外邪内饮（太阳太阴合病）的小青龙汤方证，后续之文，接在本条之下，类似一临证病案的治疗实录。

【解析】伤寒表不解，心下有水气，汗不出表不解，气不旁达而上逆喘、咳。在内的停饮上逆于肺，亦可使人咳喘。水性就下，坐位可缓解水饮向上之压迫，故患者不得卧，强迫背靠物体喘息。"咳逆，倚息，不得卧"，仅仅七字，描述了咳嗽患者的强迫体位，一"逆"字，示人咳嗽之重。呼吸系统疾病常见此强迫体位，心衰患者亦可见。用小青龙汤解表化饮，表里同治。

陆渊雷谓"自小青龙以下六条，随证转方，绝妙医案。盖是仲景身历之事实，然病情万变，支饮咳嗽之证，其传变非能斠若画一者。学者心知其意，自得运用之妙。若悬此六方，以逆测病证，则胶柱而鼓瑟矣"。

青龙汤下已，多唾口燥，寸脉沉，尺脉微，手足厥逆，气从小腹上冲胸咽，手足痹，其面翕热如醉状，因复下流阴股，小便难，时复冒者，与茯苓桂枝五味甘草汤，治其气冲。

【提要】本条论述气冲厥逆（太阳太阴合病）的茯苓桂枝五味甘草汤方证。

【解析】小青龙汤"服汤已，渴者"，为寒去欲解也，今服汤后，口燥、多唾，为心下停饮已去之应、津液损伤的应证。寸脉以候外、候上，沉脉主水，寸脉沉，主水饮在上、在外，尺脉候里、候下；微为津液不足，尺脉微，为津液不足于内。津液不足于内，则不能荣养四末，手脚凉谓之手足厥逆。津液虚于下，水饮聚于上，下虚上实则气从小腹上冲胸咽。血不养四末则手足麻木不仁谓之手足痹，不足之津血郁于上则其人面翕热如醉状。津虚无以生成尿液则小便难，正邪交争，人体奋起自救，时津液由上而下，谓之因复下流阴股，津液下流。脑供血不足，其人头昏沉、发眩冒，甚至有一过性意识障碍，应增津液，治气上冲，用茯苓桂枝五味甘草汤。

桂苓五味甘草汤方

茯苓四两　桂枝四两（去皮）　甘草三两（炙）　五味子半升

上四味，以水八升，煮取三升，去滓，分温三服。

【解析】五味子，味酸，温，益气增津液，补不足，止咳逆上气。大剂量桂枝、甘草，有桂枝甘草汤之意，治疗剧烈气上冲。茯苓利水饮，止水气上冲。桂苓五味甘草汤治疗津液不足，水气上逆之气上冲，多唾口燥，寸脉沉，尺脉微，手足厥逆。

冲气即低，而反更咳，胸满者，用桂苓五味甘草汤，去桂加干姜、细辛，以治其咳满。

【提要】本条论述咳嗽胸闷（太阴病）的苓甘五味姜辛汤方证。

【解析】服用上方后气上冲缓解，然停饮未去，复聚于心下，逆于上其人咳嗽、胸闷；去降逆气的桂枝，加辛温之干姜、细辛，温化寒饮止咳喘、胸闷。

苓甘五味姜辛汤方

茯苓四两　甘草　干姜　细辛各三两　五味半升

上五味，以水八升，煮取三升，去滓，温服半升，日三服。

【解析】桂枝主治气上冲，气冲已，则去之；寒饮停于心下则咳喘、胸闷，加辛温之干姜、细辛，温化寒饮止咳喘、胸闷。

咳满即止，而更复渴，冲气复发者，以细辛、干姜为热药也。服之当遂渴，而渴反止者，为支饮也。支饮者，法当冒，冒者必呕，呕者复纳半夏，以去其水。

【提要】本条分两部分，第一部分论述饮去冲气复发，第二部分论述支饮呕冒（太阴病）的桂苓五味甘草去桂加干姜细辛半夏汤方证。

【解析】患者内有停饮，水气上冲，咳满，服苓甘五味姜辛汤后，饮去咳满止，里热生而口渴（口渴甚，喜冷饮）。冲起复发，口渴原因为里饮去，里热太过，乃细辛、干姜用之太过故也。未出方治，依据症状反应，结合是否里有结实，适症选用泻心汤、调胃承气汤等。

如咳满止，一般提示水饮去，其人当渴，然反无口渴，是因为水饮的缘故，前水饮上泛于肺则咳满，此水饮上逆，波及于胃则呕，上泛于脑则头昏、头沉、眩晕，甚至一过性意识障碍。同为水饮，症状不同，用方不同，用桂苓五味甘草去桂加干姜细辛半夏汤方治疗。

停饮多为寒证，寒证一般无口渴，停饮口渴多为里热证，如五苓散证、猪苓汤证的口渴，亦有里虚寒有停饮的口渴，为"虚故饮水自救"的情况，虽有口渴，必有里虚寒的见证，如曹颖甫病案可证，曰："此证予寓小北门时，治宋姓妇人亲见之，病者平时常患口燥，所服方剂，大率不外生地、石斛、麦冬、玉竹、知母、天花粉、西洋参之类，予见其咳吐涎沫，脉弦而体肥，决为痰饮，授以此方，服后终日不曾饮水，略无所苦，乃知仲师'渴反止'为支饮之说，信而有征也（此证后以咳逆不得卧，乳中胀痛，用十枣汤加王不留行，大下水痰而愈）。"

桂苓五味甘草去桂加干姜细辛半夏汤方

茯苓四两　甘草　细辛　干姜各二两　五味子　半夏各半升

上六味，以水八升，煮取三升，去滓，温服半升，日三服。

【解析】本方用茯苓、五味子、甘草，利水饮治疗气上冲，用干姜、细辛、半夏，温化水饮，降逆止呕、止冒。

水去呕止，其人形肿者，加杏仁主之。其证应纳麻黄，以其人遂痹，故不纳之。若逆而纳之者，必厥。所以然者，以其人血虚，麻黄发其阳故也。

【提要】本条论述水饮在表溢饮（太阳太阴合病）的苓甘五味加姜辛半夏杏仁汤方证。

【解析】胃虚，饮停于内逆于上则呕、冒，水饮流留体表，当汗不汗，其人身体肿，谓之溢饮。治疗健胃利饮的同时需发汗，用麻黄类解表方药，前大青龙汤、小青龙汤均是发汗治疗溢饮的要方。本应用麻黄发汗解表消水，然麻黄辛温，开毛孔出汗散热，不利于治疗津血不足的虚证，故用杏仁以代之。若误用之，发虚人之汗，表失津血濡养则麻痹不仁。体内津液不足，脉道不充，四末失养，则四肢厥冷。阳指津液，血虚为胃虚津液不足之意，胃虚津液不足，表有水肿，理应健胃气、发汗解表，故麻黄发其阳即用麻黄发汗之意。不可用麻黄使大量汗出。

苓甘五味加姜辛半夏杏仁汤方

茯苓四两　甘草三两　五味子半升　干姜三两　细辛三两　半夏半升　杏仁半升（去皮尖）

上七味，以水一斗，煮取三升，去滓，温服半升，日三服。

【解析】胃虚饮逆于上则呕、冒，用苓甘五味加姜辛半夏汤治疗，体表有水肿，加杏仁发汗、解表、利水。

本方为治疗咳嗽常用方，方中虽有化痰之药，临证干咳患者亦多见，如《百年百名中医胡希恕》医案："黄某，女，38岁。初诊日期：1966年2月12日。干咳咽痒1个多月。始服止嗽散加减，后服桑杏汤、麦门冬汤等加减，咳不但不减反而愈来愈重。近干咳，咽痒，口干，不思饮，嗳气，胸闷，大便溏稀，日1～2行，舌苔白厚腻，脉滑细。与苓甘五味加姜辛半夏杏仁汤加减：茯苓四钱，细辛二钱，五味子四钱，半夏五钱，炙甘草二钱，陈皮五钱，生姜三钱，杏仁三钱，苦桔梗三钱，炙枇杷叶三钱。结果：上药服1剂咳减，3剂咳即止。此患者干咳、咽痒、口干，这些症状常见于肺热、肝火或阴虚。但本患者有不思饮、嗳气、胸闷、大便溏稀、苔白厚腻、脉滑等，皆是痰饮之症。干咳主因乃是痰饮犯肺，肺失宣降。而口干、咽痒，是痰饮阻滞津液不能上承所致，因此，治疗这种干咳，用苦寒清热、甘寒滋阴皆是在加重痰饮阻滞，也即在加重痰饮上犯，故越治越重，迁延不愈。而按痰饮治疗，因方药对证，3剂即愈。"

若面热如醉，此为胃热上冲，熏其面，加大黄以利之。

【提要】本条论述水饮兼里热上逆（少阳病）的苓甘五味加姜辛半杏大黄汤方证。

【解析】胃虚饮停，水气上逆则呕、冒，水溢体表则肿。如胃内有热，瘀热上冲，热上熏于面，则面部灼热、头昏，扰于脑则头沉、头昏，如醉酒状。在原方内加大黄，清里热、下瘀血。

苓甘五味加姜辛半杏大黄汤方

茯苓四两　甘草三两　五味子半升　干姜三两　细辛三两　半夏半升　杏仁半升　大黄三两

上八味，以水一斗，煮取三升，去滓，温服半升，日三服。

【解析】胃虚饮逆于上则呕、冒，体表有水肿，苓甘五味加姜辛半夏杏仁汤治疗，若瘀热上冲，则面热如醉，加大黄清瘀热醒脑神。

《金匮要略今释》引丹波氏云："以上叙证五变，应变加减，其意殆与《伤寒论》证象阳旦之一则同，示人以通变之法也。"元坚云："以上六条，皆设法备变者也。盖病有证候错杂，或陆续变替，乃不可不就其所急而为之处疗者。是此诸条之所以设，而使人知圆机之妙者已。唯所叙诸证，未必一人兼备，亦未必非一人兼备，且所处之药，皆著其功。如更发他证者，是不必药之所致。要不过假此数端，以示为治之次第也。其初则时气触动（注：小青龙汤证），而其次则下焦水逆（注：茯苓桂枝五味甘草汤证），次则肺饮复动（注：苓甘五味姜辛汤证），次则中焦饮遏（注：苓甘五味姜辛夏汤证），次则水气外溢（注：苓甘五味姜辛夏杏汤证）。于是水饮之情状纤悉无遗，而加以兼虚挟热（注：苓甘五味姜辛夏杏大黄汤证），可谓密矣。"

先渴后呕，为水停心下，此属饮家，小半夏加茯苓汤主之（方见上）。

【提要】本条论述呕吐（太阴病）的小半夏加茯苓汤方证。

【解析】本条述证不全，当是简文。内有停饮，本不渴，今渴者，胃虚也，必不能消饮，故虽渴，不喜多饮；饮之则水饮上逆，故呕吐；用小半夏加茯苓汤治疗，方内有茯苓，当有心悸、头晕等症。

消渴小便不利淋病脉证并治第十三

全篇提要

　　消渴、小便不利、淋三病症，均与水液代谢相关，水液代谢在表明显，可见汗出、无汗、水肿、身痛、身重等，仲景以水气、湿病名之，已有专篇论述。在里者，病位不同、症状不同，有以痰饮分类者，其症状变化多端，亦有专篇论述。有以饮水、口渴、小便症状分类者，即本篇所论。依据消渴、小便不利、淋症状特点，其病症以里证为主，或为寒证发为太阴病，或为热证发为阳明病，亦有寒热错杂的半表半里证，亦有里证兼有表证者，具体内容见原文解析。

一、消渴病

　　消渴以口渴为主要症状，多为里热病症，亦有在半表半里者，亦有兼表证者。消渴兼有表证发热，饮水则吐者，用五苓散；阳明里热津伤"渴欲饮水，口干舌燥者"用白虎加人参汤；"消渴，小便反多，以饮一斗，小便一斗"用肾气丸治疗；"渴欲饮水，小便不利者"为里热证，用猪苓汤治疗；"渴欲饮水不止者"用文蛤散治疗。

　　厥阴之为病，消渴，气上冲心，心中疼热，饥而不欲食，食即吐，下之不肯止。

　　【提要】本条论述厥阴病消渴。

　　【解析】《伤寒论》《金匮要略》为王叔和用不同方法整理《仲景遗论》而成之书，在《伤寒论》中，本条为厥阴病提纲，在《金匮要略》消渴病中，因本病症有消渴，故首列此条于本篇。可见，仲景当时并无伤寒、杂病之分，临床辨证均是以客观的症状反应为依据。

　　厥阴病为半表半里阴证，与少阳病同在一个病位，但病性不同。少阳病提纲以孔窍热之口苦、咽干、目眩示人，厥阴病与少阳病均是上热下寒证，但厥阴病下寒更甚，上热亦是虚热，故以论述心胸及胃肠症状为主。

　　里有热则欲饮水，曰消渴，但其热是虚热，不似阳明病里热证大渴喜冷饮，胃虚且寒，故虽知饥而不欲食，食入即吐；在下之虚寒上冲则觉气上撞心，虚热在上，胸中气机不畅加之气上冲则局部疼热。医者见呕吐、心中疼热，以为热实证而下之，里虚寒更甚，下利不止。

寸口脉浮而迟，浮即为虚，迟即为劳；虚则卫气不足，劳则荣气竭。

【提要】本条论述虚劳脉证。

【解析】脉浮主热、主虚，脉迟主津血不足于内。表虚则卫外功能下降，曰"卫气不足"。津血内虚则荣养之功虚竭，谓之"荣气竭"。卫气不足，表不得固，汗出不止，伤人津液，津血内虚则小便不利。《医宗金鉴》云："此条当在虚劳篇中，错简在此。"

本篇主论消渴、小便不利、淋的证治，此条单出虚劳脉理，无具体症状，于此，知虚劳亦可见小便不利、口渴等症，示人以鉴别之意。如治疗虚劳的小建中汤证有咽干、口燥，亦可有小便频数。肾气丸证有消渴、小便不利。

趺阳脉浮而数，浮即为气，数即消谷而大坚（一作紧）。气盛则溲数，溲数即坚，坚数相搏，即为消渴。

【提要】本条论述阳明里热实证津液损伤的消渴脉证。

【解析】趺阳脉为足背动脉，候胃气，脉浮多热，热则消谷，其人能食。脉数提示为热，热易伤津液，肠道津液损伤则大便干结、坚硬。热盛迫津液由小便而下，其人小便数，小便数进一步损伤津液，导致大便坚。里热津液损伤则其人口渴，多饮而不能解渴，谓之消渴。本条论脉证而未出方治，结合《伤寒论》学习，可适症选用白虎加人参汤与麻子仁丸合方治疗，具体细节、医理可参学白虎加人参汤与麻子仁丸方证。

陆渊雷认为："消渴之名，本谓渴而不小便。其渴而小便多者，名渴利。不渴而小便多者，名内消。《巢源》《千金》所论是也，其后渐废渴利、内消之名，统名消渴。宋元以后，又分消渴为上、中、下三消，以配三焦，此病名之沿革也……至于治法，大渴引饮。有热证者，宜石膏剂。善饥多食，大便硬者，宜大黄芩连之类。阴痿脚肿者，宜肾气丸之类。此皆已试而效者也。而宋元诸贤以石膏剂所治者为上消，以大黄芩连剂所治者为中消，以肾气丸所治者为下消。"

男子消渴，小便反多，以饮一斗，小便一斗，肾气丸主之（方见脚气中）。

【提要】本条论述虚劳消渴（厥阴病）的肾气丸方证。

【解析】里有瘀热，其人口渴而多饮。里热兼瘀，功能沉衰，则小便失于收摄，饮一斗，小便一斗，可用肾气丸强壮功能、清热祛瘀。后世以上、中、下三消论消渴，谓下消为肾消，以多饮、多尿为主症，其源自于此，并用脏腑辨证，故有此论。然细研仲景书中论述肾气丸的5条方证内容（包含崔氏八味丸），结合《神农本草经》药物功效记录，知肾气丸功用主在强壮功能、清热利水祛瘀，治疗功能沉衰兼有瘀热，以水液代谢功能障碍出现小便不利、少腹不仁为主症者。

《经方六经类方证》曰："本方证的辨证要点为瘀血水毒交互为患而陷于半表半里，以致散下焦痿痹、少腹不仁、小便不利，或失禁，或腰膝酸软，或痹痛，或虚热烦。用本方治子宫下垂亦常有验。他如老人小便失禁、男子阳痿、妇人带下等亦多用本方。总之下焦虚证多用之，名为肾气丸，即由于此。"并记录病案："王某，女性，75岁，初诊日期：1966年2月22日。左半身不遂已半年，近1个月来尿频、遗尿、淋漓不尽、口干思饮、四肢逆冷、腰酸疼、苔白、脉沉细。证属里虚兼外寒，气化不利，与肾气丸：干地黄24g，山茱萸10g，山药10g，茯苓10g，丹皮10g，泽泻18g，桂枝3g，制附片3g。结果：上药服1剂，诸症明显好转，继服6剂痊愈。"

脉浮，小便不利，微热消渴者，宜利小便、发汗，五苓散主之。

【提要】本条论述外邪内饮消渴（太阳阳明合病）的五苓散方证。

【解析】脉浮、微热，主表不解。口渴、多饮、小便不利为里有停饮，停饮宜利小便，表证宜发汗，用五苓散利小便发汗治疗。

本证在外感病程中多见，如治疗陈某，男，41岁。初诊日期：2019年8月27日下午。体重80kg，身高170cm。始于4天前河边钓鱼时大汗出（身着防蚊虫叮咬衣服，不透风），一下午没换衣服，而后出现周身酸困、骨节疼痛、汗出较多、口渴、饮水多、小便数而量少、右腿抽筋、心悸、气短、纳呆、眠差，平日大便不成形，每日2~3次，食凉饮冷吹凉风以后则出现腹泻，无腹痛。脉滑数（心率104次/分钟）有力，舌淡苔薄黄边有水色，舌底苍有水色。考虑为里有停饮表不解。结合饮水多、小便数而量少、脉数、眠差等症，辨为五苓散方证。处方：茯苓15g，猪苓15g，泽泻15g，苍术10g，桂枝10g，肉桂5g。颗粒剂，2剂，服用方法：嘱下午喝1袋，睡觉前喝1袋，晨起喝第3袋，中午喝最后1袋，随时联系。28日13：00电话回访，如法服药：下午服用五苓散后，出汗明显减少，22：00左右出现低热，37.5℃，继续服用第2袋，至今晨2:00体温逐渐升高至39.2℃，不出汗，口服布洛芬胶囊1粒，汗出热退，晨起续服第3袋中药，睡一上午，现无不适，口渴、小便数诸症已。

渴欲饮水，水入则吐者，名曰水逆，五苓散主之。

【提要】本条论述口渴、水逆（太阳阳明合病）的五苓散方证。

【解析】里有热、水饮代谢障碍，则口渴、欲饮水。水气上逆则吐水，用五苓散治疗。五苓散为外邪内饮正治之方，其机制为水液在体内代谢障碍而兼有表证，代谢障碍即可出现口渴、多饮、饮不解渴、小便数的症状，亦可出现口渴、饮水则吐、小便不利的症状。前条言多饮、消渴，本条言水逆，意在示人，临证应综合辨证分析，不可但见一证便处方药。

冯世纶教授用本方曾治一婴儿，感冒后只喝水不喝牛奶，家属很着急。西医检查治疗无效，转中医治疗。先以停食着凉给服至宝锭、保赤丹等不效；又以脾虚服健脾汤药，治疗月余不效。诊得其脉浮数，苔白润根厚，又症见易头汗出，饮水或喝牛奶后常呕吐，一看便知此是五苓散证，予服1剂，汗止、吐已，但仍不爱喝牛奶，因尚有嗳气、腹胀等症，知此时为茯苓饮证，随予服2剂而痊愈，转而一天能喝4瓶牛奶，其父母甚是感慨，立志要自学中医。

渴欲饮水不止者，文蛤散主之。

【提要】本条论述渴饮（阳明病）的文蛤散方证。

【解析】里有热而消水，故口渴，饮水而不能止其渴，用文蛤散治疗。

文蛤散方

文蛤五两

上一味，杵为散，以沸汤五合，和服方寸匕。

【解析】关于文蛤，胡希恕言："文蛤一药，有两种说法：一说为有纹之蛤，有止渴之功效；一说为五倍子之别称，可收敛止渴。现常取前说而多以牡蛎代之。"可做参考。

跌阳脉数，胃中有热，即消谷引食，大便必坚，小便即数。

【提要】本条论述里热实证的小便数。

【解析】跌阳脉候胃气，里有热（胃热）则跌阳脉数，里热迫津液于下则小便数急、疼痛、不利，里热消谷则能食，热灼肠道，津液干涸则大便坚。此阳明里热实而津伤之证，《伤寒论》已言其病症、治法，当是麻子仁丸证——"跌阳脉浮而涩，浮则胃气强，涩则小便数，浮涩相搏，大便则硬，其脾为约，麻子仁丸主之"。

里有热则能消食，故可有多食易饥，里有热结则便秘。糖尿病有表现为调胃承气汤证者，用本方有效，如姜春华治验："侯某，女，39岁。多食善饥，每天虽进5餐，仍感饥饿，上腹部嘈杂，大便秘结，3日1行，苔黄燥，脉弦数。血糖270mg/dL（空腹），尿糖定性（＋），证属阳明实热里证，病系中消，治宜清胃泻火，养阴增液。处方：大黄6g，芒硝6g，甘草5g，黄芩6g，知母9g，石膏15g，天花粉15g，麦冬9g，牛膝9g。4剂。药后，症状见减，去芒硝，连服14剂后，症状消失，空腹血糖100mg/dL，尿糖检查阴性。痊愈后，随访1年未发。"

大便坚、小便数，此老年男性前列腺增生肥大者多见，符合麻子仁丸病机，用之亦可获效，如《伤寒名医验案精选》载周玉英医案："杨某某，男，83岁，1987年8月11日诊。患者近一年来小便量少，点滴而出。7月份曾在本院治疗，诊断为'前列腺肥大''尿潴留'，留置导尿1周出院。近日来少腹胀满，小便点滴不通，咽干，烦渴欲饮，大便秘结，少腹按之疼痛，舌质红，苔薄，脉细弦。诊断为'癃闭'……以麻子仁丸9g，开水冲服，连续服2个月，症状消失，随访半年，未见复发。"

渴欲饮水，口干舌燥者，白虎加人参汤主之（方见中暍篇中）。脉浮发热，渴欲饮水，小便不利者，猪苓汤主之。

【提要】以上论述口渴（阳明病）证治，以"口干舌燥"的胃热为主症者用白虎加人参汤方，以"小便不利"的下热为主症者用猪苓汤方。

【解析】以上内容为《伤寒论》原文重出，两者均为阳明里热证。前条论里热津伤证治，阳明里热则口渴，欲饮水数升而不解渴，津伤则口干舌燥，用白虎汤清阳明里热，加人参健胃气、生津液、止口渴。后条论里热兼有停饮证治，里热则脉浮发热、口渴、欲饮水；饮停则小便不利，用猪苓汤清里热、利小便治疗。

陆渊雷认为"人参白虎汤，治消渴、脉洪数、心下痞硬、夜间烦热更甚、肌肉消铄者"。笔者于2023年曾用本方治疗1例多饮、多食、多尿、乏力、体重下降、怕热的青年男性，脉滑数有力，舌淡苔白，查糖化血红蛋白8.9%，空腹血糖18.0mmol/L，确诊糖尿病，应用本方治疗，结合控制饮食、运动，未用西药，2个月后，空腹血糖5.8mmol/L，糖化血红蛋白降至5.6%，诸症均明显缓解，2025年患者因失眠就诊，知血糖控制良好。

猪苓汤方

猪苓（去皮） 茯苓 阿胶 滑石 泽泻各一两

上五味，以水四升，先煮四味，取二升，去滓，纳胶烊消，温服七合，日三服。

【解析】方中猪苓、滑石、泽泻、茯苓均有利尿作用。其中猪苓、滑石、泽泻性寒，清热利尿；茯苓性平，另有安神之功；阿胶主治"心腹内崩、女子下血"，可知其入血，治疗出血性病症有特长。猪苓汤治疗里热饮停口渴、小便不利，兼有出血者。

胡希恕用本方经验："本方加大量薏苡仁治前列腺炎、肾盂肾炎、膀胱炎、淋证、泌尿系感染等均有验，痛甚者可加甘草，灼热甚者可更加少量大黄。"如胡希恕治疗韩某，女性，31岁，1965年1月25日初诊："尿急、尿痛4个多月，13年前曾诊断为急性膀胱炎，治愈后有轻微尿痛、腰痛，未彻底治愈。1964年11月又急性发作，尿频尿急，日达50余次，夜达30余次，尿时痛如刀割，有血丝血块，尿道灼热，腰痛腹胀，经服中西药不效，曾用益肾降火及补中益气等法也不效。近症：仍尿频，日10余次，尿痛热如刀割，左腰痛引及下肢亦疼，时头晕，心悸，少腹里急，口干渴甚，脉细数，苔白舌红。证属湿热瘀阻呈阳明里热证，与猪苓汤加大黄、薏苡仁：猪苓10g，茯苓皮10g，泽泻10g，生薏苡仁45g，滑石15g，阿胶珠10g，大黄3g。结果：上药服3剂，尿色变清，尿道痛已，腰痛亦减未尽除，尿频减，脉仍细数，仍服上方，同时间服肾着汤。1965年2月17日复诊时，已无不适，吃东西也增加一倍。"

二、淋病

淋只言症状，未出方治，当于阳明病、太阴病中求之，且以阳明病中多见。

淋之为病，小便如粟状，小腹弦急，痛引脐中。

【提要】本条论述淋之病症。

【解析】淋为里证，以小便疼痛为主症，其症状以小便浑浊，或伴有细小颗粒"如粟状"为特点。里热饮停，则小腹疼痛、挛急，其痛可由尿道放散至肚脐，谓之"痛引脐中"。

淋家不可发汗，发汗则必便血。

【提要】本条论述淋家治疗禁忌。

【解析】本条为《伤寒论》条文重出，淋家为长期小便淋漓不尽患者，或为里热证阳明病，或为里有停饮的太阴病。里热证不可发汗，内有停饮亦不可发汗。如以温热药强发其汗，迫血妄行，可发便血。

三、小便不利病

小便不利多为里热，若里虚寒，则需温里、振奋功能。里热津伤，燥屎内结，小便数、不利，用麻子仁丸；功能沉衰、小便不利、苦渴，用栝楼瞿麦丸；小便不利，兼有瘀血、里热，适症选用蒲灰散、滑石白鱼散、茯苓戎盐汤治疗。

小便不利者，有水气，其人苦渴，栝楼瞿麦丸主之。

【提要】本条论述小便不利（太阴病）的栝楼瞿麦丸方证。

【解析】功能沉衰于下，水饮代谢障碍，谓之有水气。水停于下则小便不利，里虚有热，水不上承，其人口渴，苦楚异常，以口渴为苦，谓之"苦渴"。此与水气病篇的"苦水"、痰饮病篇的"苦冒眩"、《伤寒论》127条"苦里急"之句法同，"苦"是同一意思，均指"以……为苦"，用栝楼瞿麦丸治疗。

栝楼瞿麦丸方

栝楼根二两　茯苓　薯蓣各三两　附子一枚（炮）　瞿麦一两

上五味，末之，炼蜜丸梧子大，饮服三丸，日三服，不知，增至七八丸，以小便利，腹中温为知。

【解析】天花粉苦寒，清热生津液，主"大热、消渴"；茯苓、瞿麦均有利小便之功，茯苓利小便而安神志，瞿麦苦寒，"主关格诸癃结，小便不通"，利小便而通热结；薯蓣、附子性温，恢复下焦功能，去水气生成之因。蜜丸饮服，缓缓取效。以小便利、腹中温为病愈，可知发病时，腹凉、功能沉衰于下，为水气发病之根本原因，也是本方治疗的核心。整体分析将本方证治归于里寒证太阴病，同一病位，性质不同的病不能合病，故虽然方中有苦寒清热的天花粉、瞿麦，亦未言主治里热证阳明病。

陆渊雷："此亦治所谓'肾消'之方也。消渴病固有小便不多者，古人从证候以立名，故不云消渴，但云小便不利。凡腰肾虚冷，小便不利，合用肾气丸，而不宜地黄之滋腻者，用此方，极效。身半以下水肿，腹冷，小便不利者，亦主之。"

《金匮名医验案精选》载陈传钺医案："黄某某，女，29岁，1980年11月12日诊。有慢性肾盂肾炎病史，每年均发，近3～4日尿短、尿频，排尿时尿道灼痛，口渴喜热饮，神倦乏力，怕冷，纳谷不香，大便溏薄，白带多而无臭，舌淡红有齿痕，苔白。尿检：白细胞（+），上皮细胞3～7个/高倍视野。遂予天花粉、瞿麦、黄柏各10g，怀山药30g，茯苓15g，炮附片6g，巴戟天20g。服5剂后，症状消失，原方再进7剂而告愈。后用《金匮》肾气丸巩固，至今未发。"

本方与五苓散均可治疗消渴、小便不利，然五苓散证为外邪内饮所致，栝楼瞿麦丸证为功能沉衰所致，外无表邪。

小便不利，蒲灰散主之；滑石白鱼散、茯苓戎盐汤并主之。

【提要】本条论述小便不利（阳明病）的证治，以里湿热为主者用蒲灰散方，湿热兼瘀血者用滑石白鱼散方，停饮为主、寒热不明显者用茯苓戎盐汤方。

【解析】下焦有湿热，多小便淋漓不尽而疼痛，用蒲灰散治疗，滑石白鱼散、茯苓戎盐汤亦有清热利湿之功，可治疗小便不利，但有兼瘀、兼虚之别。曹颖甫在《金匮发微》论述上三方时认为：蒲灰散主之者，湿胜热郁之证也；滑石白鱼散为水与血并结膀胱之方治；茯苓戎盐汤为膏淋、血淋阻塞水道通治之方。可供临证参考。

蒲灰散方

蒲灰七分　滑石三分

上二味，杵为散，饮服方寸匕，日三服。

【解析】蒲黄，味甘平，主治心腹膀胱寒热，利小便，消瘀血。滑石甘寒，清热利小便，治癃闭。两药为散饮服，清热利小便，治疗阳明里热小便不利。

《金匮发微》中记录王一仁治钱姓男子，腹如鼓，股大如五斗瓮，臂如车轴之心，头面皆肿，遍体如冰，气咻咻若不续，见者皆曰必死。一仁商于刘仲华，取药房中干菖蒲一巨捆，炽炭焚之，得灰半斤，随用滑石和研，用麻油调涂遍体，以开水调服一钱，日三服，明日肿减大半，一仁见有效，益厚涂之，改服二钱，日三服，三日而肿全消，饮食谈笑如常人，乃知经方之妙，不可思议也。

关于方中蒲灰为何物，由《金匮发微》记录的医案看，曹颖甫认为是干菖蒲燃烧后之灰。文献记载，还有三种认识，分别是：《备急千金要方》《本经疏证》认为是"蒲黄"，《证类本草》作"蒲席灰"，尤在泾认为是香蒲（蒲黄之茎叶）之灰。

滑石白鱼散方

滑石二分　乱发二分（烧）　白鱼二分

上三味，杵为散，饮服半钱匕，日三服。

【解析】滑石甘寒，清热利小便；乱发微温，可消瘀血、利水道，主治五淋、大小便不通；白鱼俗名蠹鱼，味咸性温，喜蚀书籍，窜伏破书中，不见阳光，善于攻瘀而行血，主治小便不利。三药合用，可消瘀血、利小便。滑石白鱼散较蒲灰散，可治疗小便不利兼有瘀血者。

关于方中白鱼，陆渊雷有考证，记录于《金匮要略今释》，云："白鱼，恐非鱼中之白鱼。《尔雅》：'蟫，白鱼。'《本经》云：'衣鱼一名白鱼，主妇人疝瘕，小便不利。'……衣鱼，即书纸中蠹鱼也，亦居衣帛中，故名衣鱼。《本草纲目》收此方于衣鱼条下，是也。至鱼中之白鱼，《开宝本草》云：'开胃下气，去水气，令人肥健。'与此方之意不合。汤本氏又以鲤鱼代白鱼，可谓一误再误。《别录》云：'鲤鱼煮食，治咳逆上气。黄疸，止渴，治水肿脚满，下气。'"

《金匮名医验案精选》载贺昌医案。文某某，男，40岁，业农，于1958年7月前来就诊。自诉从3月份起，小便微涩，点滴而出，至4月上旬溺时疼痛，痛引脐中，前医投以五淋散连服5剂无效。诊其脉缓，独尺部细数，饮食正常。予踌躇良久，忽忆及《金匮要略》淋病篇有云'淋之为病，小便如粟状……痛引脐中'等语，但有症状未立治法。又第二节云'苦渴，栝楼瞿麦丸主之'但此病不渴，小便频数，经查阅余无言《金匮释义》，不渴者茯苓戎盐汤主之，滑石白鱼散并主之。遂将两方加减变通，处方如下：茯苓24g，白术6g，戎盐6g，化滑石18g，去发灰、白鱼，易鸡内金6g，冬葵子9g。嘱患者连服8剂，日服1剂，每剂2煎，每次放青盐3g，煎成1小碗，每碗2次分服，忌鱼腥腻滞、辛辣之物。据患者自述吃完8剂后，中午时忽觉小便解至中途突有气由尿道中冲射而出，尿如涌泉，遂痛止神爽，病即若失。再诊其脉已缓和，尺部仍有弦数，此系阴亏之象，继以猪苓汤合芍药甘草汤育阴利小便而愈。

茯苓戎盐汤方

茯苓半斤　白术二两　戎盐弹九大一枚

上三味，先将茯苓、白术煎成，入戎盐，再煎，分温三服。

【解析】茯苓利小便而止惊悸，白术止汗利小便，戎盐味咸性寒，入血止血而利小便，茯苓戎盐汤治疗饮停、小便不利兼心悸、腹满者。单用本方治疗小便不利者较少，多在其他方中出现，或加减，如五苓散、猪苓汤均含有茯苓、白术，桂枝去桂加茯苓白术汤即是加味。

陆渊雷认为"以上三方但云小便不利，诸注多不能分析其证候。今案次篇云：厥而皮水者，蒲灰散主之。然则蒲灰散当有腹鼓浮肿之证。茯苓戎盐汤据吉益氏和久田氏之说，当有心下悸，渴而嗜咸之症。滑石白鱼散，则未闻他种证候，记此以待试效"。

水气病脉证并治第十四

本篇论述水气病证治。虽有不同名目，然不过论述水液代谢失常相关病症。水在体表为水肿，在里则为喘憋、腹满等，辨其病位，或在表，或在里；辨其病性，在表有阳证的太阳病、阴证的少阴病，在里以太阴病为主，或表里合病。在表当发汗祛邪，在里当利小便祛邪，以别表里之治，故篇中提出诸有水者，腰以下肿，当利小便；腰以上肿，当发汗乃愈的治疗原则。结合痰饮病篇"病痰饮者，当以温药和之"的论述，可得水气病证治大要。在里的水饮代谢障碍相关病症，有小便不利、痰饮、咳嗽、上气等；在表的水饮代谢障碍相关病症，有湿、风湿、溢饮等，均有专篇论述，故本篇论之较略，若要系统研究、学习，可参考相关篇章及方证。

具体方证：对于身肿、小便不利的里水，若有里热、汗出者用越婢加术汤，若无汗，用甘草麻黄汤；风水，身重汗出，或伴有水肿，恶风，表虚者用防己黄芪汤，里热续自汗出者用越婢汤；水气在皮肤中，四肢肿，四肢聂聂动者用防己茯苓汤；无汗，水肿的表证，应发汗消肿，阳证（太阳病）用杏子汤（实为大青龙汤），阴证（少阴病）用麻黄附子汤；身体肿，发热，汗出，状如风水，汗沾衣，色正黄如柏汁的黄汗，脉沉偏里，瘀热重者用芪芍桂酒汤，脉浮病偏于表，以虚为主者用桂枝加黄芪汤；气分表不解，心下坚，大如盘，边如旋杯，用桂枝去芍药加麻黄细辛附子汤，无表证而里实者用枳术汤；厥而皮水者用蒲灰散。

陆渊雷云："水气即水肿也。篇中论及脉证，察其词气，多系后人羼入。又有讹字脱文，颇难阅读。今据《巢源》等书稍加校理，借明编次者之本意。然亦古人之糟粕而已。其菁华，仍在诸方之证候用法。"其论，有助于读懂本篇，录于上。

师曰：病有风水、有皮水、有正水、有石水、有黄汗。风水，其脉自浮，外证骨节疼痛，恶风；皮水，其脉亦浮，外证胕肿，按之没指，不恶风，其腹如鼓，不渴，当发其汗；正水，其脉沉迟，外证自喘；石水，其脉自沉，外证腹满不喘；黄汗，其脉沉迟，身发热，胸满，四肢头面肿，久不愈，必致痈脓。

【提要】以上论述风水、皮水、正水、石水、黄汗病症。

【解析】以表里而论，风水、皮水属表证，其脉浮，正水、石水、黄汗属里证，其脉沉。风水病在表，故其脉浮、骨节疼痛、恶风，均为表证之常见症状。皮水病亦在表，故其脉亦浮，然其证以水饮代谢障碍为主要表现，故不恶风而身肿，水肿较重，按之凹陷，给人以整个手指都能陷入其中之感，曰"按之没指"；其肿不但在表，在里亦有停水，其腹肿胀如鼓，叩之却无鼓音，曰"其腹如鼓"；饮停而无热，故口不渴，当用发汗的方法治疗，今日之急性肾炎，多以皮水出现，用越婢加术汤发汗治疗有效。正水病在里，其脉沉，性多寒故脉迟，水饮偏于上，其人外证自喘；石水病亦在里，故脉自沉，然水饮偏于下，故以腹满、小便不利为主而不喘；黄汗病发于表，因里虚兼有水饮，故其脉沉，里虚津液损伤则其脉迟，里有热则身发热、胸满，里虚津液损伤，水饮代谢障碍则发四肢头面肿。人虚而饮停，兼有虚热，久久不愈，则可发为痈脓。

　　脉浮而洪，浮则为风，洪则为气，风气相搏，风强则为隐疹，身体为痒，痒为泄风，久为痂癞；气强则为水，难以俯仰。风气相击，身体洪肿，汗出乃愈。恶风则虚，此为风水；不恶风者，小便通利，上焦有寒，其口多涎，此为黄汗。

　　【提要】以上论述风水、黄汗病机及风水治法。
　　【解析】浮脉主表，洪脉主水，浮洪在表。表证重则发瘙痒，挠之高出皮肤，后又消失，谓之"瘾疹"，与今日之荨麻疹相似，久病不愈，波及血分，生疮结痂。如水饮重，则发风湿，身痛，活动受限，难以俯仰；如水饮溢出体表，当汗而不得其汗，发为溢饮，则身体肿重，疼痛反轻。风湿（桂枝附子汤、甘草附子汤证）、溢饮（大青龙汤、小青龙汤证）均是病在表，当用汗法治疗，故曰"汗出乃愈"。若表虚，则恶风（防己黄芪汤证），名为风水；病不在表则不恶风，小便通利则饮不在下，里虚有寒，故口多涎沫（甘草干姜汤、理中丸证），此为黄汗。
　　黄汗总体病机为里虚津亏，或兼有热，发为首节所论"身发热，胸满，四肢头面肿，久不愈，必致痈脓"，或兼里寒，发为本节所论"口多涎"。

　　寸口脉沉滑者，中有水气，面目肿大，有热，名曰风水。视人之目窠上微拥，如蚕新卧起状，其颈脉动，时时咳，按其手足上，陷而不起者，风水。

　　【提要】本条论述风水病症。
　　【解析】风水本是表证，此处言脉沉，主里有停饮，脉滑主里热、停饮。里有停饮而表不解，谓之"中有水气"，水气在表则面目肿大。"窠上微拥"从临证看当为眼睑微肿，其具体表现为"如蚕新卧起状"，眼睑皮肤疏松，水气易聚于此，望诊可见其水肿略兼皱折而不平，如蚕新卧起状，即蚕行走时躯体屈伸的状态。由于气上逆，故其人时时咳嗽，剧烈时可有喘憋，水气上冲剧烈，可看到颈部动脉明显搏动，以手按之，水肿陷而不起，名为风水。依据所论，当是外邪里饮有热者之越婢加半夏汤证。此证与右心衰水肿病症相似。

首条言风水，以骨节疼痛为主要表现，而皮水以水肿为主要表现，因两者均是表证，故列以鉴别。本条论述风水与首条所论不同，而与肺胀相似，可知经方辨证依据症状反应，辨六经、析八纲、定治法、明方证，做到方证对应即可治愈疾病，不需斤斤计较于病症、病名。陆渊雷在其所著《伤寒论今释》中亦提出"经方以草石汤药疗病，视证候以投方""大论精粹，在于证候方药"，遥从其学的岳美中亦言："又重读张仲景的《伤寒论》《金匮要略》（前此虽然学过，但未入细）。见其察证候而罕言病理，出方剂而不言药性，准当前之象征，投药石以祛疾。其质朴的学术，直逼实验科学之堂奥。"是深得仲景之心法也。

太阳病，脉浮而紧，法当骨节疼痛，反不疼，身体反重而酸，其人不渴，汗出即愈，此为风水。恶寒者，此为极虚，发汗得之。渴而不恶寒者，此为皮水。

【提要】 以上论述风水证治及皮水。

【解析】 风水为病在表，无汗则表实，故脉浮紧。然表证多见骨节疼痛，风水因体表有湿，故身反不疼，以肢体酸重表现为主。其人不渴，提示无阳明里热。发汗则病由表解而愈。恶寒者，为发汗不得法，发汗太过，病由阳证陷入阴证，由表阳证太阳病陷入表阴证少阴病，谓之极虚。参学《伤寒论》38条"太阳中风，脉浮紧，发热，恶寒，身疼痛，不汗出而烦躁者，大青龙汤主之"、39条"伤寒，脉浮缓，身不疼，但重，乍有轻时，无少阴证者，大青龙汤发之"脉证，可得本条"太阳病，脉浮而紧，法当骨节疼痛，反不疼，身体反重而酸，其人不渴，汗出即愈"方治为大青龙汤，参学服用大青龙汤的调护法"温服一升，取微似汗。汗出多者，温粉粉之，一服汗者，停后服。若复服，汗多亡阳，遂虚，恶风，烦躁，不得眠也"，可明"恶寒者，此为极虚"乃服用大青龙汤调护不得法之过。

口渴为里热，不恶寒则病不在表，谓之皮水。首条论皮水"不渴，当发其汗"，知皮水为表证，此处又言"渴而不恶寒"，视皮水为阳明里热证，亦有太阳阳明合病者，越婢汤方证即是。示人临床具体辨证，应依据当下的客观脉证，辨八纲、析方证，治愈疾病，不可拘于某一具体病名而出治法、方药，此大论一贯之精神。

身肿而冷，状如周痹，胸中窒，不能食，反聚痛，暮躁不得眠，此为黄汗，痛在骨节。

【提要】本条论述黄汗病症。

【解析】胃虚于里，功能沉衰，表失温养，水液溢出，则身肿而冷，状如周痹，骨节疼痛。然内有虚热，其人胸中窒，气滞不通，聚而疼痛，虚热不能消谷，故不能食。热在于里，波及血分则暮躁不得眠，此为黄汗，与首条所论"黄汗，其脉沉迟，身发热，胸满，四肢头面肿，久不愈，必致痈脓"病机同。

咳而喘，不渴者，此为肺胀，其状如肿，发汗即愈。

【提要】本条论述肺胀证治。

【解析】伤寒表不解，水停心下，其人咳、喘，里无热则口不渴；饮水流行，归于四肢，当汗出而不汗出，则肢体水肿；解表发汗兼利停饮则病愈。本条实为"肺胀""溢饮""伤寒表不解，心下有水气"的病症，是小青龙汤方证。

应结合以下4条原文学习本条，心中自明。

（1）《伤寒论》41条"伤寒，心下有水气，咳而微喘，发热不渴……小青龙汤主之"。

（2）"饮水流行，归于四肢，当汗出而不汗出，身体疼重，谓之溢饮。"

（3）"病溢饮者，当发其汗，大青龙汤主之，小青龙汤亦主之。"

（4）"肺胀，咳而上气，烦躁而喘，脉浮者，心下有水，小青龙加石膏汤主之。"本条因里无热，不渴、无烦躁，故不加石膏。

然诸病此者，渴而下利，小便数者，皆不可发汗。

【提要】本条论述水气病不可发汗的情况。

【解析】里有热、津伤则口渴，里有停饮则小便数。下利为里有湿，里有湿、津伤、有热、停饮，皆不可发汗，这是定法。风水、皮水、黄汗、肺胀等，均有表证，发汗为正治之法，然亦有不可发汗者，在此提出，这与《伤寒论》行文一致——太阳病是表证，发汗法为常用之法，然亦有不可发汗者，故太阳病篇先列可发汗的麻黄汤、桂枝汤、大青龙汤、小青龙汤等方证，随后列不可发汗的几种情况。

以上条文，可视为论述水气病的提纲，下面是具体方证论述。

里水者，一身面目黄肿，其脉沉，小便不利，故令病水。假如小便自利，此亡津液，故令渴也。越婢加术汤主之(方见中风)。里水，越婢加术汤主之，甘草麻黄汤亦主之。

【提要】以上论述里水证治，太阳阳明合病者用越婢加术汤方，太阳病用甘草麻黄汤方。

【解析】里水为内有小便不利，外有肢体水肿类病症，以小便不利为主症。"黄肿"当为洪肿，言水肿较重。水气在表，其人周身浮肿，面目更重，脉沉主水饮、主里证，里有停饮，则小便不利，名为里水。里水以小便不利为主症，可用越婢加术汤、甘草麻黄汤利小便、发汗。如小便自利而口渴，乃亡津液，即如前言"然诸病此者，渴而下利，小便数者，皆不可发汗"，不可再用越婢加术汤。

越婢加术汤方（见上于内加白术四两，又见脚气中）

甘草麻黄汤方

甘草二两　　麻黄四两

上二味，以水五升，先煮麻黄，去上沫，纳甘草，煮取三升，温服一升，重覆汗出，不汗，再服，慎风寒。

【解析】麻黄出汗解表，亦有利水之能，甘草缓解麻黄发汗之性。本方麻黄用至四两。本方仅用两味药物，药少力专效宏，服后应注意"慎风寒"调护法，防止疾病反复。原文云"温服一升，重覆汗出，不汗，再服"，治疗水肿类病症，有利小便、发汗两途，"温服一升"或有利小便之功，但本方主要是通过发汗法（太阳病治法）治疗水肿、小便不利，故有"重覆汗出，不汗，再服"的要求。

后世有麻黄剂冷服利尿、热服发汗之说（经验），虽有是论，临证未必尽然，曾用大青龙汤治疗一例多年水肿患者，均是热服，第1剂服用后排尿增加，第2剂服用后微微汗出，服用第3剂则大汗出。

发汗为由表祛病之机转，不是必然，临证常有服用麻黄类方先尿量增加，后汗出而病解者，如上言，就本方应用，亦是如此。如顾正龙治疗王某，男，3岁，1983年10月27日就诊，患儿1周前发热、咽痛，经治疗后热退，因汗出过多，其母用凉毛巾揩之，次日下午，患儿脸、睑部出现浮肿，到某医院确诊为急性肾炎。用西药效微，转本院中医诊治。症见睑为卧蚕，全身浮肿，头面、下肢尤甚，其睾丸肿大如小杯，尿2日来几闭，不欲饮食，呼呼作喘……治以麻黄15g，甘草15g。水煎，频频而少喂。患儿家长每10分钟喂一勺，半剂尽，尿道口滴尿液，半小时后，第一次排尿（300ml），又隔45分钟，第二次排尿（700ml），此时喘促减，嘱尽剂，夜间服5～6次，次日清晨，其肿大消，身渍渍汗出，改培土利湿剂善后。

越婢加术汤亦可治疗伴有眩晕的水肿，如治疗岳某，女性，55岁。初诊日期：

2021年7月14日。主诉：头晕、四肢肿4年。现症：头晕，四肢肿，腰痛，无恶寒，阵发性汗出，怕热，口中和，进食可，大便1～2日1行，不畅，有解不净感，小便次数少，量可。舌淡白底水瘀，脉沉，左略滑。腹诊：腹部平，腹力中等，无悸动，右侧肚脐下压痛。辨六经：太阳阳明合病兼水饮瘀血。用越婢加术汤加益母草。处方：麻黄18g，石膏80g，生姜15g，炙甘草10g，大枣20g，白术45g，益母草60g。颗粒剂，7剂，1袋/次，水冲服，每日2次。复诊：2021年7月23日，头晕、腰痛消失，水肿减轻，无恶寒，阵发性汗出减少，怕热，口中和，进食可，大便日1行，有解不净感，小便次数少，量可。舌淡白底水瘀。脉滑有力。腹诊同前。辨六经同前。用越婢加术汤、桂枝茯苓丸合方加半夏（内含越婢加半夏汤义）。处方：麻黄18g，生石膏80g，生姜15g，炙甘草10g，大枣20g，白术45g，桂枝10g，清半夏10g，茯苓12g，桃仁12g，赤芍10g，丹皮10g。颗粒剂，7剂，1袋/次，水冲服，日2次。三诊：2021年8月2日，小便多，双下肢水肿及发沉感均明显减轻，现症见晨起眼胀、面目肿胀，恶寒热，变天略腰痛，汗出可，口干、口渴、口苦，饮水不多，进食可，大便较前好转，小便正常。脉沉滑有力右略紧，舌淡苔白底水。腹诊同前。辨六经同前，用越婢加术汤、桂枝茯苓丸、肾着汤、枳实芍药散合方加半夏。处方：麻黄18g，生石膏80g，生姜15g，炙甘草10g，大枣20g，白术45g，桂枝10g，清半夏10g，茯苓12g，桃仁12g，赤芍10g，丹皮10g，枳实10g，姜半夏10g，法半夏10g，干姜10g。颗粒剂，14剂，1袋/次水冲服，日2次。按：根据《金匮要略》水气病篇"里水者，一身面目黄肿，其脉沉，小便不利，故令病水……越婢加术汤主之"及患者症状，选取越婢加术汤为底方，同治太阳阳明合病之风水，用大剂量麻黄发越在表之水气，又伍以石膏制约麻黄汗出太过，同时清阳明郁热，并与生姜、炙甘草、大枣健胃生津液，以防麻黄发汗太过伤津。白术利水。患者病程长，腹诊提示瘀血，饮瘀同在，故与大剂量益母草活血、利水、消肿。二诊在原方基础上加用桂枝茯苓丸，加强血水同治的力度。三诊颜面肿突出，合用越婢加半夏汤，又腰痛与肾着汤；枳实芍药散原治妇人产后腹痛，本为血水气同调之剂，现可结合腹诊用之。

跌阳脉当伏，今反紧，本自有寒，疝，瘕，腹中痛，医反下之，下之即胸满短气；跌阳脉当伏，今反数，本自有热，消谷，小便数，今反不利，此欲作水。寸口脉浮而迟，浮脉则热，迟脉则潜，热潜相搏，名曰沉；跌阳脉浮而数，浮脉即热，数脉即止，热止相搏，名曰伏；沉伏相搏，名曰水；沉则络脉虚，伏则小便难，虚难相搏，水走皮肤，即为水矣。

【提要】以上内容，以脉论证。

【解析】趺阳脉为足背动脉，候胃气，脉沉之甚曰伏，沉本主水饮，伏则饮聚而坚，如后文甘遂半夏汤方证脉伏应"心下续坚满"之证。脉紧主寒、主痛，今脉不伏而紧，提示里有寒，寒则不通，发为腹痛、疝、瘕。寒应温之，而医反用寒药下之，伤其胃气，饮停于胃、上逆于胸则"胸满、短气"，此茯苓杏仁甘草汤、苓桂术甘汤类方证。以上论寒，以下论热，若脉数则主里热，里热能消谷，一般热迫津液由小便而出，则小便数、疼痛，今里有热而小便不利，为里有停饮，故曰欲作水（里热兼有停饮，易发湿热之黄疸，多见茵陈五苓散证）。

脉浮主表、主热，脉迟主寒、主不及，迟脉与浮脉相搏，名曰沉，不可解；同理，脉浮主表、主热，脉数主热、主虚，浮脉与数脉相搏，名曰伏，不可解；沉伏之脉，均可主水，两者相搏，名曰水，当是。然与前"寸口脉浮而迟""趺阳脉浮而数"合而论之，则不可解，或亦是想表达脉沉主里、主饮兼有里热，未可知。脉沉主停饮在内，饮停之因多为胃虚，胃虚则表之脉络虚，在表可发水肿。脉伏主水饮内停，里有停饮则小便不利，胃虚则水泛肌表，发为水肿，此为水气病成因。

以上内容，整体论之，为胃虚停饮，在内则小便不利、胸闷、气短、心下坚痛，在体表则发水肿，本来极其简明之临床事实，若以复杂的脉理解之，不可取。本段内容，不似仲景语气，难怪陆渊雷有"大论精粹，在于证候方药。其有论无方诸条，多芜杂不足取，且辞气参错，不出一人，此等不知仲景所撰用，抑叔和所补缀也"的论述。

陆渊雷认为："以脉断病，盖仓公淳于意之流亚，其法或迂阔而不切实用，或艰晦而不可喻人。炎刘而降，法虽失传，其遗文断简，时有存者。后有著述，转相抄袭，错误滋多，去古愈遥，不可索解。即如此两条，以拙吾之清澈，多纪之娴雅，尚不能自圆其说，而况智出二君下者哉。抑医家在汉以前，家派繁多，不相统贯。《本草经》与《素灵》不同，《史记仓公传》与《本经》《素》《灵》又不同，此犹显而易见者。《难经》号称解释《素灵》，实与《素灵》多所牴牾。大论《要略》专以汤药治病，宜与《本经》契合，而亦不能尽同。此无他，师承各别，门户不同故也。后人不知，必欲牵彼就此，并为一谈，实徒乱人意而已。"此段论述，颇有见地，学习经方医学、仲景书，须知"经方""医经"各有传承，后世欲融二者于一以传仲景书，《注解伤寒论》即是。即使是我们今天读到的《金匮要略》《伤寒论》其中亦多杂有医经类文字，此不可不察。

寸口脉弦而紧，弦则卫气不行，即恶寒，水不沾流，走于肠间。少阴脉紧而沉，紧则为痛，沉则为水，小便即难。脉得诸沉，当责有水，身体肿重。水病脉出者死。夫水病人，目下有卧蚕，面目鲜泽，脉伏，其人消渴。病水腹大，小便不利，其脉沉绝者，有水，可下之。

【提要】以上论述水之脉证。

【解析】脉弦主不及、为虚，脉紧主邪气、为实，表虚有邪，故恶寒，人虚里有邪则病痰饮，"水不沾流，走于肠间"即为"水走肠间，沥沥有声"病发痰饮的互词，此实为苓桂术甘汤证。少阴为肾，主水，脉紧为邪在里故腹痛，脉沉为里有停饮、小便不利。"寸口脉弦而紧"与"少阴脉紧而沉"对应，前者言表里合病，病发于阳（太阳），此则表里合病，病发于阴（少阴），用真武汤治疗。

病在表，脉应浮，因有水则脉沉，故在表身体水肿、沉重，而脉沉，当为水饮为患。水病脉多沉、伏，若脉突然浮出，则主虚脱，故曰死。脉伏主饮，饮溢于外，由于眼周组织疏松，故多可见明显水肿。望诊，一方面可见其肿，另一方面可见其软而不实，如有卧蚕，因其为病不虚，故面目鲜泽，后世谓为"阳水"。若里有热，则其人口渴，未出方治，越婢汤加天花粉可适症选用。饮停于内，外无表邪，小便不利，腹部胀满膨隆，脉沉欲绝，主水饮内结之甚，可下其水。未出方治，依其法，甘遂半夏汤、十枣汤可适症选用，此证肝硬化腹水多见。

问曰：病下利后，渴饮水，小便不利，腹满阴肿者，何也？答曰：此法当病水，若小便自利及汗出者，自当愈。

【提要】本条论述水饮代谢。

【解析】水饮的代谢，可见汗、小便、下利之大便。下利后口渴欲饮水，则提示里有热，内有停饮则小便不利，小便不利则腹满，水溢于外则水肿。"此法当病水"为越婢汤证，读者可临证参考应用。如果患者小便自利，表汗通畅，则表里和，病当可愈，但临证还需依据症状反应，辨方证而治之，不可守株待兔、坐待病愈。

心水者，其身重而少气，不得卧，烦而躁，其人阴肿；肝水者，其腹大，不能自转侧，胁下腹痛，时时津液微生，小便续通；肺水者，其身肿，小便难，时时鸭溏；脾水者，其腹大，四肢苦重，津液不生，但苦少气，小便难；肾水者，其腹大，脐肿腰痛，不得溺，阴下湿如牛鼻上汗，其足逆冷，面反瘦。

【提要】以上论述五脏水病症。

【解析】身重而少气，不得卧，烦而躁，其人阴肿，虽谓之心水，此实为太阳阳明合病之溢饮，大青龙汤、小青龙汤加石膏可适症选用；腹大，不能自转侧，胁下腹痛，时时津液微生，小便续通，虽谓之肝水，实为水饮内停、悬饮类病症，十枣汤可适症选用；身肿，小便难，时时鸭溏，虽谓之肺水，实为虚寒的太阴病，理中丸与五苓散合方可参考应用；腹大，四肢苦重，津液不生，但苦少气，小便难，虽谓之脾水，实为里水病症，越婢加术汤、甘草麻黄汤可适症选用；腹大，脐肿腰痛，不得溺，阴下湿如牛鼻上汗，其足逆冷，面反瘦，虽谓之肾水，实为里阴证太阴病停饮证，苓桂术甘汤与麻黄细辛附子汤合方可适症选用。

以上所论，心水、肝水、肺水、脾水、肾水与痰饮咳嗽病篇水在心、水在肺、水在脾、水在肝、水在肾同，虽有五脏水、水在五脏之名，但无具体方证，多与仲景全书精神不符，恐为叔和或后人次入亦未可知，然依据经方辨证精神，可做如上分析，供读者参考应用。

师曰：诸有水者，腰以下肿，当利小便；腰以上肿，当发汗乃愈。

【提要】本条论述水病身肿的治疗原则。

【解析】水之去路，在表为汗，在里为尿，水气病的治疗应因势利导，表证偏上偏外，水在上则用发汗法治疗，里证偏下偏里，水在下多伴小便不利，用利尿之法治疗，此为治疗原则及大法。然临证亦需灵活看待，如以小便不利为主症者，多应用利小便之法，以汗出异常而水肿者，多应用发汗之法。然表里合病，发汗与利小便需要同用，如五苓散条有"利小便、发汗"，桂枝去桂加茯苓白术汤亦是利小便、发汗表里同治之方。又小便不利与水肿常并存，同一方药应用于同一患者、同一病症，亦有先小便增多而后汗出肿消者，如前之甘草麻黄汤病案，临证不可不知。

陆渊雷认为"中医治病分表里上下，而彼此均有联系……治水病，腰以下肿利小便，腰以上肿发汗，亦是此理。诸犹言凡也，一切也"。

师曰：寸口脉沉而迟，沉则为水，迟则为寒，寒水相搏。趺阳脉伏，水谷不化，脾气衰则鹜溏，胃气衰则身肿。少阳脉卑，少阴脉细，男子则小便不利，妇人则经水不通。经为血，血不利则为水，名曰血分。

【提要】以上以脉论水气病症及血分。

【解析】"师曰：寸口脉沉而迟，沉则为水，迟则为寒，寒水相搏"一段语气不足，当有脱简，大意是说脉沉主水，脉迟为寒，发为水气病，无具体症状，不可强解。趺阳脉伏则里有饮结，胃虚寒则大便完谷不化，胃气虚里有寒，不能消谷，则大便溏稀伴有不消化之饮食，胃虚水气泛溢于体表则身肿。卑为不足，细主津血亏，津血不足、小便乏其化源则小便不利，妇人则月经不通，血不利则发为水肿，因月经不通伴有水肿，名曰血分。

问曰：病者苦水，面目身体四肢皆肿，小便不利，脉之，不言水，反言胸中痛，气上冲咽，状如炙肉，当微咳喘，审如师言，其脉何类？师曰：寸口脉沉而紧，沉为水，紧为寒，沉紧相搏，结在关元，始时尚微，年盛不觉，阳衰之后，营卫相干，阳损阴盛，结寒微动，肾气上冲，喉咽塞噎，胁下急痛，医以为留饮而大下之，气击不去，其病不除。后重吐之，胃家虚烦，咽燥欲饮水，小便不利，水谷不化，面目手足浮肿。又与葶苈丸下水，当时如小瘥，食饮过度，肿复如前，胸胁苦痛，象若奔豚，其水扬溢，则浮咳喘逆。当先攻击冲气，令止，乃治咳，咳止，其喘自瘥。先治新病，病当在后。

【提要】本条论述水病内外诸症状及病机分析。

【解析】水在人体，有外证、内证，外证见面目、身体、四肢皆肿，其症状多沉重而不甚痛苦，内证见小便不利、胸中痛、气上冲咽、状如炙肉、微咳喘，患者以此为苦。其病本为里有寒饮，复为外邪所诱发而气上冲、喉咽塞噎、胁下急痛，此本水气上冲之苓桂术甘汤证，医者见胁下急痛，以为留饮、悬饮类病症而大下之，人体正气与其抗争，气上冲进一步加剧，病不得除。此本虚寒在里之证，医见气上冲、喉咽塞噎，以为停饮在上而吐之，进一步伤及胃气，胃虚津液不上承，其人咽燥，胃虚故欲饮水以自救，此绝非阳明里热的大渴引饮，胃虚心烦，此与甘草干姜汤证心烦同。胃虚不能制下则小便不利，胃虚不能消谷，大便稀而水谷不化，胃虚水溢于肌表则其人面目手足浮肿。此本胃虚之证，又误以为实证，用葶苈丸下水，此为虚虚之祸，用攻下法治疗胃虚的水肿，为治标之法，水肿当时或有所缓解，而大病多伤及胃气。胃虚则不能消谷，"损谷则愈"即是养胃，如食饮过度则伤胃。水肿复发如前，水气上逆则胸胁苦痛，其上冲剧烈，势如奔豚，水气上逆迫肺，则脉浮而咳、喘、气逆。治疗当先健其胃气，胃气健则冲逆止、水肿消，内饮得祛则咳喘自止。"先治新病，病当在后"，是言急则治标，缓则治本。本条论述医理繁琐，不似仲景文辞。

风水，脉浮身重、汗出恶风者，防己黄芪汤主之。腹痛者加芍药。防己黄芪汤方（方见湿病中）。

【提要】本条论述风水（太阳病）的防己黄芪汤方证。

【解析】在《痉湿暍病脉证治》篇曰"风湿，脉浮身重、汗出恶风者，防己黄芪汤主之"。此处仅改"风湿"为"风水"，其余描述均相同，盖风水多有水肿，风湿无水肿。如风湿与风水同为病在表的虚证时，可用防己黄芪汤益气发汗解表治疗，此中医异病同治之法。如腹痛，考虑脉络不和，或兼有小便不利的停饮，加芍药通络止痛、利小便。

防己黄芪汤方

防己一两　甘草半两（炒）　白术七钱半　黄芪一两一分（去芦）

上剉麻豆大，每抄五钱匕，生姜四片，大枣一枚，水盏半，煎八分，去滓温服，良久再服。喘者加麻黄半两；胃中不和者加芍药三分；气上冲者加桂枝三分；下有陈寒者加细辛三分。服后当如虫行皮中，从腰下如冰，后坐被上，又以一被绕腰以下，温令微汗，瘥。

【解析】防己、白术利水；黄芪固表止汗；胃虚为水肿之本，用生姜、甘草、大枣健胃气。因为表虚，服药后正邪交争于皮下，故感觉如虫行皮中。下寒有饮，腰下如冰，应注意调护，坐被上，以一被绕腰下，温令微汗，汗出表里和，病愈。前虽有"腰以下肿，当利小便"的治疗大法，但结合本方证及调护"温令微汗，瘥"，知防己黄芪汤仍是以发汗而祛病之方，主治仍是表证太阳病。

《岳美中医案集》记录如下医案。傅某某，男，40岁。患风水病症，久而不愈，1973年6月25日就诊。患者主诉：下肢沉重，胫部浮肿，累及足跟痛，汗出恶风，切其脉浮虚而数，视其舌质淡白，有齿痕，认为是风水。尿蛋白（++），诊断属慢性肾炎。下肢沉重，是寒湿下注；浮肿，为水湿停滞；汗出恶风，是卫气虚，风伤肌腠；脉浮虚数，是患病日久，体虚表虚脉亦虚的现象，选用防己黄芪汤。汉防己18g，生黄芪24g，白术9g，炙甘草9g，生姜9g，大枣4枚（擘）。水煎服，嘱长期坚持服用。1974年7月3日复诊，患者坚持服前方10个月，检查尿蛋白（+），又持续2个月，蛋白尿基本消失，一切症状痊愈。唯体力未复，可疏补卫阳，护肝阴，兼利水湿，用黄芪30g，白芍12g，桂枝9g，茯苓24g以巩固疗效，并恢复健康。

风水，恶风，一身悉肿，脉浮，不渴，续自汗出，无大热，越婢汤主之。

【提要】本条论述风水（太阳阳明合病）的越婢汤方证。

【解析】"风水"指脉自浮、外证骨节疼痛、恶风的一类表证，本有恶风，此处再次描述"恶风"，实乃再次强调虽是表证，但不是以恶寒为主的表实证，而是以恶风为主的表虚证，是由于胃气虚，汗出表不解而恶风。在用汗法解表（或称为解肌）时，必顾及胃气。方中多用生姜、甘草、大枣等药，这和恶寒的表实证，用汗法解表完全不同，不需要生姜、大枣类健胃气之药！"一身悉肿"为水气在表之症。脉浮，既可以是表证，也可以是里热证，后接以"不渴"，结合脉浮，辨析此不是明显的里热证，不到里热证"温病"的"口渴"程度，一旦里热已成，就不能单独应用发汗之法，因阳明里热证禁用温药发汗！对于"续自汗出"，仲景有各种描述，汗出恶风是表虚证的汗出，是虚寒证，"蒸蒸发热"汗出是里热迫津液外出，是里热证，此时患者一般不恶寒，反恶热，而"续自汗出"有别于汗出恶风之表虚证，又不至于蒸蒸汗出之里热证，实为里有热而不重的状态。"无大热"再次针对"续自汗出"言，是有里热，但不至阳明病外证的身热、汗自出、不恶寒反恶热的状态。"恶风""脉浮不渴"六字、"续自汗出，无大热"七字，字字珠玑，将表证、里热轻证描述得清清楚楚，此风水发为太阳与阳明合病，汗出、水肿用越婢汤治疗。

陆渊雷案："此说（此方以发越脾气为本义。虽属麻黄剂，而与麻黄汤、大青龙汤异趣，以无大热、自汗出为目的，故用于肺胀、皮水等，而不用于伤寒溢饮。论中麻杏石甘汤与此方同类）甚核，麻黄汤、大青龙汤主发表散热。其证热高，汗不出。此方及麻杏石甘汤主因汗逐水，其证无大热，自汗出。虽俱以麻黄为君，其证则适相反矣。"

越婢汤方

麻黄六两　　石膏半斤　　生姜三两　　大枣十五枚　　甘草二两

上五味，以水六升，先煮麻黄，去上沫，纳诸药，煮取三升，分温三服。恶风者加附子一枚，炮。风水加术四两（《古今录验》）。

【解析】麻黄，味苦，温，发表出汗，止咳逆上气，破癥坚积聚；石膏，味辛，微寒，主治心下逆气、惊喘、腹中坚痛；大剂量麻黄与石膏配伍，发表清里，治疗水肿；水肿之形成，以胃虚为本，用生姜、甘草、大枣健胃气、补虚治本。

越婢汤证本有恶风，又重言之，是言恶风进一步加重，陷入阴证而水肿者。加附子以强壮功能。白术，味苦，温，止汗，风水表虚汗出重者，加白术止汗。

皮水为病，四肢肿，水气在皮肤中，四肢聂聂动者，防己茯苓汤主之。

【提要】本条论述皮水（太阴病）的防己茯苓汤方证。

【解析】皮水为病在表，水气在体表则四肢水肿。水饮逆于上，波及于脑，则出现感觉异常，表现为四肢不自主地活动或四肢肌肉有跳动感，用防己茯苓汤治疗。

防己茯苓汤方

防己三两　黄芪三两　桂枝三两　茯苓六两　甘草二两

上五味，以水六升，煮取二升，分温三服。

【解析】防己，味辛，平，主治热气、诸痫，利大小便，防己去热、利水，故可治疗水气在体表之证。痫为脑病，水饮上逆于脑，脑神异常，可发肢体抽搐的痫病，亦可出现四肢聂聂动的感觉或运动异常类症状。茯苓，味甘，平，主治忧恚、惊邪恐悸，利小便，茯苓利水的同时，对水气上冲的脑系症状亦有帮助；桂枝主治气上逆，降气利水饮；黄芪补虚，主大风及诸表证，与茯苓、防己同用，可固表利水；甘草缓解急迫症状。防己茯苓汤，治疗水气在表、水肿、四肢聂聂动者。防己茯苓汤总体趋向偏温，通过利小便途径排出病邪，故考虑本方主治太阴病。

《谦斋医学讲稿》记录秦伯未医案如下。患者，男，28岁。病浮肿1年，时轻时重，用过西药，也用过中药健脾、温肾、发汗、利尿等，效果不明显。当秦老会诊时，见全身浮肿，腹大腰粗，小便短黄，脉象弦滑，舌质嫩红，苔薄白，没有脾肾阳虚的证候。进一步观察，腹大按之不坚，叩之不实，胸膈不闷，能食，食后不作胀，大便每天1次，很少矢气，说明水不在里而在肌表。因此考虑到《金匮要略》上所说的"风水"和"皮水"。这两个证候都是水在肌表，但风水有外感风寒症状，皮水则否。所以不拟采用麻黄加术汤和越婢加术汤发汗，而用防己茯苓汤行气利水。诚然，皮水也可用发汗法，但其久病且已经用过发汗法，不宜再伤卫气。处方：汉防己、生黄芪、带皮茯苓各15g，桂枝6g，炙甘草3g，生姜2片，红枣3枚。用黄芪协助防己，桂枝协助茯苓，甘草、生姜、大枣调和营卫，一同走表，通阳气以行水，使之仍从小便排出。服2剂后，小便渐增，即以原方加减，约半个月症状完全消失。

水之为病，其脉沉小，属少阴；浮者，为风；无水虚胀者，为气；水，发其汗即已。脉沉者，宜麻黄附子汤；浮者，宜杏子汤。

【提要】本条论述水气病在表，用发汗的方法治疗。表阳证（太阳病）用杏子汤方，表阴证（少阴病）用麻黄附子汤方。

【解析】表证分阴证和阳证，表阳证为太阳病，表阴证为少阴病，病在表均应以汗法治疗，阴证功能沉衰，需强壮发汗。水气在表，发为表证，亦应以汗法治疗。本条所论，即是病在表的水气病证治，分阴证、阳证而治之。脉得诸沉，当责有水，水之为病，其脉多沉，如小者，为功能不足，发为少阴病，若功能亢进，病发于表，即使有水，其脉亦应浮，若体表沉重、胀满不适，无明显水肿，则发为溢饮之类水气在表的阴证。文中曰"属少阴"提示病发于阴（表阴证）；风为阳，"浮者为风"提示病发于阳（太阳病），"无水虚胀者，为气"实是溢饮类病症。水气病发于表，无论是阴证少阴病，还是阳证太阳病，均应用发汗的方法治疗，发于少阴者，强壮发汗，用麻黄附子汤，发于太阳者，直发其汗，用杏子汤。杏子汤当是大青龙汤。

《伤寒论》39条"伤寒，脉浮缓，身不疼，但重，乍有轻时，无少阴证，大青龙汤发之"，是言水气在表的溢饮类病症的治疗，39条提示应排除少阴病，在此则具体提出对水气在表的少阴病的治疗，同时引出大青龙汤证，以示鉴别。

陆渊雷认为："此条首句'水之为病'，则全条皆言水病，不应羼入气病。魏、尤之读固不妥。《金鉴》改气为风。而读风水为句，然既云无水，又云为风水，仍复矛盾。余意'无水虚胀者，为气水'一句，直是衍文，当删。盖谓水病脉沉小者，属少阴虚寒证，不沉小而浮者，为风，皆可发汗而愈。其脉沉之少阴证，可用麻黄附子之少阴方。脉浮之风，则宜杏子汤也。"

麻黄附子汤方

麻黄三两　甘草二两　附子一枚（炮）

上三味，以水七升，先煮麻黄，去上沫，纳诸药，煮取二升半，温服八分，日三服。

【解析】方中麻黄、甘草发汗解表、利水消肿，加附子振奋沉衰、强壮功能，合麻黄、甘草为强壮发汗治疗表证之剂，水气在表，亦可痊愈。

杏子汤方（未见，恐是麻黄杏仁甘草石膏汤）

【解析】笔者认为，杏子汤当是大青龙汤，具体解析见《伤寒论》39条，临证屡用大青龙汤治疗水肿，有的病程长达30余年，均获佳效。

厥而皮水者，蒲灰散主之（方见消渴中）。

【提要】本条论述皮水（阳明病）的蒲灰散方证。

【解析】水溢体表，血脉不充，四肢厥冷，外则发为水肿，用蒲灰散利水消肿治疗。

蒲灰，一说为蒲黄，即香蒲花上黄粉也，另一说为败蒲席烧灰。曹颖甫认为蒲灰即溪涧中大叶菖蒲，味咸能降，味辛能开，并有治疗水肿的治验，在《金匮发微》有记录："前数年予在家乡治谢姓小儿茎及睾丸，明若水碧，令制而服之，一夕得小便甚多，其肿即消，唯腹满不减，继以姜、辛、术、附，后以急于赴沪，不复知其究竟，甲戌十一月，闻此儿已十四岁矣。庚午秋，治海潮寺路宋姓小儿，水肿亦用之，但其人手足不冷，小便清，内服麻黄细辛附子汤，佐以五苓散、冬葵子、车前子，外敷蒲灰散，早夜调服一钱，五日而肿全消，每一日夜，小溲十七八次云。"通过曹颖甫两则医案，知本方主要作用在利小便，蒲灰辛寒，滑石甘寒，考虑本方主治阳明病。

问曰：黄汗之为病，身体肿（一作重），发热汗出而渴，状如风水，汗沾衣，色正黄如柏汁，脉自沉，何从得之？师曰：以汗出入水中浴，水从汗孔入得之，宜芪芍桂酒汤主之。

【提要】本条论述黄汗（太阳病）的芪芍桂酒汤方证。

【解析】黄汗之病，亦为表证，内兼瘀热，湿在体表，其身肿（重），发热汗出而口渴，为里有热兼瘀，体表有水肿，且汗出，故曰状如风水。湿热内蕴，胆汁外溢，其汗发黄，色如柏汁，质黏沾衣，黄汗为病在表，脉当浮，然亦水饮为病，故其脉沉。诱发因素为汗出散热之际，入水受凉，汗不得出，瘀热水湿合而发病，用芪芍桂酒汤治疗。

关于黄汗的分篇，《医灯续焰》云："黄汗一证，仲景《金匮要略》收入水气病中，其主治与治疸亦自悬绝。后人以其汗黄，遂列为五疸之一，实非疸也。"

黄芪芍药桂枝苦酒汤方

黄芪五两　芍药三两　桂枝三两

上三味，以苦酒一升，水七升，相和，煮取三升，温服一升，当心烦，服至六七日乃解。若心烦不止者，以苦酒阻故也（一方用美酒醯代苦酒）。

【解析】黄芪主表虚，有退黄之能；芍药逐络脉之瘀阻、活血利小便；桂枝温通血脉，与芍药合用，可调和营卫；苦酒味苦酸，入血分，能泻热祛瘀，消痈肿，散水气。黄芪芍药桂枝苦酒汤泻热利水，活血调和营卫，治疗表虚水肿、黄汗证。

关于苦酒，《金匮要略今释》引魏氏云："古人称醋为苦酒，非另有所谓苦酒也。美酒醴即人家所制社醋，即镇江红醋是也。又，醋之劣者即白酒。醋各处皆是，总以社醋入药。"曹颖甫的解读，从临证实践及现象出发，与后世不同，曰："仲师申明汗出而浴，水入汗孔得之，而治法乃定矣。以表虚也，故君黄芪。以营郁之当宣也，故用芍药、桂枝，又惧药力之不胜病气也，故煎以具挥发性通调血分之苦酒，而营分之郁热始解。今人用醋和面涂伤，能去瘀血，其明证也。妇人肝郁不调内痛，用醋炒柴胡，醋磨青皮、白芍，其痛立解，当亦以其能达血郁之故，则苦酒之作用可知矣。庸工动称能敛肝阴，岂仲师用苦酒之旨乎！"

肝胆病变导致的身黄之证多见，但黄汗少见。虽黄汗病症临床少见，但亦有病案报道，如胡希恕曾治疗李某，女，30岁，北京市工人。因长期低热来门诊治疗，屡经西医检查未见任何器质性病变，经服中药亦未效。症见口渴、汗出黄黏、恶风、虚极无力、下肢浮肿、自感身重，舌苔薄白，脉沉细。查黄疸指数正常，身体皮肤无黄染。此为黄汗表虚津伤甚证，拟以黄芪芍药桂枝苦酒汤：生黄芪15g，白芍10g，桂枝10g，米醋30g。结果：上药服6剂，诸症尽除。

黄汗之病，两胫自冷；假令发热，此属历节。食已汗出，又身常暮卧盗汗出者，此劳气也。若汗出已反发热者，久久其身必甲错；发热不止者，必生恶疮。若身重，汗出已辄轻者，久久必身瞤。瞤即胸中痛，又从腰以上必汗出，下无汗，腰髋弛痛，如有物在皮中状，剧者不能食，身疼重，烦躁，小便不利，此为黄汗，桂枝加黄芪汤主之。

【提要】本条论述黄汗（太阳病）的桂枝加黄芪汤方证。

【解析】黄汗为表虚证，胃虚于内，兼有水饮，病及血分，内有虚热，除黄汗外证外，还有诸多症状可循。病在表，津血不足，血热犯上，不足于下，故两胫自冷，如有发热，是历节为病；胃虚表不固，进食温热则汗大出；里有虚热，波及血分，瘀热在内，表又不固，入睡后汗出，发为盗汗即"身常暮卧盗汗出"；胃虚谷气不胜邪气则汗出发热；久久不愈，血瘀于内，其人皮肤暗黑谓之"其身必甲错"；热重表虚则生恶疮。若表湿因汗出而缓解，则不发盗汗身甲错；表因汗出而更虚，则其人身瞤动、肉跳不宁；津血不足于表则身瞤，不足于胸中则胸中痛，津血因热而聚于上，从腰以上必汗出，下无汗；身半以下失津血之濡养则腰髋弛痛，如有物在皮中状；病重胃虚，其人不能食，虚于内不足于外则身疼重。心脑失养，其人烦躁，津血不足，产尿乏源，其人小便不利，此为黄汗，用桂枝加黄芪汤治疗。

桂枝加黄芪汤方

桂枝　芍药_{各三两}　甘草_{二两}　生姜_{三两}　大枣_{十二枚}　黄芪_{二两}

上六味，以水八升，煮取三升，温服一升，须臾饮热稀粥一升余，以助药力，温服取微汗；若不汗，更服。

【解析】本方用桂枝汤健胃气、增津液，温通经脉、通络利水、调和营卫，加黄芪固表止汗、祛脓退黄。本方为治疗表证之方，故调护应"温服一升，须臾饮热稀粥一升余，以助药力，温服取微汗；若不汗，更服"。桂枝加黄芪汤治疗表虚黄汗证。

陆渊雷认为"首条云'久不愈，必致痈脓'……劳气甲错恶疮，虽与黄汗有异，亦皆桂枝加黄芪汤所主。血痹虚劳篇之黄芪桂枝五物汤、黄芪建中汤，药味皆相似。今之中医外科，用黄芪为排脓生肌之剂，可以见焉"。

黄汗一症，临证少见，现代医学对其发病认识不明，如胡希恕治疗韩某，女，41岁，哈尔滨人，以"肝硬化"来门诊求治。其爱人是西医，检查详尽，诊断肝硬化已确切无疑。但黄疸指数、胆红素皆无异常，皮肤、巩膜皆无黄染。其人面色黧黑，肝脾肿大，常有胸胁窜痛，曾经多年服中西药不效，而特来京求治。初与疏肝和血药不效。后见其内衣领黄染，细问乃知其患病以来即不断汗出恶风，内衣每日更换，每日黄染，伴见腰髋痛重，行动困难，必有人扶持，舌苔白腻，脉沉细。经复诊确认为黄汗，证属表虚湿盛，为桂枝加黄芪汤证，与该方以益气固表、利湿祛黄为治。桂枝10g，白芍10g，炙甘草6g，生姜10g，大枣4枚，生黄芪10g。嘱其温服之，并饮热稀粥，盖被取微汗。结果：上药服3剂，汗出身疼减，服6剂汗止，能自己走路。继依证治肝，逐渐恢复健康，返回原籍。2年后特来告知如常人。

亦有将治疗黄汗的两方合用，再加茵陈退黄的临证报道，如《金匮名医验案精选》载陈伯涛医案。黄某，男，37岁，1981年8月8日诊。2个月来汗沾衣上，色正黄如柏汁，小溲亦黄，膝关节酸软无力，精神疲乏，经查肝功能、黄疸指数等，均属正常。治疗月余，病情益甚。刻诊脉浮缓，舌苔薄黄，予桂枝加黄芪汤法：生黄芪30g，川桂枝6g，炒白芍9g，鲜生姜3片，肥大枣15g，炙甘草5g，绵茵陈15g，黄酒1盅冲服，另啜热稀粥以助药力，温覆取微汗。4剂后，病情渐有好转，其后桂枝增至9g，增强调和营卫、排泄黄汗之力。再8剂，黄汗、尿黄均减，膝关节渐觉有力，守前法，另生黄芪增至45g，绵茵陈增至20g，俾从汗、溲二途分消病机。5剂后，黄汗、尿黄均渐见好转，精神振作，眠食如常，腿酸已好，仅腰微痛而已，续进 10 剂，以巩固疗效……《金匮要略》治黄汗有芪芍桂酒汤、桂枝加黄芪汤二方，二方均有黄芪。考黄芪托里排外，善走皮肤，今合二方为一方，芪芍桂酒汤中苦酒改为酒，治黄汗之力尤胜。本病汗出色黄而身不黄，小便一般亦不黄，与黄疸、发黄证不同。本例因一度尿黄，加用茵陈，乃属变法。

桂枝加黄芪汤由桂枝汤加黄芪而来，黄芪主治身黄，其主症言"从腰以上必汗出，下无汗，腰髋弛痛，如有物在皮中状，剧者不能食，身疼重"，由此可知，如无黄汗，仅身半以下冷重，用桂枝汤亦可获效，如治疗唐某，31 岁，女性。初诊日期：2019 年 4 月 24 日。周身怕冷，腰以下更甚，夏天也得穿秋裤数年（10 年前生完孩子后就这样），腹胀，下肢受凉后即腹痛、腹泻，查脉沉细，舌淡苔白体略胖。为太阳病合并寒饮，予桂枝汤加干姜温中、苍术燥湿、枳实除腹胀腹痛、党参建中气。处方：桂枝 10g，白芍 10g，生姜 10g，炙甘草 10g，大枣 12g，干姜 10g，苍术 10g，枳实 10g，党参 10g。颗粒剂，7 剂。5 月 8 日复诊，服药后周身发冷及手脚发凉好转，舌淡苔白滑，脉沉有力，原方加茯苓 12g，利水建中，14 剂。5 月 21 日三诊，诉服药后已经敢穿裙子，怕冷症状消失，天气变冷也没出现腹痛，以前月经前 2 天，必然出现下肢骨节酸痛不适，服药期间正好赶上来月经，也没有出现月经前的下肢疼及腰以下骨节疼痛症状，现胃部不适，进食以后胀满，查脉沉有力，舌淡苔白，舌底瘀紫。继续调理胃病。

师曰：寸口脉迟而涩，迟则为寒，涩为血不足。趺阳脉微而迟，微则为气，迟则为寒，寒气不足，则手足逆冷；手足逆冷，则营卫不利；营卫不利，则腹满肠鸣相逐，气转膀胱，营卫俱劳；阳气不通，即身冷，阴气不通，即骨疼；阳前通，则恶寒，阴前通，则痹不仁；阴阳相得，其气乃行，大气一转，其气乃散；实则失气，虚则遗尿，名曰气分。

【提要】本条论述气分病症，其分虚证和实证。此处主要论述虚证。

【解析】气分虚证为胃气不振，津血不足，气血亏虚，复为寒邪所伤而发。津血不足，四肢失于血脉温养，则手足逆冷，胃虚饮停则腹满肠鸣相逐，在表之营卫不和则身冷、骨痛、恶寒，表虚失养则肢体麻木、感知能力减退，谓之"痹不仁"，依据症状反应，可与当归四逆汤合吴茱萸汤加黄芪、附子。汗出表里和则病愈，谓之"阴阳相得，其气乃行，大气一转，其气乃散"。

气分因胃气的强弱不同，有虚实之分。胃气虚，不能制约膀胱则遗尿（太阴病），胃气实，则腹满、便秘、矢气（阳明病）。

陆渊雷认为："此条词气，非仲景家言。《金鉴》以为名曰气分之下，当有下条'桂枝去芍药加麻黄细辛附子汤主之'十五字。"

气分，心下坚大如盘，边如旋杯，水饮所作，桂枝去芍药加麻辛附子汤主之。心下坚大如盘，边如旋盘，水饮所作，枳术汤主之。

【提要】本条论述气分虚实证治，虚证（少阴太阴合病）用桂枝去芍药加麻黄细辛附子汤，实证（阳明病）用枳术汤。

【解析】气分因胃气之强弱不同，有虚实之分，本条论述其证治。胃虚饮聚心下，则心下坚，其形如盘状，往外突出，腹满肠鸣，同时有手足逆冷、身冷、骨疼、恶寒、痹不仁的表证，用桂枝去芍药汤加附子治疗表证，麻黄附子汤治疗心下停饮，桂枝去芍药加麻黄细辛附子汤为表里同治，主治少阴太阴合病。若为胃实，宿食水饮积聚于心下，亦可发为"心下坚大如盘，边如旋盘"，此时必无外证，用枳术汤治疗。

气分接上条的表里合病而来，枳术汤又承"心下坚大如盘，边如旋盘，水饮所作"而言，意在鉴别。以上均有水饮内停，但表里阴阳虚实不同，治法方证迥异，只以症状识别，恐难分两方之用，可结合"病者腹满，按之不痛为虚，痛者为实"的腹诊方法，以别其虚实，辨其方证。

陆渊雷认为："此条与下条，证候悉同，而方药绝异。唯下条不冠'气分'二字，于是《金鉴》以为本方主气分，气分心下不坚，非水饮所作。下条枳术汤，主心下坚，水饮所作，而不名气分，故其删接如此。今案：《巢源》既云气分由于水饮搏气，而《肘后卒心痛门》载枳术汤云'心下坚痛，大如碗，边如旋拌，（即盘字）名为气分。水饮所结'。《外台》第七卷心痛癥块门引张文仲，亦同。则知心下坚痛，如碗如盘，为气分正证。而气分之病，正因水饮所作也。虽然正证悉同，而方药绝异，临床施治，将如何抉择？晋人有知其法者，为桂姜草枣黄辛附子汤补注于前矣（《脉经》亦载此文，故知为晋人所补）。今摘其证候，为手足逆冷，腹满肠鸣相逐。或身冷，或骨疼，或恶寒，或痹不仁，故有气分正证，又有此等兼证者。本方所主也无此等兼证者，枳术汤所主也。盖逆冷、骨疼、恶寒者，所谓少阴证，而麻黄细辛附子汤所主也。本方者，桂枝去芍药汤与麻黄细辛附子汤之合方也。学者观方后诸家之用法，则本方之主治益明。又伤寒太阳篇云：心下满，微痛，小便不利者，桂枝去芍药（原文去桂，误，详《伤寒论今释》）加茯苓、白术汤主之。彼亦为水饮，但因小便不利故加茯苓、白术，其桂枝去芍药之治心下满微痛，犹本方之治心下坚痛矣。况麻附、细辛俱能逐水，岂得谓非水饮所作乎？由是言之，《金鉴》接本方于前条，是也。删本条心下坚以下十六字，非也。尤氏删水饮所作四字，亦非也。又案：此下二条，证则心下坚痛，药则枳实、白术，是亦胃病，当属痰饮，不当属水气。"

桂枝去芍药加麻黄细辛附子汤方

桂枝三两　生姜三两　甘草二两　大枣十二枚　麻黄　细辛各二两　附子一枚（炮）

上七味，以水七升，煮麻黄，去上沫，纳诸药，煮取二升，分温三服，当汗出，如虫行皮中，即愈。

【解析】胃虚而表不解，用桂枝去芍药汤加附子强壮功能、健胃气、解表，里有停饮，用麻黄、细辛逐饮于内，功能沉衰于里加附子亢奋功能。服药后当汗出，如虫行皮中，即愈，知本方亦是从表解病邪之法。桂枝去芍药加麻黄细辛附子汤方证多见于呼吸、循环系统病变所致的心下坚满、胸闷、水肿者。

如治疗王某，女性，65岁。初诊日期：2023年6月1日。患2型糖尿病多年，现心衰、贫血、糖尿病肾病、糖尿病眼底病变，视物不清，心力衰竭，气短、乏力，夜间胸闷加重，不能平卧，需要吸氧，活动受限，纳可，小便不利，大便干，不畅。脉细弱，舌淡嫩苔白。腹诊：腹部满，按之痛，心下按之满、硬，无明显疼痛。初诊考虑为桂枝去芍药加麻黄细辛附子汤方证，因便秘考虑为里虚寒，加大剂量白术。处方：麻黄10g，附子10g，细辛10g，桂枝18g，生姜15g，炙甘草8g，生白术60g，自加生姜3片，3剂，水煎服，服后盖被子取汗。2023年6月15日复诊，服药后小便畅，大便稀，日1~2行，乏力、气短明显减轻，不需要吸氧，可耐受日常活动，进食可，脉滑有力，舌淡苔白。腹诊：心下满消失。继续治疗。

本方亦可治疗肝病腹水，《刘渡舟验案精选》载如下医案。丁某某，男，43岁。胁痛3年，腹鼓胀而满3个月，经检查诊断为"肝硬化腹水"，屡用利水诸法不效。就诊时见腹大如鼓，短气撑急，肠鸣辘辘，肢冷便溏，小便短少。舌质淡，苔薄白，脉沉细。诊为阳虚气滞，血瘀水停。疏方：桂枝10g，生麻黄6g，生姜10g，甘草6g，大枣6枚，细辛6g，熟附子10g，丹参30g，白术10g，三棱6g。服药30剂，腹水消退，诸症随之而减，后以疏肝健脾之法，做丸善后。

枳术汤方

枳实七枚　白术二两

上二味，以水五升，煮取三升，分温三服，腹中软，即当散也。

【解析】枳实，味苦，寒，除胸胁痰癖、逐停水、破结实、消胀满，为祛痰饮停水之要药。白术，味苦，温，消食，止汗，利饮，除心下急满。枳实、白术合用，枳实量远大于白术，可消心下痰饮结聚，服后二便通利，水气散，腹中软，病愈。"腹中软，即当散也"，腹诊时按压腹部柔软，提示水饮去，因此可知，本方主症"心下坚"亦是腹证。

《药征》云："枳术汤、桂姜枣草黄辛附汤,《金匮要略》所载同其因(谓水饮所作也)与证而不可别焉。今审其方剂,桂姜枣草黄辛附汤,其方合桂枝去芍药及麻黄细辛附子也。而桂枝去芍药汤主头痛、发热、恶风、有汗等症,而腹中无结实者也。麻黄细辛附子汤证曰:少阴病,发热。为则按:所谓少阴病者,恶寒甚者也,故用附子,附子主恶寒也。依二汤之证推之,心下坚大,而恶寒发热上逆者,桂姜枣草黄辛附汤主之。术主利水也,是以心下坚大而小便不利者,枳术汤主之。夫秦(越人)张(仲景)之治疾也,从其证而不取因矣,因者想象也,以冥冥决事,秦张所不取也,故其能治疾也,在方中其证矣。斯不知其方意,则未能中其证也;其知其方意,在知药能也,能知药能,而后始可与言方已。"

《类聚方广义》云:"此条及木防己汤之痞坚,十枣汤之痞硬满,甘遂半夏汤之坚满,大陷胸汤之石硬,其形状虽不同,均属水饮。但以缓急剧易及兼证之异,故主方各不同耳。"具体而言,木防己汤主喘满、面色黧黑,十枣汤主咳引胁下痛,甘遂半夏汤主下利、心下坚满,大陷胸汤主胸腹满痛、大便不通,即此方证不同处。

临证结合实际情况,将枳术汤与麻黄细辛附子汤合用,治疗腹胀患者,亦获佳效,如治疗王某,女,38岁,2018年10月9日就诊。诉近两周以来,每天下午4点左右出现腹胀如鼓,自诉如怀孕8个月,喘憋不能活动,亦不能平卧,需静坐2小时左右,症状方能缓解,症状未发作时,一如常人。查舌脉无特殊。考虑枳术丸合麻黄细辛附子汤加厚朴、薤白,处方:枳实30g,白术20g,厚朴15g,薤白12g,枳壳10g,细辛3g,麻黄3g,附子10g。颗粒剂,3剂,因患者发病时间固定,效法桂枝汤先其时发汗则愈之法,嘱发病前1小时服药(每日下午3时),每次2袋(1剂),每日1次。3天后复诊,症状完全消失。

后世张元素从此汤方中化出枳术丸方,将白术用量倍于枳实,以补为主,并改汤为丸,意在缓消,用于饮食停聚之证。

胃虚饮停,多见本方证。如何任治疗谢某,男,48岁,农民。1990年10月初诊。近年来脘腹胀满,食后为甚,自觉心窝下按之有坚实感,时有肠鸣,大便或艰或稀。苔白,脉细涩。当地医院X线钡餐检查诊为慢性浅表性胃炎,胃下垂。病与《金匮要略·水气病脉证并治》"心下坚大如盘,边如旋盘,水饮所作,枳术汤主之"方证相合。予枳实15g,土炒白术20g。服药7剂,症状减轻。28剂后,病已十去其九。再予原方加补中益气丸30g(包煎),继服半月而收全功。

附方

《外台》防己黄芪汤

治风水，脉浮为在表，其人或头汗出，表无他病，病者但下重，从腰以上为和，腰以下当肿及阴，难以屈伸。

【提要】本条论述风水（太阳病）的防己黄芪汤方证。

【解析】风水为水气在表，脉浮主病在表，但头汗出为表虚之应，水气趋下，则腰以下水肿、沉重，关节活动受限，用防己黄芪汤治疗。

黄疸病脉证并治第十五

全篇提要

　　黄疸病，为皮肤黏膜发黄类病症，与里热、水饮代谢相关，多兼瘀血。小便不利为水饮代谢异常的主要症状。文中言"脉沉，渴欲饮水，小便不利者，皆发黄"，水热进退，热重则发阳黄、水重则发阴黄。黄疸病以里证为主，多为阳明病，亦有太阴病，表证、半表半里证亦可见发黄；"诸病黄家，但利其小便"，治疗黄疸，以利水为治疗大法，依据热多、寒多的不同，兼以清热、温中，病久瘀结，则需活血、散结。另外本病与饮食，尤其是饮酒相关。

　　具体方证：里热为主兼瘀的发黄，用茵陈蒿汤清下瘀热；里热黄疸，病偏于上，当吐之，用瓜蒂汤；久病兼瘀，热与水饮互结，用硝石矾石散；长期饮酒，诱发黄疸，里有湿有瘀热，用栀子大黄汤；瘀热黄疸，津液损伤，大便干、小便不利，用猪膏发煎；黄疸腹满，小便不利，用大黄硝石汤；黄疸表里合病，小便不利，用茵陈五苓散；发黄表虚，小便自利，用桂枝加黄芪汤解表退黄；发黄表实，用《千金》麻黄醇酒汤发汗退黄；黄疸并发虚劳，小便自利，用小建中汤；诸黄，发于半表半里，腹痛而呕，用小柴胡汤。

　　寸口脉浮而缓，浮则为风，缓则为痹。痹非中风，四肢苦烦，脾色必黄，瘀热以行。趺阳脉紧而数，数则为热，热则消谷，紧则为寒，食即为满。

　　【提要】以上论述黄疸脉证病机。

　　【解析】湿热在内，小便不利，瘀热相合，胆汁外溢，则身黄。脉浮主风，实言有热，缓曰中风。四肢苦烦，实为有湿；湿热不除，久而兼瘀，其人身黄。古人以五行与五脏、五色相关，五行中土与脾相关，其色黄，其主湿，故曰"脾色必黄"。趺阳脉候胃气，数为里热，紧则为寒，热则消谷能食，寒则水湿内停，生胀满，水热互结，身则发黄。在《伤寒论》中关于水热进退发黄，亦有论述。

　　尺脉浮为伤肾，趺阳脉紧为伤脾。风寒相搏，食谷即眩，谷气不消，胃中苦浊，浊气下流，小便不通，阴被其寒，热流膀胱，身体尽黄，名曰谷疸。额上黑，微汗出，手足中热，薄暮即发，膀胱急，小便自利，名曰女劳疸，腹如水状不治。心中懊憹而热，不能食，时欲吐，名曰酒疸。

【提要】以上论述谷疸、女劳疸、酒疸。

【解析】脉寸主上、主表，尺主下、主里。尺主下焦，以候肾，浮主热，肾主水，热伤肾，故曰"尺脉浮为伤肾"。趺阳脉候胃气，紧则为寒，胃寒生饮，脾恶湿，故曰"趺阳脉紧为伤脾"。以上所论，实即湿热相合之意，以脉与五行、脏腑相配，将简单问题复杂化。

风言热、寒言饮，里有停饮，则谷气不消；水饮上逆，其人食谷即眩，里热饮停，热浊下流，小便不通，水湿不去。阳主表、阴主里，"阴被其寒"指里有寒饮，里热与水湿互结，小便不利，谓之"热流膀胱"；湿热在内，瘀热以行，身体尽黄，病与饮食相关，名之谷疸。

瘀热在里，胃气不振，其人羸瘦，瘀在内现于外则额上黑，里有热而津已伤故微汗出，"手足中热，薄暮即发，膀胱急，小便自利"为瘀血之应。妇人瘀血多可通过月经而知，如其月经止、羸瘦、身黄，名曰女劳疸，实亦干血痨伴发黄疸类病症。《伤寒论》125条所论即此证——"太阳病，身黄，脉沉结，少腹硬……小便自利，其人如狂者，血证谛也，抵当汤主之"。血不利则为水，若瘀血重，并发腹水，病情危重，多不治，"腹如水状不治"，即今日的肝硬化黄疸、腹水，古时无有效治法，曰不治。《金匮发微》记录："昔金子久患此证，自服茵陈蒿汤，不愈。乃就诊于丁君甘仁，授以附子汤加茵陈，但熟附子仅用钱半，服二剂不效，乃仍用茵陈蒿汤，以致脾气虚寒，大便色白而死，为可惜也。但金本时医，即授以大剂四逆汤，彼亦终不敢服，则是有方与无方同，有药与无药同，经方见畏于世若此。可慨矣。"

经常饮酒之人，体内多湿热。里热上扰，其人心中懊憹而热，湿热在里，则不能食，时欲吐，病与饮酒相关，名曰酒疸。谷疸、酒疸均是湿热为患，女劳疸病久多瘀。

阳明病，脉迟者，食难用饱，饱则发烦头眩，小便必难，此欲作谷疸。虽下之，腹满如故，所以然者，脉迟故也。

【提要】本条论述谷疸偏于寒湿者（太阴病）。

【解析】内有湿热，病发黄疸，热重为阳黄，其人一般能食。脉迟主寒，胃寒则生饮，故不能食，饱食则水饮上逆，其人发烦、头眩。里有湿热，小便不利，有发谷疸之机转。里有湿而热不重、内无结实者，不可攻下，下之伤人胃气，且腹满依旧。同是湿热发病的谷疸，有偏于湿而近于太阴者，本条即是，有偏于热而近于阳明者，上条谷疸所论即是。

夫病酒黄疸，必小便不利，其候心中热，足下热，是其证也。酒黄疸者，或无热，靖言了了，腹满，欲吐，鼻燥，其脉浮者先吐之，沉弦者先下之。酒疸，心中热，欲呕者，吐之愈。

【提要】本条论述酒黄疸（阳明病）病症。

【解析】以上所论酒黄疸为里有湿热。里热重发为阳明病者，其治疗应因势利导、顺势而为，在上者吐之，在下者攻之。里有停饮水湿，则小便不利，里热上扰则心中烦热，下流则足下热。里有湿热，其人言语平和，不似阳明里热实证谵语、发狂。里热，小便不利则腹满，胃气上逆则欲吐。鼻燥为上热。若脉浮者心中热、欲吐者为病有上越之机，吐之愈，以吐法治之（瓜蒂散证）。若脉沉弦，病在里，若腹满、无呕吐则下之。

酒疸下之，久久为黑疸，目青面黑，心中如啖蒜齑状，大便正黑，皮肤爪之不仁，其脉浮弱，虽黑微黄，故知之。

【提要】本条论述酒疸转为黑疸病症。

【解析】本条与上条女劳疸比较，均是病久瘀血为患，女劳疸得之热实，病在里。此条黑疸，脉浮弱，知里虚而病在表。酒疸，下之伤及胃气，久久为黑疸，里有瘀血，其人目青面黑；瘀热上扰脑神，其人心中如啖蒜齑状，莫名不适；大便黑为里有瘀血由消化道而出；胃虚兼有瘀血，故皮肤不仁、爪甲色晦暗，色虽黑而可见黄，故知为黑疸，小建中汤加黄芪、桂枝加黄芪汤可适症选用，有活血、通络、益气之效，治疗黄汗的芪芍桂酒汤亦可适症选用。

师曰：病黄疸，发热烦喘，胸满口燥者，以病发时，火劫其汗，两热相得。然黄家所得，从湿得之。一身尽发热而黄，肚热，热在里，当下之。

【提要】以上论述黄疸发为里热证误治成里热实证。

【解析】无湿不发黄，故曰"黄家所得，从湿得之""火劫其汗"为以火烧地取大汗之法，如淳化本《伤寒论》记录的"蒸法出汗"即作为一方，其方为"以薪火烧地良久，扫除去火，微用水洒地，取蚕沙、桃叶、柏叶、糠及麦麸等，皆可用之铺着地上，令厚二三寸，布席卧上盖覆，以汗出为度，不得过热，当审细消息，汗出周身便住。良久汗不止，后以粉之，勿令汗出过多也"。然黄疸病发湿热，不可以汗法治疗，更不可用火法劫汗，误用之，水湿耗尽。发为阳明里热实证，其人由发热转为一身尽热，烦喘、胸满、口燥、面黄，当下之。后文之大黄硝石汤、栀子大黄汤为具体方治。

脉沉，渴欲饮水，小便不利者，皆发黄。

【提要】本条论述发黄脉证。

【解析】脉得诸沉，当责有水，里有热则渴欲饮水，有热有水，小便不利，湿热在内，则发黄。

腹满，舌痿黄，躁不得睡，属黄家（舌痿疑作身痿）。

【提要】本条论述黄家。

【解析】仲景书，凡论"家"者，如"风家""喘家""淋家""衄家""疮家""汗家""呕家""亡血家"均是久患某证之人，其病程较长，绝非急性病程。患者胃虚化物不能则腹满，周身不得濡养则身体羸瘦、发黄，胃不和则卧不安，胃虚则其人躁，不得睡，均属于黄家。后文小建中汤是适症方治。

黄疸之病，当以十八日为期，治之十日以上瘥，反极为难治。疸而渴者，其疸难治；疸而不渴者，其疸可治。

【提要】以上论述黄疸预后。

【解析】黄疸若急性起病，十八日左右多是其病情机转之时，或重，或轻。经治疗症状缓解者，再约十日病愈，若治疗后症状加重者，为难治。里有湿热发黄疸，若口渴为里热重，黄疸难治；若不渴，则里热轻，黄疸可治。

发于阴部，其人必呕；阳部，其人振寒而发热也。

【提要】本条论述黄疸表里伴随症状。

【解析】阴主里，阳主表，病发于阴部，为病在里，其人呕吐；病发于阳部，为病在表，其人恶寒、震颤而发热。黄疸虽为湿热发病，多为里证，但亦有兼半表半里证或兼表证者，治疗必须兼顾。

谷疸之为病，寒热不食，食即头眩，心胸不安，久久发黄，为谷疸，茵陈蒿汤主之。

【提要】本条论述湿热黄疸（阳明病）的茵陈蒿汤方证。

【解析】里有湿热，化谷受限，无论寒热均不能多食。饮停于胃，食则动胃气，停饮上逆其人头眩、虚热上扰、心胸不安，湿热日久，瘀热迫胆汁外溢，则发为黄疸，其人不能食，故曰谷疸，实亦属湿热瘀热类黄疸，用茵陈蒿汤治疗。

黄疸为湿热发病，多有小便不利，谷疸亦是黄疸之一，虽有偏热、偏寒湿之不同，但因受饮食影响而言谷疸。本文言"谷疸"凡三处，前第一部分论谷疸不言寒热，而有小便不通；第二部分论谷疸不言心胸不安，而有小便必难；此独不言及小便，然观方下注云："小便当利，尿如皂角汁状，色正赤，一宿腹减，黄从小便去也。"此亦必小便不快而腹满可知。

陆渊雷解本条曰："此急性热病之遗后病发为黄疸者，故曰久久发黄。其寒热不食，食即头眩，心胸不安，皆未发黄时之状。寒热盖原发病未愈之证。不食即前第三条谓食难用饱，食即头眩、心胸不安即所谓饱则发烦头眩也。此因消化不良，胃有积水之故，与苓桂术甘汤证（《伤寒论》六十八条）、真武汤证（《伤寒论》八十五条）之头眩同理。消化不良而勉强纳谷，则胃内容物腐败发酵，即旧说所谓湿热、瘀热。此等腐败发酵物最易引起十二指肠之炎症，其发黄乃意中事也。"

茵陈蒿汤方

茵陈蒿六两　栀子十四枚　大黄二两

上三味，以水一斗，先煮茵陈，减六升，纳二味，煮取三升，去滓，分温三服。小便当利，尿如皂角汁状，色正赤。一宿腹减，黄从小便去也。

【解析】茵陈蒿，味苦，平，清热利小便退黄，主治小便不利、热结黄疸；栀子，味苦，寒，清热利小便，治胃中热气、心烦发黄；大黄，味苦，寒，下瘀血、清热利二便、退黄。本方服用后患者小便通利，尿如皂角汁状，而身黄去，故判断身黄从小便去。此均是临证实践所见的客观记录，其小便黄是药物的颜色还是身黄代谢由小便而出，已经不重要。茵陈蒿汤主治阳明里热饮停，腹满发黄。

《经方六经类方证》记录："本方证，常见于急性黄疸型肝炎，不过依据胡老（胡希恕）经验，此病单用本方的机会较少，而以本方合用大柴胡汤的机会较多，宜注意。"并列举如下治验。王某，男性，34岁，某医院会诊病例。1964年5月8日初诊。患慢性肝炎多年，近突发黄疸，经中西医治疗，黄疸指数逐渐升高，人亦面目俱黄如橘色，发热口舌干，胸胁苦满，恶心不欲食，大便秘结，苔黄腻，脉滑数。证属少阳阳明合病的阳黄，治以和解清热，与大柴胡汤合茵陈蒿汤：柴胡12g，黄芩10g，枳实10g，白芍10g，生姜10g，半夏12g，大枣4枚，茵陈24g，大黄10g，栀子10g。结果：上药服2剂，大便得通，恶心已，胸胁苦满减，精神好转。因坚持服药28剂，黄疸退，查肝功能完全正常，旧有肝病亦随之而愈，约1个月出院。

黄家日晡所发热，而反恶寒，此为女劳得之。膀胱急，少腹满，身尽黄，额上黑，足下热，因作黑疸。其腹胀如水状，大便必黑，时溏，此女劳之病，非水也。腹满者难治。硝石矾石散主之。

【提要】本条论述女劳病黄疸（阳明病）的硝石矾石散方证。

【解析】久患黄疸之人，多为里热。阳明病发热多在日晡之时，然其必恶热而不恶寒，今反恶寒，是有表证，如患者有瘀血、月经终止，考虑为女劳疸类病症。一般情况，水蓄膀胱不行，里有停饮则膀胱（应理解为膀胱所处部位，非膀胱脏器本身，此与"血室""关元"等意同）急、少腹满。女劳之病与黑疸但有瘀热而无停饮，小便正常，此为瘀血类少腹满。瘀热在里，胆汁外溢则身发黄，瘀热在上则额上黑，热在下则足下热，因瘀热而额上黑，名之黑疸，实为瘀热黄疸类病症。若瘀血较重则少腹硬满，其人腹胀，膨隆如水状，消化道有出血则大便黑，血能润肠通便，肠道有血则大便时溏，此为女劳之病（瘀血、出血类黄疸病症），不是水饮为病。瘀血类腹满，其病难治，用硝石矾石散治疗。

硝石矾石散方

硝石　矾石（烧）等份

上二味，为散，以大麦粥汁和服方寸匕，日三服。病随大小便去，小便正黄，大便正黑，是候也。

【解析】硝石味苦，寒，涤去蓄结饮食，推陈出新，通利二便。矾石，味酸，寒，主治寒热泄利，通血脉，可祛黄。以大麦粥服散剂，服用后，小便黄，大便黑，瘀热去，身黄退，则病愈。

冯世纶认为：本方实际组成是三味药，其中大麦粥不可轻视。硝石、矾石有祛湿活血作用，但皆寒伤胃，无大麦护胃难起治疗作用。大麦可以小麦或大米代之。20世纪60年代，有人以馒头硝石矾石为散，治疗慢性肝炎肝硬化轰动一时。

《张氏医通》记录张璐医案可为服药后"病随大小便去，小便正黄，大便正黑"作注："有伶人黑疸，投以硝石矾石散作丸，晨夕各进五丸，服至四日，少腹攻绞，小便先下瘀水，大便继下溏黑，至十一日瘀尽，次与桂、苓、归、芍之类，调理半月而安。"

酒黄疸，心中懊侬，或热痛，栀子大黄汤主之。

【提要】本条论述酒黄疸(阳明病)的栀子大黄汤方证。

【解析】长期饮酒之人，湿热在内，易发黄疸，热扰胸膈则心中懊恼，里有热结不通，则腹部、胸部热痛，用栀子大黄汤治疗。

《金匮要略今释》载汤本氏云："余之经验，本方证之黄疸，肝脏或胆囊部肿胀硬结，有自他觉的疼痛，或懊恼，或热痛。凡有此腹证者，弗论酒客与否，皆用本方，且多宜与大、小柴胡汤合用。"

栀子大黄汤方

栀子十四枚　大黄一两　枳实五枚　豉一升

上四味，以水六升，煮取二升，分温三服。

【解析】栀子清热利尿，合淡豆豉成栀子豉汤，祛黄除胸中热烦。大黄通二便、下瘀热、退黄治腹满。枳实下气除腹满，助大黄下瘀热从二便而出。栀子大黄汤治疗湿瘀热发黄，腹满、心中懊恼者。

《经方六经类方证》记录"胃肠炎、肝胆病出现阳明里实证而见烦闷、大便难时，可考虑用本方"，并记录胡老治验如下。陈慎吾老母，90岁。外感发热，发汗后热更甚，他医视其年迈气虚以小建中汤甘温除热，热益盛，诊其脉弦细数，苔白而干，与小柴胡加石膏汤1剂，热退。第3天因过食厚味而复高热，心烦、口渴、腹胀、大便干，苔白而干，脉细数。此证为阳明余热与新邪相加，属栀子大黄汤的适应证，处方：淡豆豉18g，大黄6g，枳实10g，栀子10g。结果：上药服1剂而愈，嘱慎饮食，未再复发。

诸病黄家，但利其小便。

【提要】本条论述黄疸治疗原则。

【解析】"然黄家所得，从湿得之"。黄疸发病，多小便不利，是里有湿。"治湿不利小便，非其治也"，故"诸病黄家，但利其小便"，此为治疗黄疸病的第一原则，后世总结成"治黄不利小便，非其治也"。

假令脉浮，当以汗解之，宜桂枝加黄芪汤主之(方见水气病中)。

【提要】本条论述黄疸(太阳病)的桂枝加黄芪汤方证。

【解析】黄疸发病，多有停饮，故以利小便为治疗原则，亦有身发黄而小便利者，今脉浮，提示病在表。患者有汗出、恶风等表证，以发汗之法治疗，用桂枝加黄芪汤。桂枝汤健胃增津液、发汗解肌治疗表证，黄芪可固表退黄。本方还出在黄汗病篇，用来治疗黄汗，有病案可证。后世多认为本方不能治疗黄疸，亦未见病案报道。桂枝加黄芪汤治疗表虚汗出、身黄或出黄汗者。

诸黄，猪膏发煎主之。

【提要】本条论述黄疸（阳明病）通治方猪膏发煎。

【解析】黄疸治疗原则为"诸病黄家，但利其小便"，久病瘀热，则黄疸经久不愈，用猪膏发煎治疗。

猪膏发煎方

猪膏半斤　乱发如鸡子大三枚

上二味，和膏中煎之，发消药成，分再服，病从小便出。

【解析】方中猪膏有通便之能，乱发溶于猪膏，发消后有活血、利小便之功，猪膏发煎服后二便通利，瘀热水湿从二便而去，身黄可退。猪膏发煎治疗瘀热在里小便不利、便秘发黄。

本方可通便退黄，《外台秘要》云："（《近效》）疗男子、女人黄疸病，医疗不愈，身目悉黄，食饮不消，胃中胀热，生黄衣，在胃中有干屎使病尔。方：以成煎猪脂一小升。温热，顿尽服之，日三，燥屎下去乃愈。"《金匮发微》记录："校《千金》云，太医校尉史脱家婢黄病，服此下燥粪而瘥，神验。徐忠可治骆天游黄疸（腹大如鼓，百药不效），用猪膏四两，发灰四两，煎服一剂而瘥，皆其明证。"

黄疸病，茵陈五苓散主之（一本云茵陈汤及五苓散并主之）。

【提要】本条论述黄疸（太阳阳明合病）的茵陈五苓散方证。

【解析】黄疸，小便不利，里有停饮而表不解，身发黄，用茵陈五苓散治疗。

茵陈五苓散方

茵陈蒿末十分　五苓散五分，方见痰饮中

上二味和，先食饮方寸匕，日三服。

【解析】茵陈清热利湿退黄，五苓散解表清里、利小便，共为散服之，则小便利，表解黄退。茵陈五苓散治疗表里合病、小便不利发黄。《金匮发微》："黄疸从湿得之，此固尽人知之，治湿不利小便非其治，此亦尽人知之，五苓散可利寻常之湿，不能治湿热交阻之黄疸，倍茵陈则湿热俱去矣，先食饮服者，恐药力为食饮所阻故也。"

《金匮要略今释》载《医方口诀》集云："一商人，五月间乘梅雨往返大阪，自觉身体微热，四肢倦怠。一医作风湿用药，则恶食甚。一医作伤寒治之，则发热甚。医治经月,前证愈甚,异至敝寓求治。诊之脉沉,问渴乎?曰:渴。小便利乎?曰:不利而色黄。予曰:《金匮》曰脉沉,渴欲饮水,小便不利者,当发黄,又曰黄疸病,茵陈五苓散主之。因日晚,不及为末,唯作汤药与之。一帖而食进,五帖而热退,十帖而病如失,后用调理而安。"

　　黄疸腹满,小便不利而赤,自汗出,此为表和里实,当下之,宜大黄硝石汤。

　　【提要】本条论述黄疸(阳明病)的大黄硝石汤方证。

　　【解析】本条承桂枝加黄芪汤而来,八纲辨证为万病而设。黄疸病证治,亦应讲表里先后的治疗原则。《伤寒论》中反复论述,太阳阳明合病,表解方可攻下,黄疸亦然。阳明里热结实,腹满大便不通,里热伤津,内有停饮,其人小便不利、疼痛、灼热而色赤。里热则汗自出,无恶寒则无表证,表里合病均是阳证,无太阳表证,方可治疗阳明里证,用大黄硝石汤。

大黄硝石汤方

大黄　黄柏　硝石各四两　栀子十五枚

上四味,以水六升,煮取二升,去滓,纳硝,更煮取一升,顿服。

　　【解析】大黄下瘀热、通二便、清阳明里热而退黄,硝石利二便,栀子、黄柏清热利湿退黄、除阳明里热。大黄硝石汤治疗阳明瘀热小便不利、腹满发黄。

　　《金匮要略今释》载《静俭堂治验》云:"荻原辨脏患黄疸,更数医,累月不见效,发黄益甚,周身如橘子色,无光泽,带暗黑,眼中黄如金色,小便短少,色黄如柏汁,呼吸迫促,起居不安,求治于予。乃以指头按胸胁上,黄气不散,此疸症之尤重者也,乃合茵陈蒿汤、大黄硝石汤,作大剂,日服三四帖,及三十日,黄色才散去,小便清利而痊愈。凡察疸症之轻重,以指重按病者胸胁之骨间,放指则黄散,其迹见白,忽复如元黄色者,此轻症,易治也。至重症,则虽重按而黄色不少散,屹然不动,以此人属重症,故合茵陈蒿汤、大黄硝石汤与之,食饵用蚬为馔,尤妙。"

　　黄疸病,小便色不变,欲自利,腹满而喘,不可除热,热除必哕。哕者,小半夏汤主之(方见消渴中)。

　　【提要】本条论述以寒湿为主的黄疸(太阴病),误用寒下之法后哕(太阴病)的小半夏汤方证。

　　【解析】湿热在里则发黄疸,湿重寒重者发为阴黄。寒湿在里,小便不利而色白。胃虚不能制下则欲自下利，腹满为虚满，喘为里虚气逆，若以里热重的阳黄治以寒药清热、利湿，更伤胃气。胃虚饮停，气逆则哕，用小半夏汤治疗。小半夏汤非治疗黄疸病方，乃治疗胃虚饮停气逆呕哕方。

诸黄，腹痛而呕者，宜柴胡汤（必小柴胡汤，方见呕吐中）。

【提要】本条论述黄疸（少阳病）的小柴胡汤方证。

【解析】病在半表半里，里有停饮，气上逆则呕，水热下趋腹部则腹痛，既有半表半里证，又有发黄，用小柴胡汤治疗。

陆渊雷认为："此随证施治，而非专治其黄也。其证必胸胁苦满，乃可选用大小柴胡，俱加茵陈为是。盖柴胡汤治胸胁间病，胸胁间有肿胀硬结之物，压迫肝脏、胆囊，以生黄疸。治其胸胁，则黄自愈。"

男子黄，小便自利，当与虚劳小建中汤（方见虚劳中）。

【提要】本条论述发黄（太阴病）的小建中汤方证。

【解析】本条所论，非真正黄疸，由小便自利可知，黄疸多因湿热而发，多伴小便不利。此处曰"男子黄"，当是虚劳之人，羸瘦、面色浮黄、气色不佳之象，视其黏膜，绝无黄染，用小建中汤治疗。

陆渊雷认为："此条亦非真黄疸，乃营养不良，肌肤萎黄耳，小便自利句是眼目。《伤寒论》云：'太阴者身当发黄。若小便自利者，不能发黄。'本篇云：'脉沉，渴欲饮水，小便不利者，皆发黄。'又云：'诸病黄家，但利其小便。'其于谷疸，云'小便不通，小便必难'。于大黄硝石汤，云'小便不利而赤'。独于女劳疸及本条，云'小便自利'。明其黄之非疸也。建中汤既不能治黄疸之原因，又不能排除黄色素，乃是糖质滋补，治其贫血萎黄耳。小丹波据赵注以本条为女劳疸初起之证，盖有所见。特限于时代，不知黄疸之病理，不敢质言女劳疸与建中证非疸耳。"

附方

瓜蒂汤

治诸黄（方见暍病中）。

【提要】本条论述黄疸（阳明病）的瓜蒂汤方证。

【解析】前言"酒疸，心中热，欲呕者，吐之愈"，今出瓜蒂汤为其正治之方。陆渊雷《金匮要略今释》记录："《延年秘录》疗急黄，心下坚硬，渴欲得水吃，气息喘粗，眼黄。但有一候相当，即须宜服此瓜蒂散，吐则瘥。方：瓜蒂二小合，赤小豆二合，上二味，捣筛为散。年大人，暖浆水五小合，和散一服满一方寸匕，一炊久当吐，不吐，更服五分匕，水亦减之。若轻病，直吹鼻中两黑豆粒大，亦得。当鼻中黄水出，即歇。"可供参考。

《千金》麻黄醇酒汤

治黄疸。

麻黄三两

上一味，以美清酒五升，煮取二升半，顿服尽。冬月用酒，春月用水，煮之。

【提要】本条论述黄疸（太阳病）的麻黄醇酒汤方证。

【解析】病在表，宜发汗，麻黄发表出汗，美清酒有温通之力，与麻黄同煮服，则易于发汗，此亦祛除黄色素从汗液而出之法。然亦须病势向表，乃可用之，急性热病并发黄疸者，有应用本方的机会。

《伤寒论》中论述发黄证治5条，论及瘀热发黄、寒湿发黄、湿热发黄及发黄兼有表证等，可与本篇内容互参学习。具体为125条"太阳病，身黄，脉沉结，少腹硬，小便不利者，为无血也；小便自利，其人如狂者，血证谛也，抵当汤主之"，259条"伤寒发汗已，身目为黄，所以然者，以寒湿在里不解故也。以为不可下也，于寒湿中求之"，260条"伤寒七八日，身黄如橘子色，小便不利，腹微满者，茵陈蒿汤主之"，261条"伤寒身黄发热，栀子柏皮汤主之"，262条"伤寒瘀热在里，身必黄，麻黄连轺赤小豆汤主之"。

惊悸吐衄下血胸满瘀血病脉证治第十六

⬤全篇提要

　　本篇论述惊悸、吐衄、下血、胸满、瘀血病症，其中吐衄、下血、胸满多与瘀血相关。结合《伤寒论》中关于火邪病症、本篇关于火邪方证综合分析，火邪为病，有清血，即便血一症，故同篇论之。其中所论惊悸方证，乃因水饮而发，依据《金匮要略》全书行文看，将其置于痰饮病或水气病篇更确。

　　具体方证：火邪，病在表，兼有里热，大便下血，惊恐不安，用桂枝去芍药加蜀漆牡蛎龙骨救逆汤；里有停饮，心下悸用半夏麻黄丸；里虚寒吐血不止者用柏叶汤；里热吐血、衄血用泻心汤；功能沉衰兼瘀热的下血、吐血、衄血用黄土汤；里虚兼瘀的下血用赤小豆当归散。

　　寸口脉动而弱，动即为惊，弱则为悸。

　　【提要】本条论述惊悸脉应。

　　【解析】神志不宁则脉动摇不定，其人发惊、发恐，气血不足则脉弱，心失所养则悸，气血不足，心脑失养，则易发惊悸。

　　陆渊雷认为："此虽《脉经》家言，亦颇合事实。脉动者，旧说相传，为关上如豆粒动摇……凡心脏正规之张缩，人不能自觉。若例外加强加速之张缩，其人即自觉心悸亢进，此弱则为悸之事实也。虽然动与弱不能同时俱见，而惊恐脉动者，同时必自觉心悸亢进。又心悸亢进之原因甚多，决不悉因脉弱。且依脉法旧说，动脉不必皆为惊，弱脉不必皆为悸。则《脉经》家言终无益于实际之诊治耳。又揣编次之意，列此条于血证之首。盖示亡血家有惊悸、怔忡之证，此因神经缺于濡养所致，与脉动脉弱无关。若断章取义，舍惊悸而论动与弱，则亡血家脉动者难治。以其血压亢进，破裂之血管不易愈合故也。脉弱者反易治。"

　　师曰：尺脉浮，目睛晕黄，衄未止。晕黄去，目睛慧了，知衄今止。又曰：从春至夏衄者，太阳；从秋至冬衄者，阳明。衄家不可汗，汗出必额上陷，脉紧急，直视不能眴，不得眠。

　　【提要】以上论述衄的望诊、与时间关系及衄家不可发汗。

　　【解析】脉浮主热，热盛迫血妄行，血溢脉外则为衄。目睛黏膜薄，易察觉血气变化，若目睛周围苍白发黄，判断为出血不止；若目睛周围黄去，恢复正常色泽，且眼睛明慧有神，知衄止。

衄因于热，阳为热，中医以阳气的多少分一阳、二阳、三阳，一阳为少阳、二阳为阳明、三阳为太阳，三阳阳气最盛。从春至夏，衄者因太阳热盛，从秋至冬，衄者因阳明热盛，此亦理论演说，不可从。临证应依据症状反应辨识热的轻重，时间季节只可作为参考。

长期患出血类病症之人谓之衄家。血汗同源，均源自胃气化生的津液，长期出血之人，津血不足，即使发表证，亦不可单独应用发汗法，若强发之，则津血脱，人体枯槁，额上两侧大肉尽脱而下陷；津血不足则脉紧而急，津血枯竭，脑失所养，其人直视，睁目而不闭，不能眨眼谓之"不能眴"，脑神虚性兴奋，其人不得眠。

病人面无色，无寒热。脉沉弦者，衄；浮弱，手按之绝者，下血；烦咳者，必吐血。夫吐血，咳逆上气，其脉数而有热，不得卧者，死。夫酒客咳者，必致吐血，此因极饮过度所致也。

【提要】以上论述衄、下血、吐血脉证。

【解析】衄为出血，亦有谓之鼻出血者，结合本条文意观之，当是指鼻出血。望诊见患者面色、口唇黏膜苍白，谓之"病人面无血色"。患者无寒热病症，脉沉而弦，知患者患鼻出血；脉浮大，按之却无，为血液大伤，判断为下血；患者若有里热而心烦、咳嗽不止，知患吐血；里有热患吐血，气脱于上则咳逆上气、不得卧，失血复脱气，曰死。长期饮酒之人曰酒客，酒性温，助热助湿，易伤胃，若发里热而咳，常有吐血之证。今日观之，长期饮酒之人，损伤肝脏，血脉瘀阻，波及于胃，常常会发生消化道大出血而吐血，"夫酒客咳者，必致吐血"，亦古人临证观察所得的结论。

关于酒客病，验之临证，湿热者少见，而舌体胖舌底瘀紫，寒瘀之证却多见，故有酒本寒标热之说。标热者，饮酒后血脉扩张周身觉热，汗出之现象也；本寒者，汗出散热，耗散体能，酒后体寒也。陆渊雷对此结合出血，有较详细论述："纵饮而致吐血。粗工必用甘凉，畏忌热药矣。而陈氏用理中汤，干姜甘草汤。黄元御《金匮悬解》亦云：'酒后烦渴，饮冷食凉，久而脾阳伤败，必病寒湿。庸工以为积热伤阴，最误天下。'今案：谓酒性热者，非酒体自热，乃人体于酒后发生热象耳（凡言药性寒热者，理亦如此）。然热象既生，随即蒸发耗散。故纵饮之人，平日耗散体热已多，其体气遂不热而寒。陈氏、黄氏之主张极有理，唯治病处方，仍当视其证候，不可执酒因而概与理中、干姜耳。"

寸口脉弦而大，弦则为减，大则为芤，减则为寒，芤则为虚，寒虚相击，此名曰革，妇人则半产漏下，男子则亡血。亡血不可发其表，汗出则寒栗而振。

【提要】以上论述亡血脉理及不可发汗之禁忌。

【解析】亡血者脉道不充，有外无内，轻取即得，按之却无，此为革脉。亡血者脉道不充，谓之虚。全身热量，依靠血液维持，失血则失温，谓之"为寒"，非为感受寒邪，而是与妇人经血、胎产相关。故临证查得革脉，在妇人则多见半产、漏下等失血类病症，男子则提示失血即亡血。妇人之半产、漏下亦失血亡血之一端。血汗同源，亡血失温者，不可发汗攻表，若误汗则功能沉衰，精神不振，病陷入阴证，其人寒战、战栗。失血性休克之人，多见此证，多为甘草干姜汤、四逆汤类方证。

病人胸满，唇痿舌青，口燥，但欲漱水不欲咽，无寒热，脉微大来迟，腹不满，其人言我满，为有瘀血。病者如热状，烦满，口干燥而渴，其脉反无热，此为阴伏，是瘀血也，当下之。

【提要】本条论述瘀血病症及治法。

【解析】心为血脉之大主，瘀阻于脉，则胸满，甚者胸痛。结合临证实践，"痿"应理解为瘀血，唇口现瘀血之象，非萎缩之意。血荣四末、口唇，若瘀阻于内则现于外，其人唇色晦暗无光泽、舌青，瘀血多伴内热，热则口燥，热在血而不在胃，故其人但欲漱水不欲咽，以缓解口燥。患者无发热性疾病曰无寒热，微为气血鼓荡血脉无力，迟为津血不足，脉大为有外无内，考虑瘀血所致。查看患者腹部，无明显异常，患者亦无自觉不适，以手按之，腹部亦无触觉的异常，然按及少腹，患者突然言到疼痛、胀满，医者手下无异常，谓之"腹不满，其人言我满"，少腹部出现此类腹证，为有瘀血。瘀热内结，患者心烦胸满，如胸中有热的栀子豉汤证，瘀热在内，口舌干燥，其人口渴，但定不能多饮，按之脉不数，此为热瘀在血分，谓之阴伏，当下其瘀热。

"腹不满，其人言我满"，实瘀血之腹证，为医者检查时按压的症状反应。关于瘀血，有自觉症状、望诊所得，亦有腹证，如陆渊雷曰："唇痿，血不华而失色也。痿即萎黄字。舌青或舌有紫斑如皮下溢血者，皆瘀血之证，甚则舌静脉胀大显露焉。口燥欲漱水，因口腔内血液之供给不足，无以濡润故也。不欲咽，胃中之血循环不病也。无寒热示以上诸证非外感卒病也。此瘀血在身半以上，故自觉胸满也……腹不满其人言我满，有自觉证，无他觉证也。瘀血在腹部内脏，故自觉其满，而不见于外，如承气证之有燥屎。沈氏所谓气分热盛者，当有他觉之腹满矣，此瘀血在腹部也""吉益氏《方极》抵当汤条自注云：凡有瘀血者二焉。少腹硬满，小便快利者，一也。腹不满，其人言我满者，二也。急则以汤，缓则以丸……合两条观之，病人胸以上有热象，细诊非阳明热证者，为瘀血之候。此古人积验所得，非臆说也。其脉反无热，谓诊察上无他热证，不必单指脉。下之，亦不必桃核承气、抵当汤丸，即犀角地黄加大黄、黄芩及泻心汤之类，亦得称下也。"

本条论述为瘀血性胸闷提供了诊疗思路，临证实践过程，胸闷多见瘀血相关方证，后世血府逐瘀汤就是这一理论的具体实践。现今临证，活血化瘀已经成为治疗胸闷、胸痛的主要治法。

火邪者，桂枝去芍药加蜀漆牡蛎龙骨救逆汤主之。

【提要】本条论述火邪（太阳阳明合病）的桂枝去芍药加蜀漆牡蛎龙骨救逆汤方证。

【解析】此属简文，依据本篇主要论述血证，结合《伤寒论》相关内容，补充114条记录的火邪内容——"太阳病，以火熏之，不得汗，其人必躁；到经不解，必清血，名为火邪"，方能理解本条。此证本是太阳病，以火攻发汗，不得汗，热不散，里热渐起，其人烦躁，发为不汗出而烦躁的大青龙汤证。若病不得从表解，里热渐重，灼伤肠道血络，其人便血，谓之火邪，表不解，仍需解表，用桂枝去芍药汤，里热下血，加牡蛎、龙骨、蜀漆清热止血。

桂枝救逆汤方

桂枝三两（去皮）　甘草二两（炙）　生姜三两　牡蛎五两（熬）　龙骨四两　大枣十二枚
蜀漆三两（洗去腥）

上为末，以水一斗二升，先煮蜀漆，减二升，纳诸药，煮取三升，去滓，温服一升。

【解析】芍药有通血痹、活血之功，现表不解而下血，用桂枝汤去芍药解表。蜀漆，味辛，平，主治咳逆寒热，有解表之功；牡蛎味咸，平，主治伤寒寒热、"鼠瘘"、女子带下赤白，有解表止血之功；龙骨，味甘，平，主治泄痢脓血、女子漏下，有入血止血止功。桂枝去芍药加蜀漆牡蛎龙骨救逆汤治疗表不解而下血者。

陆渊雷认为："此方治惊狂，又治烫火伤，皆极效。烫火伤当其受伤时必兼惊，又最易失血。"《伤寒论今释》中引《方函口诀》云："此方主火邪，故烫火伤烦闷疼痛者，又灸疮发热者，皆有效。牡蛎一味为末，麻油调，涂烫火伤，火毒即去，其效可推而知也。”

心下悸者，半夏麻黄丸主之。

【提要】本条论述心下悸（太阴病）的半夏麻黄丸方证。

【解析】本条述证简单，仅言心下悸一症，便处半夏麻黄丸治疗。结合医理，"凡食少饮多，水停心下，甚者则悸"，以方测证，麻黄、半夏均有祛饮之能，本方所治当是心下胃脘部停饮而心下悸者。

半夏麻黄丸方

半夏　麻黄等份

上二味，末之，炼蜜和丸小豆大，饮服三丸，日三服。

【解析】麻黄，味苦，温，发表出汗，破癥坚积聚；半夏，味辛，平，主治心下坚，止汗。两药以蜜为丸，能去心下之痰饮结聚而止心悸。

麻黄可诱发心悸、失眠，但有麻黄证，服之反可治疗心悸，此中医之辨证施治之优势。曾用含有大剂量麻黄的大青龙汤治疗失眠、不汗出而烦躁的患者，服之表解即得安睡。何任亦曾用本方治疗停饮心悸，病案如下。顾某某，男，58岁。住杭州建国中路。患者夙有慢性支气管炎，入冬以来，自感心窝部悸动不宁，久不减轻，心电图检查尚属正常。脉滑苔白，宜蠲饮治之。姜半夏、生麻黄各30g，上两味各研末和匀，装入胶囊中。每次服2粒，蜜糖冲水吞服，1日3次，胶丸服完后，心下悸动已瘥。又续配一方，以巩固之。此案临证用胶囊、蜜水冲服，亦改良剂型、服法之典范。

吐血不止者，柏叶汤主之。

【提要】本条论述虚寒吐血（太阴病）的柏叶汤方证。

【解析】里虚寒，血不能收摄，由胃内吐出，用柏叶汤温中止血治疗。

柏叶汤方

柏叶　干姜各三两　艾三把

上三味，以水五升，取马通汁一升，合煮取一升，分温再服。

【解析】柏叶，味苦，微温，主治吐血、衄血、崩中；干姜，味辛，温，温中止血；艾叶，味苦，微温，主治吐血、妇人漏血；马通汁，微温，功能止血，主治吐血、下血、鼻衄，马通汁即马粪用水化开，以布绞汁澄清入药，如无马通汁，可以童便代之。诸药均为温性止血之药，合用可治疗虚寒性吐血、下血等。

陆渊雷在《金匮要略今释》记录："唐氏云：柏叶汤与后泻心汤，是治血证两大法门。因章节间隔，人遂未能合睹。不知仲景明明示人一寒一热，以见气寒血脱，当温其气；气热血逆，当清其血也。渊雷案：此即治血第一步止血之方耳。后人治血习用凉药，遂不敢用此方。又以其出于仲景书，又不敢非难，遂以吐血寒证为说。不知柏叶、艾叶、干姜、马通《本草经》皆明言止吐血。本条经文亦云：吐血不止。可知意在止血，无寒热之意存焉。唯吐血热证显著者，本方有所不宜。"

《蒲辅周医案》记录用本方治疗吐血，甚是精彩，摘录于下。段某某，男，38岁，干部，1960年10月1日初诊。旧有胃溃疡病，并有胃出血史，前20日大便检查隐血阳性，近因过度疲劳，加之公出逢大雨受冷，饮葡萄酒一杯后，突然发生吐血不止，精神萎靡，急送某医院检查为胃出血，经住院治疗2日，大口吐血仍不止，恐导致胃穿孔，决定立即施行手术，迟则将失去手术机会，而患者家属不同意，半夜后请蒲老处一方止血。蒲老曰：吐血已两昼夜，若未穿孔，尚可以服药止之。询其原因，由受寒饮酒致血上溢，未可以凉药止血，宜用《金匮要略》侧柏叶汤，温通胃阳，消瘀止血。处方：侧柏叶9g，炮干姜6g，艾叶6g。浓煎取汁，兑童便60ml，频频服之。次晨往诊，吐血渐止，脉沉细涩，舌质淡，无苔，原方再进，加西洋参12g益气摄血，三七（研末吞）6g，止血消瘀，频频服之。次日复诊：血止，神安欲寐，知饥思食，并转矢气，脉两寸微，关尺沉弱，舌质淡无苔，此乃气弱血虚之象，但在大失血之后，脉证相符为吉，治宜温运脾阳，并养营血，佐以消瘀。主以理中汤，加归芍补血，佐以三七消瘀。服后微有头晕耳鸣，脉细数，此为虚热上冲所致，于前方内加入地骨皮6g，藕节9g，浓煎取汁，仍兑童便60ml续服。再诊：诸证悉平，脉亦缓和，纳谷增加，但转矢气而无大便，继宜益气补血，养阴润燥兼消瘀之剂。处方：白人参9g，柏子仁6g，肉苁蓉12g，火麻仁12g（打），甜当归6g，藕节15g，橘皮3g，山楂肉3g，浓煎取汁，清阿胶12g（烊化）和童便60ml内入，分4次温服。服后宿粪渐下，食眠俱佳，大便检查隐血阴性，嘱其停药，以饮食调养，逐渐恢复健康。前后四诊，先以本方止血，二诊加用止血活血药，三诊加以温中补虚，四诊则益气润下，此治疗血证止血、活血、补血之要法。

下血，先便后血，此远血也，黄土汤主之。

【提要】本条论述下血（太阴病）的黄土汤方证。

【解析】上消化道出血，量大而急则吐血，其次则可下血。本条论述下血，里虚不固，加之里热，胃肠脉内之血溢于脉外，故下血。由于血在胃内，便在肠内，故先便后血，血由肛门而下，胃内出血，较肛周为远，谓之远血，用黄土汤治疗。

陆渊雷从临证实际出发，考证近血、远血，曰："今以病理药理考之，黄土汤乃治多量之下血，为下血证之止血专药，犹柏叶汤为吐衄证之止血专药。经文当云：'下血不止者，黄土汤主之。'其有下血不多，所下如赤豆汁或带少许脓者，赤小豆当归散所主，具详方解，以此施治。虽未能十全，亦不失八九。"此论可作为临证参考，但勿忘寒热虚实之辨。

黄土汤方（亦主吐血、衄血）

甘草　干地黄　白术　附子（炮）　阿胶　黄芩各三两　灶中黄土半斤

上七味，以水八升，煮取三升，分温二服。

【解析】灶中黄土又名伏龙肝，味辛，微温，止血，主治妇人崩中、吐下血，为方中主药；地黄，味甘，寒，逐血痹，主治折跌、绝筋；黄芩清热，下血闭；阿胶，味甘，平，止血，主治心腹内崩、女子下血；白术、附子、甘草温中、强壮功能。黄土汤治疗功能沉衰，吐血、衄血、下血。方名黄土汤，盖以灶中黄土为方中主药，有止血之功能。

曾有肠癌患者，术后出血不止，应用西药止血药物，血仍不止，反复输血维持，服黄土汤而愈。该黄土从偏远山区，久无人居住的旧房灶下寻得。从单成分研究知黄土中无止血之成分，组方服药却得其效，此为中医药临证实践经验的总结，需重视。

陆渊雷解黄土汤曰："灶中黄土（即伏龙肝）为镇静止血剂（西医治伤寒肠出血务镇静其肠部），观于《本草》而可知也。分量作半斤为是，《千金》《外台》用半升，太少。此物质重而味淡，用少则不效。'升'盖'斤'字形近而讹。地黄去瘀生新而续绝伤。出血在肠者，血止后无须消瘀，即可补益，故与灶中黄土及阿胶相协止血。三味为方中主药。用附子者，大量肠出血之际，必有失神面白、肢冷脉细等虚寒证故也。用术者，促肠管之吸收，吸收盛则渗出自减也。用黄芩者，平肠部之充血，减低其血压，使血易止也。《千金》有干姜者，制止肠蠕动，使肠动脉不受压力，则破裂处易愈合也，其为治肠出血之专药。方意至明白，而何与于远血近血哉？又治吐血衄血者，方中唯术一味与吐血不相应，他药俱可借用也。又治妇人崩中者，崩中与便血治法略同也。"

《蒲辅周医案》记录用本方治疗便血病案如下。苗某，女，58岁，患者大便后流鲜血，或无大便亦流大量鲜血，每次流血量1~2茶碗之多，每日2~3次，已20余日。两少腹有隐痛，自觉头晕心慌，气短自汗、脸肿、饮食尚可，素有失眠及关节疼痛，月经已停2年，脉沉数、舌微淡无苔。方用《金匮要略》黄土汤加味：熟地黄30g，白术18g，炙甘草18g，黑附子9g，黄芩6g，阿胶15g，黄土60g。用开水泡黄土，澄清取水煎药，服2剂。复诊时服上方已有好转，昨日大便3次，仅有1次流血，今日又便后流血1次，仍心跳气短，无头晕及自汗出，饮食尚可，眠佳，舌无苔，脉为沉数，原方再服3剂。三诊便血已很少，心跳气短亦减，舌微黄苔薄，脉如前，血虽渐止，但日久伤血，中气已伤，仍宜益气滋阴补血以资善后。黄芪15g，当归9g，干地黄12g，阿胶9g（烊），甘草6g，生地榆6g，侧柏叶6g，黄芩4.5g，槐花6g，地骨皮6g。5剂。3个月后随访，未再便血，心跳气短亦较前好转。

下血，先血后便，此近血也，赤小豆当归散主之（方见狐蜮中）。

【提要】本条论述便血（太阴病）的赤小豆当归散方证。

【解析】大便时出血，先血后便，为近血，用赤小豆当归散治疗。依据先血后便的描述，痔疮出血及肛周脓肿出血可见本方证。

陆渊雷认为："赤小豆排痈肿脓血，当归主诸恶疮疡，治痈疽，排脓止痛。此非治肠出血，乃治肠部之溃疡癌肿也，其患部必兼出血。古人于病类无法分辨，故概云下血矣。狐蜮篇以治狐蜮脓已成，可以互证。先血后便，亦不可拘。其证下如赤豆汁，或兼脓汁者是也。移治痔疮下脓血者，亦有相当效验。"胡希恕先生用本方治疗痔疮出血，多获效，冯世纶教授体悟本方有活血作用，在治疗孔窍、黏膜病变，病程较久，功能沉衰时，多用本方。

心气不足，吐血，衄血，泻心汤主之。

【提要】本条论述吐血、衄血（阳明病）的泻心汤方证。

【解析】心主血脉，亦赖血之濡养，今吐血、衄血，血溢脉外，心失所养，故曰心气不足，其证可有脉数、心悸、心慌。心气不足乃失血之结果，非失血之病因。里热灼伤血络，血溢脉外，由孔窍而出，发为吐血、衄血，用泻心汤治疗。

陆渊雷云："'心气不足'而用大黄、芩连、苦寒攻伐。旧注随文曲解，终不能怡然理顺。《金鉴》改'不足'为'有余'，云是传写之讹。然'不足'字与'有余'字，形音俱远，何由得讹。是《金鉴》之改，其义虽是，犹未得古书之旧面也。《千金》作'不定'，列于心实热项下。乃知'足'字本是'定'字，因形近而讹。心气不定，谓心下动悸，即今人所谓心悸亢进，是芩、连所主也。由是言之，此证因心张缩强盛，血压亢进，身半以上充血，故今吐衄，治以泻心汤者，平其心悸，移其血液于身半以下，则吐衄自止。此所谓原因疗法，非若柏叶、黄土诸汤专以止血为事也。若上半身血压不亢进者，泻心汤慎不可用。"

泻心汤方（亦治霍乱）

大黄二两　黄连　黄芩各一两

上三味，以水三升，煮取一升，顿服之。

【解析】《神农本草经》言"大黄，主下瘀血，血闭……留饮宿食，荡涤肠胃，推陈致新，通利水谷道"，知大黄清热下瘀血于二便，亦有护胃之功；黄芩、黄连，苦寒清热，本方用二两大黄，黄芩、黄连各用一两，合用顿服，清热止血，用于血热出血，效彰。后世用大黄粉、三七粉、白及粉合用，治疗消化道出血，概源于此。

本方不只治疗出血类病症，亦可治疗失眠、心脑血管病、糖尿病等因于里热兼瘀者。

用本方曾治疗失眠患者马某，男，42岁，司机，2009年10月初诊。烦热、失眠2周，患者平日体格强健，多痰有热，口时苦，口出热气、胸部闷热，2周来烦热，夜不能寐，自觉口鼻出热气加重，饮食如常，无腹胀，大便不畅，日1行。舌苔黄厚腻，脉滑有力。考虑阳明病。处以泻心汤。处方：大黄9g，黄连9g，黄芩9g，3剂，水煎服，水开后煎5~10分钟，分2次服用。服药后无腹泻，心烦除，睡眠正常，口鼻出热气明显减轻。自觉胸部满闷、窒塞感（如为咽部痰阻感明显、苔白腻则是太阴病的半夏厚朴汤证），如有物阻，异常难耐，无疼痛，此伤寒栀子豉汤证，于前方中加栀子10g，豆豉10g，2剂，服药1剂，未吐、亦未泻下，胸部自觉豁亮，病去大半，2剂药后，诸证消失。

本方亦可治疗心脑血管病，如胡希恕治疗刘某，女，65岁，延庆康庄公社巡诊患者，1965年11月9日初诊，患左半身不遂3天，老伴用两轮车拉来求诊。曾服镇肝息风等药，并用羚羊粉冲服，症不减，反更烦躁，整夜不眠，头晕头热，时感热气上冲，胸闷懊侬，舌苔黄腻，舌红，脉弦滑数，血压260/160mmHg。其老伴问胡老："能包治好吗？不包好就不治了，光羚羊角就花了5元钱，治不起！"胡老回答："包治不好说，但我开的药不过2角钱，您可试服1剂。"于是胡老予泻心汤加生石膏：大黄10g，黄连6g，黄芩10g，生石膏45g。结果：嘱其先以大黄浸汤，以其汤煎诸药。服1剂，第二天下午又来诊，老者进门即磕头作揖："可遇到救命恩人了！"并请求再赐良方。胡老详问之，知其服药后，大便通1次，诸症明显减轻，血压为150/100mmHg，与服大柴胡汤合桂枝茯苓丸加生石膏调理。

用本方还可治疗糖尿病，如刘渡舟曾记录用本方治疗已用"胰岛素"而血糖不降之危重者。蒋某，男性，63岁。患糖尿病，虽注射了胰岛素，但血糖难以控制，高达16.6 mmol/ L以上。一家惶恐，前来求治。问其大小便皆不通畅，腹胀胸满，心中烦躁异常，不食不眠，7日来目不交睫。切其脉沉大有力，视其舌红绛似火。方用大黄6g，黄连10g，黄芩10g。服汤后不久，先得大便，所下颇多；后得小便，努而排之，竟溺出一条似精如脂的物体。患者顿觉周身舒畅，睡意难捱，酣然梦乡，睡了6~7个小时，则觉腹饥思食。从此血糖下降，烦躁不发，渡过生死关头，而转危为安。

刘渡舟用本方治疗血证甚多，在《刘渡舟伤寒临证指要》载如下医案。孙某某，男，62岁。经常发生鼻衄，已6年未愈。近日鼻衄又发，血出较多，兼见心烦不眠，心下痞满，小便色黄，大便秘结，舌色发紫，舌尖红赤，脉来弦数。刘老辨为心胃火盛，上犯阳络之证。大黄6g，黄连6g，黄芩6g，用滚开沸水将药浸渍，代茶饮服，1剂而愈。又治一妇女患咯血病。自称在北京某大医院诊为子宫内膜异位症。每届经期则大口咯血不止。切其脉数而滑，舌质红绛，苔黄薄而干。刘老辨为心胃之火，迫阳络而上为咯血。此为倒经之证。为疏泻心汤，仅服5剂，则经事通顺，咯血之病未见复发。

《黎庇留经方医案》用本方治疗吐血："右滩黄叔云之妻，体素弱多病，服小建中汤不少。次年四月间，患吐血。叔云最折服吴墨农、潘确卿医学，以其得长沙心法也。是时确卿已死，墨农远隔。乃请有名誉之谭次平治之，主以旋覆代赭汤加减，诊治第三日，付叔云耳曰：'症不可为矣！幸我出妙方以缓之，宜办理后事勿迟。'语讫，快快而去。叔云亟修书速余往诊，留宿其家。见其晚间吐血之状，仰面大喷，如水喉之发射然。予曰：'如此热甚，非釜底抽薪不可。'即与三黄泻心汤。翌日，吐瘀血一大团，血告止。噫，倘仍用搔不着痒处之药，诚不堪设想也。"

出血病症，阴阳寒热错杂，亦有泻心汤与四逆汤同用而获效者，如《金匮要略今释》载《方伎杂志》云："京师庄长笹屋利助，年例往幕府拜年，途中下血，抵府而甚，急求诊治。周身面色皆青白，爪甲白，舌无血色，干燥，脉沉弱，胸动高，气急，饮食不进，大便频数，检视皆血，其中杂以衄血数个，日日如此。盖严冬寒气非常，日日大风，且途中旅宿，设卫不周，不胜寒气，血气脱耗，故身体手足尽冷。至于如此，余与泻心汤及四逆加人参汤，令交互服之。急使至京师告病状，皆大惊。亲族三人兼程而来，见病人情态，亦复惊愕。然服药后血减，身体手足亦温。入春，血止，大畅快，但有所谓虚热之状，一身手足勃勃然热，因转柴物汤，通计三十余日而复故，归京师。"今依据其所诉症状，当是急性消化道出血，量较大，故吐血、下血同时发生，同时出现出血性休克状态，此急症用经方之效案。

呕吐哕下利病脉证治第十七

全篇提要

本篇论述呕吐、哕、下利病症，三者皆是消化道症状，反映胃气功能状态。人以胃气为本，有胃气则生，无胃气则死，存得一分胃气，便有一分生机。《伤寒论》在"辨厥阴病脉证并治"篇，论述了"厥、热、呕、哕、下利"病症，与《伤寒论》同体而别名的《金匮玉函经》，在三阴三阳篇后，亦单列"辨厥利呕哕病形证治"一篇，可见仲景一书，注重胃气。病在表，轻而易愈，病在里，重而危急，今以症状反应分析，呕吐、哕、下利三病证，皆是症状反映于消化道的里证，不是阳证阳明病，就是阴证太阴病，亦有寒热错杂者，多为半表半里证。

一、呕吐、哕病

呕为胃气上逆，多伴有痰饮，寒证、热证均可见，故有阳明病、太阴病，或寒热错杂的厥阴病、少阳病。病在里为太阴病，胃寒"呕而脉弱，小便复利，身有微热，见厥者"用四逆汤，胃虚寒水饮上逆的"呕而胸满""干呕，吐涎沫，头痛"用吴茱萸汤，"胃反呕吐者"用大半夏汤、水饮内停，上逆的"诸呕吐，谷不得下者"用小半夏汤，"干呕，吐逆，吐涎沫"用半夏干姜散；"病人胸中似喘不端，似呕不呕，似哕不哕，彻心中愦愦然无奈者"用生姜半夏汤，"干呕哕，若手足厥者"用橘皮汤，"哕逆者"用橘皮竹茹汤；阳明病，"食已即吐者"用大黄甘草汤，"呕吐而病在膈上，思水者"用猪苓散。病在半表半里，寒热错杂，气上逆的"呕而肠鸣，心下痞者"用半夏泻心汤，"干呕而利者"用黄芩加半夏生姜汤，"呕而发热者"用小柴胡汤。表里合病，表不解、饮停上逆"胃反，吐而渴欲饮水者"用茯苓泽泻汤；吐后表不解里有热"渴欲得水而贪饮者"用文蛤汤。

夫呕家有痈脓，不可治呕，脓尽自愈。先呕却渴者，此为欲解。先渴却呕者，为水停心下，此属饮家。呕家本渴，今反不渴者，以心下有支饮故也，此属支饮。

【提要】以上论述呕吐病症。

【解析】人体有自我愈病的功能，可通过呕吐的机转将体内痈脓排出，治病应顺应人体抗病机制，不可止呕。吐脓尽则自愈，临证宜灵活看待，不能止呕，但可治其痈脓，前文的桔梗汤、桔梗白散均是治吐脓之剂。

寒饮停于心下，其人不渴，水气上逆则呕吐，吐后饮去，功能恢复，其人口渴；里有饮热，有热则口渴，饮停上逆则呕吐，此属饮家，实为五苓散证；反复呕吐的人谓之呕家，呕吐则津液丧失，虚其胃气，其人应口渴，今反不渴，为心下有寒饮故。

问曰：病人脉数，数为热，当消谷引食，而反吐者，何也？师曰：以发其汗，令阳微，膈气虚，脉乃数，数为客热，不能消谷，胃中虚冷故也。脉弦者虚也。胃气无余，朝食暮吐，变为胃反。寒在于上，医反下之，今脉反弦，故名曰虚。寸口脉微而数，微则无气，无气则荣虚；荣虚则血不足，血不足则胸中冷。趺阳脉浮而涩，浮则为虚，涩则伤脾，脾伤则不磨，朝食暮吐，暮食朝吐，宿谷不化，名曰胃反。脉紧而涩，其病难治。

【提要】以上以脉言理，论述胃反病症。

【解析】胃中虚冷，不能消谷，朝食暮吐，暮食朝吐，宿谷不化，发为胃反。虚极之人，其脉亦数，此非有热，不可不知。脉数一般为热证，热在里当能食，今患者不能食，反而呕吐，此何故？源于发汗不得法，津液丧失，虚其胃气，胃虚脉数，此脉数为虚，非热，故不能消谷。

弦主不及，脉弦见朝食暮吐，知为胃气极虚，病发为"胃反"，脉弦之因为医者见患者呕吐，以为实证，更用下法，伤其胃气使然。气血虚弱，鼓荡血脉无力则脉微；气血不足，人体为保障心、脑、肾等重要脏器供血，心率加快则脉数，血虚脉数，耗伤心之功能，发为胸闷、心痛等，谓之"胸中冷"。

趺阳脉候胃气，浮一般主热，有外无内，亦主虚，涩则津血不足。脾为胃行津液，今津伤胃气虚，脾之功能受约束，不能消磨水谷，食饮停留于胃，朝食暮吐，暮食朝吐，宿谷不化，名曰胃反。脉紧主邪盛，脉涩主正虚，邪盛正虚，其病难治。

病人欲吐者，不可下之。

【提要】本条论述欲吐者，不可下的原则。

【解析】"其高者，因而越之"。中医治病，顺应人体抗病机制，因势利导，今病在上，人体欲通过呕吐机转排出病邪，不可逆其祛病之势，用下法治疗。

陆渊雷认为："此治外感卒病之大概方法耳（呕，多不可攻，固因呕为少阳证，少阳禁下之故，亦以正气有祛病向上之势，不可逆正气以为治也），非指胃反。编次者列于胃反条后，注家遂谓胃反不可下，误矣。本篇用大黄甘草汤治食已即吐。《古今录验》疗胸膈痰饮，食啖经日并吐出方。《千金》治胃反吐逆不消食，吐不止方，皆用大黄。又华佗治胃反方用朴硝。《经验良方》治呕吐水浆不入，或食已即吐，且用三承气。安见胃反之必不可下哉？"其论甚是。

哕而腹满，视其前后，知何部不利，利之即愈。

【提要】 本条论述哕而腹满之实证治疗原则。

【解析】 "其下者，引而竭之"。腑气以下行为顺，古人认为二便由腑气所主，今患者腹满而哕，为腑气不通，逆行于上。尿道在前，主利水排尿，肛门在后，主通气排大便，正常腑气通畅，其人无病，今腹满而哕，则应查其二便，即"视其前后"。分析腹满是由小便不利停饮所致，还是大便不通、宿食燥屎所致后知病因，或利小便，或下大便，利小便者五苓散、猪苓汤即是，下燥屎者三承气汤可适症选用，则腹满而哕的病症即愈。

上条因病在上而呕吐，言不可用下法，此言腹满，病在下，则应"利之"，此亦因势利导，顺应机体抗病机制的疗法。

陆渊雷认为："哕系膈膜之间歇性痉挛，柿蒂、丁香为治标之特效药。然致哕之原因极多，有因慢性肾炎或尿中毒而引起者，即所谓前部不利也。有因胃扩张、胃癌、肠梗阻及消化困难而起者，即所谓后部不利也。此等有腹满实证者，当治其原因。若虚脱及濒死之哕，则其腹不满，而丁、柿亦无济矣。"

呕而胸满者，茱萸汤主之。干呕，吐涎沫，头痛者，茱萸汤主之。

【提要】 以上论述呕、胸满、吐涎沫、头痛（太阴病）的茱萸汤方证。

【解析】 胃虚饮停，饮逆于上则呕，"阳微阴弦，即胸痹而痛"，阳虚饮逆，轻者发为胸闷、气短，水饮上泛则吐涎沫，饮逆波及于脑则头痛，用茱萸汤治疗。

茱萸汤方

吴茱萸一升　　人参三两　　生姜六两　　大枣十二枚

上四味，以水五升，煮取三升，温服七合，日三服。

【解析】 人参健胃气，治心下痞，生姜、吴茱萸降逆、祛心下停饮，大枣补中、胃气复、寒饮降。用之以上诸症皆除。

在《汉方治疗实际》中，对本方的应用指征描述为："用于发作性剧烈头痛，且多为偏头痛型。发作剧烈则呕吐，常于疲劳时、食量过多时、妇女月经之前发病。这种发作1个月发生1~2次或5~6次。发作时由于颈肌收缩，故从肩至颈酸痛严重，由左向右者较多，即从耳后连向太阳穴，这种酸痛，为用此方目标之一。发作时诊察之，主诉心下部鼓满、胃不适者甚多，称为中医之'心下逆满'证。这也是此方重要之目标。又发作时，足厥冷甚，脉有沉迟之象。另伴有一种烦躁状态，坐卧不安，起居苦闷。发生剧烈呕吐时，常不休止。恶心呕吐严重时，则吐胆汁。类似这样头痛的患者，如不发作时，可持续2~3个月。每当发作时，服此汤头痛立即消失。"

《经方六经类方证》中记录："本方主治寒饮冲逆，如以上所述食谷欲呕者；呕吐、手足厥冷、烦躁欲死者；干呕吐涎沫、头痛者；呕而胸满者，均属其证，亦即运用本方的要点。应用于胃肠及头脑诸症，均有惊人的疗效，今略举数端以供参考。剧烈头痛或头晕而呕吐，或恶心欲吐，无热象者（即除外小柴胡加石膏汤证），本方俱有捷验。西医所称的梅尼埃病亦多见本方证，宜注意。偏头痛，尤其偏于左侧者，大多属于本方证。胃脘疼，呕而不欲食者，宜本方。若更腹鸣、大便溏频者，可于半夏泻心汤加茱萸汤治之，即本方与半夏泻心汤合方，无论胃肠炎、胃溃疡依证用之，均有良验。剧痛的青光眼而呕恶者，也多有应用本方的机会。"如胡老（胡希恕）治验：李某，女性，43岁，辽宁锦州人，头痛呕吐已六七年，近2年来视物模糊，到处求医，诊断为青光眼，而服中西药罔效。近1个月左眼失明，专程来京求治，自感有物覆于眼上，常头痛如裂，伴呕吐、目干涩、心中发热、手足心热、口干不欲饮，苔薄白，脉弦细。证属血虚饮盛，治以补血除饮，与茱萸汤合柴胡桂姜汤、当归芍药散。吴茱萸10g，党参10g，干姜6g，大枣4枚，柴胡12g，黄芩10g，桂枝10g，天花粉12g，当归10g，白芍10g，川芎10g，泽泻18g，生龙骨15g，生牡蛎15g，茯苓12g，苍术10g，炙甘草6g。上方服3剂，诸症即见好转，连服21剂，视物渐清，治疗2个月未易一药，左眼视物清晰，头痛等症也消失。

呕而肠鸣，心下痞者，半夏泻心汤主之。

【提要】本条论述呕而肠鸣、心下痞（厥阴病）的半夏泻心汤方证。

【解析】邪之所凑，其气必虚，胃虚邪聚，饮邪挟热（饮热）因虚而聚于心下则心下痞；饮热上逆则呕吐；饮热下迫则肠鸣腹泻，用半夏泻心汤治疗。

半夏泻心汤方

半夏半升（洗）　黄芩　干姜　人参各三两　黄连一两　大枣十二枚　甘草三两（炙）

上七味，以水一斗，煮取六升，去滓，再煮取三升，温服一升，日三服。

【解析】人参、炙甘草、大枣健胃气、消痞满，为治病之本；半夏、干姜祛饮止呕利，黄连、黄芩清热止呕利。半夏泻心汤主治胃虚饮热聚于心下的心下痞、呕吐、下利。

《金匮要略今释》载和久田氏云："心下痞满，按之硬而不痛，呕而肠鸣者，为半夏泻心汤证。以其鸣宛如雷之鸣走，故又称雷鸣。雷鸣者，热激动其水故也，多自胸中迄于中脘脐上。凡肠鸣痞痛，忽然泄泻者，谓之热泻。又病人方食，忽弃箸欲泄泻者，亦有此方证。宜审其腹证以用之。此方以黄芩解心下之痞，黄连去胸中之热，故亦名泻心。然其主因为有水，故主半夏以去水，与干姜为伍以散结，与人参为伍以开胃。甘草、大枣缓其挛急，相将以退胸中之热，逐水气以治呕，去心下之痞也。云呕而肠鸣者，明其有水气，故虽不下利，亦用此方。"

《新编伤寒论类方》中记录刘渡舟医案。张某某，男，素嗜酒。1969年发现呕吐、心下痞闷，大便每日两三次而不成形。经多方治疗，效不显。其脉弦滑，舌苔白。拟方：半夏12g，干姜6g，黄芩6g，黄连6g，党参9g，炙甘草9g，大枣7枚。服1剂，大便泻下白色胶涎甚多，呕吐十去其七。又服1剂，则痞利皆减。凡4剂痊愈。由服药后大便泻下白色胶涎，可反证心下痞为痰饮所聚。

干呕而利者，黄芩加半夏生姜汤主之。

【提要】本条论述干呕、下利（厥阴病）的黄芩加半夏生姜汤方证。

【解析】本方是在治疗里热证下利的黄芩汤基础上，加半夏、生姜降逆祛饮治疗干呕。

黄芩加半夏生姜汤方

黄芩三两　甘草二两（炙）　芍药二两　半夏半升　生姜三两　大枣十二个

上六味，以水一斗，煮取三升，去滓，温服一升，日再，夜一服。

【解析】黄芩汤主治里热下利，今胃有停饮而气上逆，出现干呕，加半夏、生姜，祛饮止干呕。黄芩加半夏生姜汤治疗肠热胃寒的下利、干呕。

《新编伤寒论类方》中记录刘渡舟医案。王某，男，28岁。初夏迎风取爽，而头痛身热，医用发汗解表药，热退身凉，头痛不发，以为病已愈。又3日，口中甚苦，且有呕意，而大便下利黏秽，日4~5次，腹中作痛，且有下坠感。切其脉弦数而滑，舌苔黄白相杂。处方：黄芩10g，白芍10g，半夏10g，生姜10g，大枣7枚，甘草6g。服3剂而病痊愈。

诸呕吐，谷不得下者，小半夏汤主之（方见痰饮中）。

【提要】本条论述诸呕吐（太阴病）的小半夏汤方证。

【解析】呕吐多因胃内有停饮，饮逆于上而发，饮停于胃，不能消食，则谷不得下，治疗用小半夏汤祛饮止呕。

陆渊雷在《金匮要略今释》中记录："小半夏汤镇呕涤饮，为急性胃病治标之剂。云谷不得下，见服汤欲使药食得下。初非治其病本也，然痰饮既除，胃黏膜不复受其刺激，则炎症亦有自然恢复者。小半夏汤所以为治呕圣药也。急性胃病呕吐剧者，与本方不效，可用加茯苓汤，又不效，则用伏龙肝搅水澄清，煮加茯苓汤。"

呕吐而病在膈上，后思水者，解，急与之。思水者，猪苓散主之。

【提要】本条论述呕吐后渴饮（阳明病）的猪苓散方证。

【解析】呕吐多为胃内有停饮，饮本性寒，一般不会口渴，若呕吐后，饮去病愈，其人恢复正常口渴，宜少少与之，不可暴饮。若吐后停饮未尽而里有热，旧水不去，新水不生，故而口渴、思水，用猪苓散治疗。

猪苓散方

猪苓　茯苓　白术各等份

上三味，杵为散，饮服方寸匕，日三服。

【解析】猪苓、茯苓、白术三药皆有祛饮、利小便之功。饮去，胃的功能恢复，则渴止。

陆渊雷案："程氏、尤氏以本方为善后之剂。先呕却渴而饮水时与之，恐其所饮复停也。魏氏读经文为两截，'急与之'以上为一截，即先呕却渴之证。猪苓散则治先渴却呕，程尤说是，魏说非也。何者？经文但云思水者，猪苓散主之。文气正接上文'后思水者'句，不得读为两截，此其一。且谓本方治渴则可，若治先渴却呕，则经文当云水入则吐者，猪苓散主之矣，此其二。《外台》方后与水则哕云云，谓呕后胃弱而多饮，有此种种变证，言外之意，示以本方助其吸收排泄，则知本方正是呕后渴饮时善后之剂，此其三。先渴却呕水停心下之证，主小半夏加茯苓汤。痰饮篇及《千金》有明文可征，非本方所主，此其四。"

呕而脉弱，小便复利，身有微热，见厥者难治。四逆汤主之。

【提要】本条论述呕、利、厥、热（太阴病）的四逆汤方证。

【解析】四逆汤主治里虚寒证，里虚不能制下，小便频利而色白，胃气上逆则呕吐，浮阳越于外则身见微热；功能沉衰、胃气不振、津血不足、血脉不充则脉弱；若手足厥冷则提示功能沉衰更重，曰难治，用四逆汤。遇到功能沉衰重症，曰难治，临证用通脉四逆汤更佳。

四逆汤方

附子一枚（生用）　干姜一两半　甘草二两（炙）

上三味，以水三升，煮取一升二合，去滓，分温再服。强人可大附子一枚，干姜三两。

【解析】本方用炙甘草、干姜温中健胃气增津液，生附子强壮功能。附子可强壮周身功能，干姜温里、偏于恢复胃气，二者配伍则以恢复胃气功能为主，临证依据患者病情、体质状况，可加附子、干姜用量，若方中用大附子一枚，干姜三两就是通脉四逆汤。

《金匮要略今释》引魏氏云："呕而脉弱者，胃气虚也。小便复利，气不足以统摄之，脱而下泄也。身有微热见厥，内积阴寒，外越虚阳。阳衰阴盛，其呕为阳浮欲越之机也。见此知为难治，非寻常火邪痰饮之呕也。主之以四逆汤，益阳安胃，温中止逆，亦大不同于寻常寒热错杂治呕之方也。附子辛热，干姜辛温，甘草甘平，强人倍用，以急回其阳，勿令飞越，则呕可止也。"

本方为急救方，多用来治疗里虚寒的重症，如胡希恕医案。刘某，女性，50岁，1976年4月23日初诊。近月来食则昏冒，甚则休克，下肢瘦弱不能站立，静卧少许时可复常。自觉胃中冷，脉沉细，苔薄白。此属里虚寒甚，治以温中祛寒，与四逆汤：炙甘草10g，干姜10g，制附片15g。结果：服3剂，诸症已，迄今未再发。

呕而发热者，小柴胡汤主之。

【提要】本条论述呕而发热（少阳病）的小柴胡汤方证。

【解析】"伤寒中风，有柴胡证，但见一证便是，不必悉具"是言半表半里阳证，病机符合小柴胡汤证，临证只要见到一证（症状）即可应用。呕吐、发热，多见小柴胡汤证，临证还需结合纳差、胸胁苦满等综合分析应用。

小柴胡汤方

柴胡半斤　黄芩三两　人参三两　甘草三两　半夏半升　生姜三两　大枣十二枚

上七味，以水一斗二升，煮取六升，去滓再煎取三升，温服一升，日三服。

【解析】人参、炙甘草、大枣健胃气、增进饮食，由半表半里祛邪于外，柴胡、黄芩清半表半里之热，半夏、生姜去胃内停饮、止呕逆。本方临床常用。马金荣主任治疗肾病透析合并新型冠状病毒感染出现呕吐、发热的患者，多用小柴胡汤而获效。肖相如老师在讲座中直言"肾病，呕而发热者，小柴胡汤主之"，均是临证之得。

孙某，女，8岁，会诊日期：2020年11月3日。患者间断发热5天，术前有低热，左肱骨髁上骨折手术后出现高热，体温最高39.5℃，自觉身灼热，鼻孔出热气，但无汗出，无恶寒，有恶心，进食差，进食后呕吐，且有鼻出血（家属诉既往感冒后有鼻出血、头痛情况发生），大便正常，舌淡苔白，脉滑数。病有发热恶寒者，发于阳也。患者有发热，病发于阳，无恶寒，排除表阳证太阳病，发热、进食差、呕吐，考虑半表半里证少阳病，身灼热考虑阳明病，综合辨证为少阳阳明合病，用小柴胡汤加生石膏。处方：柴胡18g，黄芩10g，清半夏10g，人参12g，生姜10g，炙甘草10g，大枣20g，生石膏45g。颗粒剂，3剂，1袋，水冲服，每6～8小时1次。服药后未再有高热，体温37.0℃左右，后痊愈出院。

胃反呕吐者，大半夏汤主之（《千金》云：治胃反不受食，食入即吐。《外台》云：治呕，心下痞硬者）。

【提要】本条论述呕吐（太阴病）的大半夏汤方证。

【解析】胃虚饮停，饮随气逆则呕吐，胃虚饮停重则不能受食，食入即吐，胃虚饮聚，发为心下痞硬，饮逆则呕，用大半夏汤治疗。

大半夏汤方

半夏二升（洗完用）　人参三两　白蜜一升

上三味，以水一斗二升，和蜜扬之二百四十遍，煮药取二升半，温服一升，余分再服。

【解析】本方以大剂量人参健胃气、消心下痞硬，半夏剂量较小半夏汤中多一倍，盖饮重呕重，故加半夏用量。蜜水同煎，甘药养胃，蜜亦有通燥屎之能，如上有胃虚饮停、心下痞硬、呕不受食，下有燥屎内结，用本方更确。

曹颖甫言："反胃之证，大便如羊矢，艰涩而不下，不类阳明燥矢，可用大承气汤以下之。况水气太甚，渗入于胃，胃底胆汁不受，因而呕吐，呕吐伤及胃阴，时时上泛，胃因不和。水气所以不降者，又因大肠干涸之故……故大半夏汤方治，生半夏以去水，人参以益胃汁，白蜜以润肠，使渣滓下通，水乃得降，而胃反之病愈矣。"并举病案予以证实："癸酉闰五月十四日，裴德炎妻病此，予用姜半夏四钱，潞党参一两，白蜜四两，三剂即便通能食呕止。"

大半夏汤与小半夏汤相较也，一方面因饮重而病症重加大半夏用量，另一方面因胃虚，病势重，用人参、白蜜，小半夏汤只有停饮而胃气不虚，此两方之别。

陆渊雷认为："小半夏汤、小半夏加茯苓汤，其证呕吐不止，虽不饮食而亦吐者也。本方证，食入则吐，不食即不吐，或稍有呕恶而不甚者也。半夏泻心汤证，病在胃肠，故有肠鸣下利。本方证，病在食管或幽门（狭窄、癌肿），胃中或有振水音，然绝对不下利。又小半夏汤及半夏泻心汤证，比较属于急性。本方证则属于慢性。"

陆渊雷《金匮要略今释》引《建殊录》云："某人，年二十余。请治曰：膈噎二年所，十日、五日必发，顷者胸腹胀满，举体愈不安。众医皆以为不治，无一处方者。先生为大半夏汤饮之，饮辄随吐，每吐必杂黏痰。居八九日，药始得下，饮食不复吐。出入二月所，痊愈。"

食已即吐者，大黄甘草汤主之（《外台》方，又治吐水）。

【提要】本条论述呕吐（阳明病）的大黄甘草汤方证。

【解析】胃虚里寒、饮停气逆的呕吐用大半夏汤，其治在太阴，若胃热里实、气逆于上，进食后即呕吐，则需大黄甘草汤治疗。同是进食后呕吐，寒热迥异、虚实不同，治法用方亦自有别，中医经方八纲辨证之重要性可见一斑。

陆渊雷认为："此因大便不通，肠中阻塞，胃中不能复容，故食已即吐。所谓闭塞性呕吐也，其为因食而吐，与大半夏汤证同。唯彼属虚，此属实。虚实之辨，当细察脉证以决之。古人皆谓朝食暮吐属寒，食已即吐属热，此特言其大概耳。朝食暮吐者，病多在幽门，食已即吐者，病多在食管。安见幽门病之必属寒，食管病之必属热哉？急性热病发呕吐者甚多，如葛根加半夏汤证、小柴胡汤证、黄芩加半夏生姜汤证，其病皆属热然，其呕无时，不因饮食而起。假令远食而呕，将谓之寒乎。且胃反之吐，有朝食午吐者，有暮食而子夜吐者，将谓之非寒非热乎。唯食久而吐，吐出之食物仍不消化者，斯为胃寒无疑，要之。经文食已即吐，重在'食'字，谓因食而吐。注家则看重'即'字，与朝食暮吐对勘，遂有此误。又案：欲吐不可下一条，谓自然疗能有向上祛毒之势，故不可下。瓜蒂散证之气上冲咽喉不得息，是也。本方证则因肠管不通而吐，病位之上下不同，不可以彼例此。"

大黄甘草汤方

大黄四两　　甘草一两

上二味，以水三升，煮取一升，分温再服。

【解析】大黄清里热，降逆气，调中化食，推陈致新，通利水谷道；甘草缓解急迫。大黄甘草汤治疗胃热进食后即呕吐者。焦树德临证经验认为，部分患者口服中药即呕吐，取大黄、甘草各3g，开水泡，服药前喝，则可不吐，后世用本方治疗肾病呕吐，亦获效。

胃反，吐而渴欲饮水者，茯苓泽泻汤主之。

【提要】本条论述水饮胃反（太阴病）的茯苓泽泻汤方证。

【解析】胃反有胃虚饮停者，大半夏汤主之，有胃热气逆者，大黄甘草汤主之，外邪里饮，渴而呕吐者，《伤寒论》中五苓散证是也。此处因症状表现为呕吐，名曰胃反，亦是外邪里饮为患。胃有停饮，则呕吐，吐后虽然饮去，但患者水液代谢功能障碍，不能生成新水，故口渴、欲饮水，用茯苓泽泻汤治疗。口渴多，饮不解渴，谓之消渴，此与五苓散病机同。胃气虚则不但不消水，饮食亦不消，故吐食，茯苓泽泻汤加小麦治疗。

陆渊雷认为："此亦胃弛缓、胃扩张等病，胃中停水极多者也。胃中停水，故吐不止。水不下于肠，又无吸收水分之力，于是全身诸组织感缺水，故渴。渴而饮水，则胃中停水愈多，其扩张愈甚，于是愈饮愈吐，而渴亦愈不得止。治之以茯苓泽泻汤，所以使水下入于肠，吸收于血管，散布于全身，而排泄于肾脏也。此证胃中停水而吐，似小半夏汤。然小半夏汤不渴，此方则渴甚。方证又甚似五苓散，然五苓病在肾，小便不利为主。此方病在胃，渴呕为主，或且腹痛。五苓因肾不排水，体内水液充溢。此方因胃不降水，体内水液干涸。临床诊察，以此种种参互辨析，则于用方之道，思过半矣。"

茯苓泽泻汤方（《外台》云：治消渴脉绝，胃反吐食方，有小麦一升）

茯苓半斤　泽泻四两　甘草二两　桂枝二两　白术三两　生姜四两

上六味，以水一斗，煮取三升，纳泽泻，再煮取二升半，温服八合，日三服。

【解析】本方以茯苓、泽泻、白术利水，生姜、桂枝、甘草解表，临证可以从苓桂术甘汤、五苓散、泽泻汤、茯苓甘草汤四方证为基础来认识茯苓泽泻汤。总体分析，本方主在温中利水，为太阴病治剂。

《金匮要略今释》载藤田谦造云："茯苓泽泻汤，于治呕吐方中特云渴，又云欲饮水，重言以明其主症为渴也。又既云胃反，则有腹痛可知。故本此意而施用，不但胃反而已，无论呕吐与否，有停饮而心下痛，发渴者。泛用于诸病，其效亦多，此可以知古方之妙也。渊雷案：《千金》《外台》列此方于消渴门，故知其主证为渴。""一寡妇名玉川丰者，年三十许。自初冬之顷患腹满，渐渐膨大，经水少通，诸医百方治其腹满而不效。至季冬之顷，加以腹痛，休作不瘥，困苦殆极，至是乞治于同藩师户崎省庵。其证腹部紧满，脉数，舌上有白苔，而腹中如癥瘕者频出没，或乍横斜如臂，或乍磊砢如块，上下往来，出则痛，没则休，似大七气之证。又常腹中雷鸣，痛发则歇，痛止亦必以雷鸣，其声如倾水，口舌干燥甚，二便秘极。又似已椒苈黄丸证，而出没痛苦，心下最甚，烦渴引饮，不论温冷，饮必惴惴欲吐。前医用气剂，渴益甚。用硝黄，病反剧。用驱蛔药，无效亦无害。省庵诊之，谓宜先治心下之饮，因与茯苓泽泻汤，服之四五日，渴减痛缓，满稍软。又连进十五六日，小便通利，病势十减七八，唯小腹仍满。一夜俄然暴泄如倾，翌朝又泄如前，两度下水四五升，满气顿失如忘。未几，经水亦通利。迄今七八年，强健如前，已再嫁，亦奇验也。"

吐后，渴欲得水而贪饮者，文蛤汤主之；兼主微风，脉紧头痛。

【提要】本条论述表不解，口渴贪饮（太阳阳明合病）的文蛤汤方证。

【解析】外邪里饮，用吐法治疗。吐后，饮去胃热，则口渴贪饮，表仍不解，故脉紧、头痛，用文蛤汤清里热止渴兼以解表。

陆渊雷认为本条方证有误，其言："吐后渴欲得水而贪饮，饮入不复吐，是胃中停水已尽，胃功能渐恢复，需新水以自养故也。然支饮乍愈，恐贪饮则复停，故与一味文蛤，咸寒利水之品；一以止渴，一以使所饮不留滞也。传抄讹误，使此条及《伤寒论》147条，汤散互易，遂令药证不相对。后人读《金匮》，亦知文蛤汤发表之剂，似不对证，而不敢议经文之误，故注兼主云云一句。复经传抄，乃亦入正文耳。"

文蛤汤方

文蛤五两　麻黄　甘草　生姜各三两　石膏五两　杏仁五十枚　大枣十二枚

上七味，以水六升，煮取二升，温服一升，汗出即愈。

【解析】本方为大青龙汤变方，表不解，用麻黄、生姜、杏仁、大枣解表，里有热则去桂枝加文蛤清热生津止渴，仍用石膏清里热。本方表里双解，太阳阳明同治，治疗表不解里有热，津伤口渴。本方与大青龙汤均治疗太阳阳明合病，大青龙汤主症为"不汗出而烦躁"，文蛤汤以"表不解而烦渴"为主症。

干呕，吐逆，吐涎沫，半夏干姜散主之。

【提要】本条论述呕逆（太阴病）的半夏干姜散方证。

【解析】胃虚寒、饮停上逆，则干呕、气逆、吐涎沫，用半夏干姜散治疗。陆渊雷认为："干呕吐逆，吐涎沫，大类茱萸汤证，唯无胸满头痛耳，此亦慢性胃炎之多黏液者，位盖近太阴。"

半夏干姜散方

半夏　干姜各等份

上二味，杵为散，取方寸匕，浆水一升半，煎取七合，顿服之。

【解析】半夏祛饮、降逆止呕，干姜温中降逆，本方以浆水服散剂，利水降逆止呕。

病人胸中似喘不喘，似呕不呕，似哕不哕，彻心中愦愦然无奈者，生姜半夏汤主之。

【提要】本条论述水饮上逆胸中（太阴病）的生姜半夏汤方证。

【解析】水饮上逆于胸，不呕、不吐、不喘，胸中莫名难受，整个心胸不安，当是痰饮为患，用生姜半夏汤治疗。陆渊雷解析本条："彻，通也。愦愦，乱也。言患者自觉心胸烦闷之甚，此亦胃病常见之症，妇人妊娠中亦有之。此方药味，同小半夏汤，唯煮服法异。依化学之理，成分同，功效当亦同。然小半夏主呕，此方则似呕不呕，是医疗之奥蕴，尚非今日之化学所能测知也。向疑此方与小半夏汤，本是一方一证，传者不同，而仲景两存之。今考诸家用法，并治心胸烦闷，与小半夏证自异，则非一方两传也。雉间焕云：此与半夏厚朴汤同病，然云咽中如有炙脔者，毒结著于咽中，仅为有小异。"

生姜半夏汤方

半夏半斤　生姜汁一升

上二味，以水三升，煮半夏，取二升，纳生姜汁，煮取一升半，小冷，分四服，日三夜一服。止，停后服。

【解析】本方用半斤半夏，煮后取汁，入一升姜汁，小冷分四服，日三夜一，治疗痰饮在胸病症。《类聚方广义》云："凡诸病痰饮卒迫，咽喉闭塞不得息，汤药不下咽者，非此方则不能开通。当先以此方解其急，而后从宜处方，加熊胆则其效尤速。又治哕逆。"

《神农本草经》无生姜，而有干姜记录，其后言"生者尤良"，可知当时干姜、生姜不分，曰生者尤良而记录于干姜功效下，盖生姜不易保存。后世以为干姜温中、生姜辛散，可参考应用。若生姜、干姜为一物，则仲景书仅生姜、半夏两药组方即有小半夏汤、半夏干姜散、生姜半夏汤三方，其中小半夏汤两药煎服，主治"诸呕吐，谷不得下"，半夏干姜散用浆水，服散剂，主治干呕、吐涎沫，生姜半夏汤煮半夏，生姜用汁，主治心胸不适，不可名状者，方名不同，生姜、半夏用药剂量不同，用汁、煎药、服散法不同，其主证各异。可见仲景书本是论广

《汤液》而成，必是来自反复临证实践经验的总结、记录、传承，否则，不会有如此精确的方证经验。

干呕，哕，若手足厥者，橘皮汤主之。

【提要】本条论述干呕（太阴病）的橘皮汤方证。

【解析】胃虚饮停气逆，其人干呕、呃逆，气机不畅，手足不温，厥冷者，用橘皮汤治疗。

橘皮汤方

橘皮四两　　生姜半斤

上二味，以水七升，煮取三升，温服一升，下咽即愈。

【解析】橘皮，味辛，温，下气，利水谷。生姜，味辛，温，温中，主治胸满、咳逆上气。本方用半斤生姜、四两陈皮，两药同煎，温服，温中、下气、止呕、通脉，橘皮汤治疗干呕、手足厥逆者。用大剂量陈皮可以下气、止呕、增进饮食，本方较少单独应用，多用在复方中。

本方与小半夏汤均是两味药物的小方，具体药物仅橘皮、半夏一味之异，主证均是胃气上逆，但具体症状不同，方证亦自有别。小半夏汤停饮重，以呕吐为主，用大剂量半夏祛饮止呕，橘皮汤饮少而气上逆重，以干呕为主，用大剂量橘皮降逆气。仔细研习方证、药证，知半夏祛饮、橘皮下气，一治水逆、一治气逆，此药证之细微处，不可不辨。

陆渊雷云："或干呕，或哕，甚则因呕哕而手足厥，此皆神经性胃病之冲逆证也。橘皮为神经性健胃药，古人谓之下气健脾。下气云者，犹言平冲逆之神经症状也。本方以橘皮为主药，故知所治为神经性胃病。手足厥不用附子者，无虚寒证故也。"

《外台秘要》载："又疗干呕哕，若手足厥冷者，小橘皮汤，兼主天行方。"《古方便览》云："一男子，患热病十日许，发呃逆，一昼夜不愈，已将死，余与此方而治。"方舆輗云："此证虽曰手足厥，实从气逆得之，而非发于虚寒。其手足之厥，以气逆于胸膈，不行于四末故也。故其证虽似危殆，用此轻淡之药，气行则愈。尝有一男子，暑月霍乱，吐泻虽已止，干呕未止，兼发哕，手足微厥，脉细至欲绝。更医数人，凡附子理中汤、四逆加人参汤、茱萸汤、参附、参姜之类，殆尽其术，一不容受。余最后至，诊之，少有所见，即作橘皮汤令煮，斟取澄清，冷热得中，细细啜之。余镇日留于病家，再四诊视，指令服药之度，移时药达，稍安静，遂得救治。"

哕逆者，橘皮竹茹汤主之。

【提要】本条论述哕逆（太阴病）的橘皮竹茹汤方证。

【解析】哕为胃虚呃逆不断状，逆者，气上而不下，用橘皮竹茹汤治疗。

橘皮竹茹汤方

橘皮二升　竹茹二升　大枣三十枚　生姜半斤　甘草五两　人参一两

上六味，以水一斗，煮取三升，温服一升，日三服。

【解析】本方较橘皮汤，加橘皮用量，同时加人参、大枣、甘草健胃气。竹茹微寒，主治呕逆。橘皮竹茹汤健胃气、降逆气、清虚热，为通治哕逆方。

《方函口诀》云："此方主橘皮之下气，兼竹茹之润降，故气逆发哕者主之，又用大量甘草，妙法也，用少则不效……至于杂病之哕，虽经月余者，必效。"

《古方便览》云："一贾人七十余岁，患呃逆三十日，口不通勺饮，诸医治之不愈。东洞先生往诊之，咽喉肉脱，吃吃之声已出尽，唯腹中有响，乃作橘皮竹茹汤，一帖重十二钱，与之，二剂而奏效。"

《金匮要略今释》载元坚云："呕吐之证，其因不一。今细检经方，茱萸汤之呕与干呕，因阴逆。四逆汤之呕，因阳败。大黄甘草汤之吐，因食壅。除此之外，凡十一方，虽有兼凉兼温之殊，大要皆不出于驱饮逐水，则知其系于水饮所致者为多。盖胃喜燥而恶湿，故水饮停潴，其气易逆也。蛔之为物，最能使呕，叙在次篇。哕，啻举气逆证。然黄疸篇有小半夏汤之法，则亦有自停饮者。可以推知，而其更有数因，前人辨之尽矣。"

二、下利病

从症状反应层面看：下利为正邪交争在消化道的症状反应，多为里证，亦有表证、半表半里证，无论阴证阳证，六经病症皆可见下利。从病机学层面看：下利为机体欲通过消化道排出病邪而不能的病理状态，下利是里证，或为阴证太阴病，或为阳证阳明病，寒热虚实不同，用方亦自不同。

具体方证：里热实证（阳明病）下利，"脉迟而滑者，实也，利未欲止，急下之""下利，脉反滑者，当有所去，下乃愈""下利已瘥，至其年月日时复发者，以病不尽故也，当下之"皆与大承气汤；"下利谵语者，有燥屎"用小承气汤；里热不实（阳明病）下利，"热利下重者"用白头翁汤；里虚寒（太阴病）下利，"下利便脓血者"用桃花汤，"下利清谷，里寒外热，汗出而厥者"用通脉四逆汤，"气利"用诃梨勒散；半表半里证，寒热错杂（厥阴病）的下利，"干呕下利"用黄芩汤。

本篇虽未论述表阳证（太阳病）下利的葛根汤方证、桂枝汤方证，表阴证（少阴病）下利的白通汤方证，半表半里阳证（少阳病）下利的小柴胡汤方证、大柴胡汤方证，半表半里阴证（厥阴病）下利的乌梅丸方证、半夏泻心汤方证，但以上方证临证常见此症。可见下利一症，六经均可见到，应结合《伤寒论》《金匮要略》相关篇章系统全面学习。

夫六腑气绝于外者，手足寒，上气脚缩；五脏气绝于内者，利不禁，下甚者，手足不仁。

【提要】 本条论述六腑及五脏气绝的病症。

【解析】 古人认为，于脏腑而言，脏为内，腑为外。精气绝，功能沉衰，在腑则表现为外（表）证。手足寒，脚挛急谓之"脚缩"。腑气以下行为顺，气绝则功能沉衰，气上逆曰"上气"，呕、哕是其证。在脏则表现为内（里）证，脏器虚寒，不能收摄，其人下利不止。下甚者，津血脱而手足失于荣养，手足不仁。

陆渊雷认为："此亦别派古医家言也，其意盖谓腑主表，主体温。脏主里，主体液。诚如赵注所云：手足寒者，体温低落也。上气者，心脏性喘息也，脚缩者，少阴证之蜷卧也。利不禁者，太阴少阴之下利也。下甚而手足不仁者，体液被夺，神经失养所致也。然手足寒、上气、脚缩，由于全身衰弱，就中心脏衰弱为尤要，而非六腑之病。下利不禁，全是肠病，肠为腑，绝非五脏之病，则其所谓腑气脏气者，乃与事实正相反。且考编次之意，此条盖为下利发凡。然下文大、小承气，白头翁，黄芩诸证，皆是实证。今以寒利发凡，与下文不相应，知非仲景本意矣。唯寒利失禁者，多死证。"

下利脉沉弦者，下重；脉大者，为未止；脉微弱数者，为欲自止，虽发热不死。

【提要】 以上论述下利脉证。

【解析】 脉沉主里，弦主饮、主痛，下利见沉弦脉，提示里有饮，其人里急后重；脉大为邪盛，下利见大脉，为病进，曰未止；下利津液损伤，则脉微弱，脉证相应则病顺。脉数、发热，为阳证，阴病见阳脉者生，病有自愈机转，临证亦应辨八纲方证，随证治之。

下利，手足厥冷，无脉者，灸之不温。若脉不还，反微喘者，死。少阴负趺阳者，为顺也。

【提要】 以上论述虚寒下利重症。

【解析】虚寒在里，不能收摄则下利，不能温煦四末则手足厥冷。下利伤津血，功能又不足，则脉不可及，为无脉，当灸之以温其里、强壮功能。灸之而四肢不温、脉不至，为里极虚寒，里虚气脱于上，其人精神衰微、喘，病危，故曰死。

"少阴负趺阳者，为顺也"为五行家言，无症状而言顺，不可解。陆渊雷考之曰："少阴二句，《玉函经》、成本《伤寒论》俱为别条，其义难晓。"

下利，有微热而渴，脉弱者，今自愈。下利，脉数，有微热，汗出，今自愈；设脉紧，为未解。下利，脉数而渴者，今自愈；设不瘥，必清脓血，以有热故也。

【提要】以上论述下利见热证的预后。

【解析】下利伤津液脉弱，微有热则存一分阳气，口渴为津伤，兼有里热，有自愈的机转；脉数主虚、主热，下利见脉数，且汗出，主热，有自愈机转；脉紧为有邪气，故曰未解；下利多里虚寒证，虚寒转热者，易愈，下利口渴、脉数为有热，为阴证见阳脉，有自愈机转；若阳热太过，灼伤血络，则大便脓血，其病不愈，随证治之。

下利，脉反弦，发热身汗者，自愈。

【提要】本条论述下利表解自愈。

【解析】脉弦主邪、主饮，下利本伤津液，见脉弦，其人身热、汗出，则病由表而解，曰自愈。下利以表证出现，多以发汗之法治愈，如《伤寒论》中"太阳与阳明合病者，必自下利，葛根汤主之""太阴病，脉浮者，可发汗，宜桂枝汤""少阴病，下利，白通汤主之"均是，亦有自愈者，本条即是。

下利气者，当利其小便。

【提要】本条论述水谷不别下利的治法。

【解析】正常代谢，水由小便而下，若水在肠道过多，其人下利，同时伴有排气多或肠鸣、腹胀转矢气，谓之"下利气"，用利小便的方法治疗。

陆渊雷认为："痢疾必小便不利。然治法不需利小便，痢减则小便自利。此因痢之病灶在肠，肠失其吸水之力，故令小便不利。痢减而肠功能恢复，则小便自利也。若下利多矢气者，即下文诃梨勒散之证，与小便似无关系。"一家之言，可开阔思路。

下利，寸脉反浮数，尺中自涩者，必清脓血。

【提要】本条论述热利脉证。

【解析】脉浮主表、主热，寸主上、主外，尺主下、主里，脉数主热，亦主虚，今脉浮数，则主热。下利本是虚寒证多见，见热证脉表现，故曰"脉反浮数"，可见此下利为热利。由于下利后津液不足，故尺脉涩。里有热迫于下，热灼肉腐、血溢脉外则清脓血。既有热、又有津血不足的下利便脓血，白头翁加甘草阿胶汤可适症选用。

下利清谷，不可攻其表，汗出必胀满。

【提要】本条为简文，实论述太阳太阴合病，必先治里，这是定法。

【解析】里虚寒则下利清谷，而汗出表不解，成太阳太阴合病，应先予四逆汤类方温里，不可用桂枝汤发汗攻表，否则，汗法伤胃，胃气虚则腹胀满。

本条与上条互参，一论里热，一论里寒，示人下利寒热之辨。后世有谓"此两节是一寒一热之提纲"。

下利，脉沉而迟，其人面少赤，身有微热，下利清谷者，必郁冒，汗出而解，病人必微热。所以然者，其面戴阳，下虚故也。

【提要】本条论述太阴病虚寒下利，有汗出而病从表解自愈的机转。

【解析】脉沉主里，迟主寒、主津液损伤。里虚寒不能收摄、谷不得化则下利清谷。虚阳外越则面少赤，身有微热。人体与邪斗争，奋起调动抵抗力，将津液调至体表，如是则脉道不充，四肢微厥，脑脉失养则眼前一过性发黑或伴随意识障碍，待正胜邪却，津液恢复，汗出表里和，病解。

下利后，脉绝，手足厥冷，晬时脉还，手足温者生，脉不还者死。

【提要】本条论述通过脉的还复与否判断下利疾病预后。

【解析】患者下利或利止后，津血亏虚，脉道不充，脉不可及曰"脉绝"，津血不能温养四末则手足厥冷。"晬时"为一周时，即一天24小时，胃气渐复，津液得回，脉道得充，四末得养则脉还，手足温。若胃气衰败，津血不继则脉绝不至，谓之"脉不还"，病多死。

曹颖甫谓："盖此证不唯手足厥冷而肢体常有冷汗，黏腻如膏油，所下之物白如猪膏，又似冬月之肉冻，病者自觉脑中轰轰有声，久则魂飞帐顶，身摇摇如坠万丈深潭，背有所著，则忽然惊觉，日数次，直待阳回之后，膏汗始敛，神魂始定，盖去死不远矣。予十五岁时，侍先严秉生公疾亲见之，盖始服高康泉芩连汤而加剧，继服陈子雍外祖芩芍汤，而病益不支。厥后，延赵云泉先生，方用制附子五钱、吴茱萸三钱、干姜四钱、炙甘草三钱、五味子三钱、公丁香三钱、吉林参三钱，二剂后，手足始温。"观本病案，知临证寒热之辨，难矣，然其攸关生死，临证不可不细查深研，是知辨八纲之重要性。

下利，腹胀满，身体疼痛者，先温其里，乃攻其表。温里宜四逆汤，攻表宜桂枝汤。

【提要】本条论述太阳太阴合病的下利应先治其里，后攻其表。

【解析】本条为《伤寒论》原文重出，伤寒表不解，身体疼痛。里虚寒，则下利腹胀满，此为太阳太阴合病。里为阴证，先治里、后解表，这是定法。先用四逆汤温中治太阴，后用桂枝汤健胃气解肌发汗治表。

陆渊雷云："治外感卒病，有表里证者。正气足，则先解表后攻里，外感之毒当从外散故也。正气不足，则先温里后解表，抗病之力悉赖正气故也，温里即所以助正气。"

四逆汤方（方见上）

桂枝汤方

桂枝三两（去皮）　芍药三两　甘草二两（炙）　生姜三两　大枣十二枚

上五味，㕮咀，以水七升，微火煮取三升，去滓，适寒温服一升。服已，须臾，啜稀粥一升，以助药力，温覆令一时许，遍身漐漐微似有汗者益佳，不可令如水淋漓。若一服汗出病瘥，停后服。

【解析】桂枝、生姜温中通脉解表，生姜、炙甘草、大枣健胃气、增津液、出汗，芍药解肌通络，桂枝汤健胃气、增津液、解肌发汗治疗表虚证。

下利，三部脉皆平，按之心下坚者，急下之，宜大承气汤。下利，脉迟而滑者，实也，利未欲止，急下之，宜大承气汤。下利，脉反滑者，当有所去，下乃愈，宜大承气汤。下利已瘥，至其年月日时复发者，以病不尽故也，当下之，宜大承气汤。

大承气汤方（见痉病中）

【提要】以上论述下利（阳明里热实证）的大承气汤方证。

【解析】里热下利，若津液损伤，则脉由浮滑数，转为津液有所损伤的"平脉"，实为病脉，与《伤寒论》208条"阳明病，脉迟"、251条"得病二三日，脉弱"同，均是阳明里热津伤的病理状态。燥屎内结，发为"胃家实"的阳明病，按之心下坚、硬满、疼痛、拒按，急用大承气汤下里热实以存津液。

脉迟为不及，滑为有热，里热下利，已见津液损伤之机转，里实而下利不止，邪盛而正已虚，急下热实以存津液用大承气汤。

阳明病为里热证，里热迫津液由肠道外出则下利，津液不虚时则脉滑数，此为阳明病的正脉。吴又可曰"大黄为祛邪而设，不为通大便而设"，脉滑主热，里热当下即是祛邪，里热实而下利，脉应沉实方为可下之症，此时较前"三部脉皆平""脉迟"津液未有明显损伤，临证斟酌使用大承气汤，故曰"宜"。

里热实证的下利，用大承气汤后病已，后至某时复发，为里热实邪未尽，当下之，可用大承气汤。

仲景用字，极有法度，阳明里热实证，最怕伤津液，一见津液损伤之机，未至人虚不耐攻下之时，曰"急下之"以存津液，此仲景书一贯精神，笔者谓其为"存津液于阳明"。然攻下为祛病之良法，病未实而下之，亦足以伤人胃气。故于临证，在里有热实而津伤不明显之时，应用前需要仔细辨识，可先以小承气汤试治，不可直接用大承气汤攻下而孟浪行事。又里有热实而津液损伤者，不耐大承气汤攻下，则权宜以小承气汤治之，后世增液承气汤类方，可补仲景方治之不足。

用大承气汤治疗下利，其适应证为阳明病、里热实证而津液损伤不重、能耐受攻下者，临证应重视腹诊的"胃家实"，即"按之心下坚"。曾治疗一高龄老人，患帕金森病，自主神经功能紊乱，意识障碍，长期卧床，肠管进食，住院期间出现下利，所下奇臭，其人烦躁，胡言乱语，大声嚷嚷，按之腹部胀满，表情痛苦，予大承气汤1剂。处方：大黄10g，枳实10g，厚朴10g，芒硝（分两次冲服）10g，1剂。前三药用颗粒剂，肠管给药。药后利止神安，半月后又腹泻、手足凉，肠管注食即泻，所下不甚臭，腹软，右侧胸胁部按之略抵抗，予四逆散、理中丸均不效，因思"伤寒，厥而心下悸，宜先治水，当服茯苓甘草汤，却治其厥，不尔，水渍入胃，必作利也"，与茯苓甘草汤，半剂利止。

用大承气汤治宿食下利，《经方实验录》载："陈姓少年，住无锡路矮屋，年十六，幼龄丧父，唯母是依，终岁勤劳，尚难一饱。适值新年，贩卖花爆，冀博微利。饮食失时，饥餐冷饭，更受风寒，遂病腹痛拒按，时时下利，色纯黑，身不热，脉滑大而口渴。家清寒，无力延医。经十余日，始来求诊。察其症状，知为积滞下利，遂疏大承气汤方，怜其贫也，并去厚朴。计大黄四钱，枳实四钱，芒硝三钱。书竟，谓其母曰：倘服后暴下更甚于前，厥疾可瘳。其母异曰：不止其利，反速其利，何也？余曰：服后自知。果一剂后，大下三次，均黑粪，干湿相杂，利止而愈。此《金匮》所谓'宿食下利，当有所去，下之乃愈，宜大承气汤'之例也。"

关于"下利已瘥，至其年月日时复发者，以病不尽故也，当下之，宜大承气汤"亦是临证实录，临证多有报道，但时隔一年而发病，此非亲见，不可知也。曹颖甫云："予子湘人辛未六月在红十字会治一山东人，亲见之，一剂后不再来诊，尽已瘥矣。壬申六月，复见此人来诊，诊其脉，洪大而滑疾，已疏大承气汤方治矣，其人曰：去岁之病，承先生用大黄而愈。湘人告以亦用大黄，其人欣然持方去不复来，尽又瘥矣。又江阴街烟纸店主严姓男子，每年七月上旬，大便闭而腹痛，予每用调胃承气汤，无不应手奏效。"若仲师所云"下利已瘥，至其年月日复发，以病不尽"，世岂有病根不拔能安然眠食，待来岁，今日而复发者乎，故知病不尽为仲师失辞不可为训。

下利谵语者，有燥屎也，小承气汤主之。

【提要】本条论述下利谵语（阳明病）的小承气汤方证。

【解析】里有热，迫津液由肠道而下，则下利，可伴有里急后重、下血等，瘀热上扰脑神，其人谵语，里热耗伤肠道津液，形成燥屎，用小承气汤治疗。

陆渊雷案："下利尽有宜下之证，且有宜大承气者，不必疑惧小承气也。下利可下之证，不特痢疾，通常泻利亦有之，要在辨其虚实耳""（此条）以谵语为实证，故用小承气汤，然与郑声之虚甚难辨，必参察其他脉证以决之。且谵语之故，宜下之理，亦不必是燥屎。肠中留着有毒物质（盖肠中之炎性渗出物，与肠内容物混合而腐败发酵，足以助长炎症，下去此等有害物，则肠炎易于恢复尔），亦致谵语，亦须下去。"

小承气汤方

大黄四两　厚朴二两（炙）　枳实大者三枚（炙）

上三味，以水四升，煮取一升二合，去滓，分温二服。得利则止。

【解析】大黄攻下瘀热，止谵语、下利，通便下燥屎；枳实、厚朴下气、通便，助大黄将瘀热、燥屎从肠道排出。小承气汤治疗阳明里热实证而有下利、谵语、燥屎者。

《胡希恕伤寒论讲座》中记录："咱们学校（北京中医学院）以前有一个老大夫，去世了，叫陈慎吾（编者按：陈慎吾是胡老的好友）。他的母亲有一次就得痢疾。他们家的病净我给看。老太太得痢疾，一个来月他也没敢给吃泻药。后来，陈慎吾一看不行了，他就找我。我就去了，去了一看，好家伙，舌苔，那个黄、那个干。我就让陈慎吾看，我说你按按老太太肚子，我说你从心口往下按，他刚按心口，老太太拿手直推。我说没关系，可以吃承气汤，吃一付就好。吃后她拉了一宿干巴蛋子。（老太太的病）学名是痢疾，内里有燥屎，它下不来，痢疾也是蹲肚得不得了。所以古人说这有燥屎，是一点儿不错的。痢疾哪来的燥屎啊？就里头有啊。胃，上边结之。你要拿手按（以便判断虚实）。所以虚实你非要把它诊察清楚。谵语和燥屎这是很要紧的（判断实证的）证候。"

下利便脓血者，桃花汤主之。

【提要】本条论述虚寒下利（太阴病）的桃花汤方证。

【解析】下寒，肠道不能收摄，其人下利，虚寒在里，肠道功能沉衰，下脓血久不愈，用桃花汤治疗。

桃花汤方

赤石脂一斤（一半剉、一半筛末）　干姜一两　粳米一升

上三味，以水七升，煮米令熟，去滓，温七合，纳赤石脂末方寸匕，日三服。若一服愈，余勿服。

【解析】关于赤石脂，《名医别录》谓其味甘酸辛，大温，治腹痛、泄澼、下痢赤白、痈疽疮痔、女子崩中漏下；《神农本草经》记载其主治黄疸、泄利、肠澼脓血、下血赤白、邪气痈肿。可见其有收摄之性，长于治疗虚寒性下利及血证；干姜辛温，强壮功能，温中止血；粳米为五谷类，养人胃气。桃花汤治疗虚寒性下利、下脓血。

刘渡舟用本方治疗程某，男，56岁。患肠伤寒住院治疗40余日，基本已愈。唯大便泻下脓血，血多而脓少，日行3~4次，腹中时痛，屡治不效。其人面色素来不泽，手脚发凉，体疲食减，六脉弦缓，舌淡而胖大……予赤石脂30g（一半煎汤、一半研末冲服），炮姜9g，粳米9g，人参9g，黄芪9g。服3剂而血止，又服3剂大便不泻而体力转佳。转方用归脾汤加减，巩固疗效而收功。

热利下重者，白头翁汤主之。

【提要】本条论述热利（阳明病）的白头翁汤方证。

【解析】里热下利，里急后重，肛周灼热、疼痛，用白头翁汤治疗。

白头翁汤方

白头翁二两　黄连　黄柏　秦皮各三两

上四味，以水七升，煮取二升，去滓，温服一升。不愈，更服。

【解析】白头翁味苦，逐血，止痛；黄柏苦寒，止泻痢；黄连苦寒，主治肠

澼、腹痛、下痢；秦皮味苦微寒，除热止下利。白头翁汤苦寒清热，治疗里热证，下利、里急后重、便脓血。

前条言里寒下利，用桃花汤治疗，本条言里热下利，用白头翁汤治疗，仲景处处示人以寒热之辨。曹颖甫补充下利寒证热证的症状区分点，认为"热利之别于寒利者，热利之证，臭秽逼人，往往不可向迩，而寒证无之。热利之证身热而气粗，面垢而色浮，而寒证无之。热利有滑大动数之脉，而寒证无之。兼此数者，乃能如航海南针，不迷所向"。可供临证参考。

下利后更烦，按之心下濡者，为虚烦也，栀子豉汤主之。

【提要】本条论述下利后虚烦（阳明病）的栀子豉汤方证。

【解析】下利多虚寒证，然亦有阳证，利止而心烦，按心下无抵抗、濡软，提示内无结实，判断为热烦，用栀子豉汤解热除烦。同为里热证的下利，本方与承气类方的不同，在于是否内有结实。鉴别可依据腹诊，按之硬满抵抗疼痛者为"胃家实"的承气类方证，按之濡者，为本方证。

栀子豉汤方

栀子十四枚　香豉四合（绵裹）

上二味，以水四升，先煮栀子，得二升半，纳豉，煮取一升半，去滓，分二服，温进一服，得吐则止。

【解析】栀子味苦寒，祛胃中热气，除烦，《名医别录》云香豉味苦性寒，主治烦躁、满闷。栀子、香豉合用，有清热之功而无攻下之能，故治阳明病里热而不实者。

程门雪在《书种室歌诀二种》一书中言："按原文'病人旧微溏者，不可与之服'。重在一'旧'字，其语盖谓素来便溏之人也。素来便溏，即是脾阳素虚，栀子苦寒伤阳故不可与。推之一切阳虚者，及一切苦寒伤阳者，均用其例也。若是湿热热陷，则非但不忌，且为必用矣。"则知本方亦可治疗里热下利。

下利清谷，里寒外热，汗出而厥者，通脉四逆汤主之。

【提要】本条论述里寒外热下利（太阴病）的通脉四逆汤方证。

【解析】"清谷"谓所下者完谷不化也，胃气虚寒，功能沉衰，谷不得化，津不得固则下利清谷；脉道不充，四末失养则厥；虚寒在内，浮阳越出于外则汗出、体表有热，用通脉四逆汤治疗。

通脉四逆汤方

附子大者一枚(生用)　干姜三两(强人可四两)　甘草二两(炙)

上三味，以水三升，煮取一升二合，去滓，分温再服。

【解析】附子振奋沉衰之功能，干姜、炙甘草温中健胃气，胃气振奋、功能恢复，则化生有源，诸症可愈。

临证之要，在于辨八纲六经方证，本方不只治疗腹泻，亦可治疗阴寒便秘。通脉四逆汤所治为里寒重症，以汗出、吐、利、厥、脱为常见表现，便秘、浮热在外的戴阳证亦可出现；大承气汤所治为里热实证，以谵语、潮热、汗出、恶热、胃家实的便秘为常见表现，下利、厥冷(体厥、肢厥)亦可在大承气汤证中出现。如《吴佩衡医案》载："昔诊一男，约廿岁，系一孀妇之独子，体质素弱。始因腹痛便秘而发热，医者诊为瘀热内滞，误以桃核承气汤下之，便未通而病情反重，出现发狂奔走，言语错乱。延余诊视，脉沉迟无力，舌红津枯但不渴，微喜热饮而不多，气息喘促而短，有欲脱之势。据此断为阴证误下，逼阳暴脱之证，遂拟大剂回阳饮(即四逆汤加肉桂)与服。附片130g，干姜50，上肉桂13g(研末，泡水兑入)，甘草10g。服后，当天夜晚则鼻孔流血，大便亦下黑血。次日复诊则见脉微神衰，嗜卧懒言，神识已转清。其所以鼻衄及下黑血者，非服温热药所致，实由于桃核承气汤误下后，致血脱成瘀，今得上方温运气血，已离经败坏之血，不能再行归经，遂上行而下注。嘱照原方再服1剂。服后，衄血便血均未再出，口微燥，此系阳气已回，营阴尚虚，继以四逆汤加人参连进4剂而愈。方中加人参者，取其益气生津养阴以配阳也。"

下利肺痛，紫参汤主之。

【提要】本条论述下利(阳明病)的紫参汤方证。

【解析】里热迫津液由肠道而出则下利，用紫参汤治疗。"肺痛"二字，陆渊雷认为："古医书中他无所见，必有讹误，旧注多谓肺与大肠相表里，故下利而肺痛，穿凿甚矣，确疑为是。"

紫参汤方

紫参半斤　甘草三两

上二味，以水五升，先煮紫参，取二升，纳甘草，煮取一升半，分温三服。

【解析】紫参，味苦辛，寒，主治心腹积聚，利大小便；甘草缓急止痛。紫参汤治疗里热下利。

气利，诃梨勒散主之。

【提要】本条论述气利（太阴病）的诃梨勒散方证。

【解析】此处气利，与前"下利气者，当利其小便"不同，为虚寒下利，伴有排气。《医宗金鉴》云："气利，所下之气臭秽，所利之物稠黏，则为气滞不宣。或下之或利之，皆可也。若所利之气不臭，所下之物不黏，则谓气陷肠滑，故用诃梨勒散以固肠，或用补中益气以举陷，亦可。"

诃梨勒散方

诃梨勒十枚（煨）

上一味为散，粥饮和，顿服（疑非仲景方）。

【解析】诃梨勒，味苦，温，主治冷气心腹胀满，下宿物。诃黎勒今名诃子，味涩而苦，煨不透则研不细，入咽梗塞。

曹颖甫《金匮发微》中记录："气利用止涩之诃梨勒散者，实因久利而气虚下陷，意与近人治晨泄用四神丸略同，予昔寓白克路，治乡人陶姓曾用之，所用为诃子壳，取其味涩能止，彼以药末味涩，不能下咽，和入粥中强吞之，日进一服，三日而止。与当利小便之证（'下利气者，当利其小便'），病原固自不同也。"

经方医学，辨证重视八纲方证，同是下利、里急后重、便脓血，寒热虚实不同，方证亦自有别，里寒证用四逆汤或通脉四逆汤，里虚证用桃花汤或诃梨勒散，里热证用白头翁汤，里热实证用大承气汤，此辨下利寒热虚实之大要。

附方

《千金翼》小承气汤

治大便不通，哕，数谵语（方见上）。

【提要】本条论述大便不通、哕、谵语（阳明病）的小承气汤方证。

【解析】前言"哕而腹满，视其前后，知何部不利，利之即愈"，今出具体证治，阳明里热成实则腹满、大便不通，气上逆则哕，瘀热上扰脑神则谵语，用小承气汤清阳明里热，则诸症可愈。

《金匮要略今释》："《丹溪医案》载超越陈氏二十余载，因饱后奔走数里，遂患哕病，但食物则连哕百余声，半日不止。饮酒与汤则不作，至晚发热，如此者二月。脉涩数，以血入气中治之，用桃核承气汤加红花煎服，下污血数次，即减。再用木香和中丸加丁香服之，十日而愈，此亦以攻下治哕之一格也。"

《外台》黄芩汤

治干呕下利。

黄芩 人参 干姜各三两 桂枝一两 大枣十二枚 半夏半升

上六味，以水七升，煮取三升，温分三服。

【提要】本条论述干呕下利（厥阴病）的黄芩汤方证。

【解析】本方为黄连汤变方，两者皆有胃虚，故均用人参、大枣益胃气。两方均是上热下寒，故分别以黄芩、黄连清上热；用干姜温下寒；桂枝降气，交通上下。所不同者，黄连汤下寒重，隔热于上，故腹痛、胸中热，黄芩汤胃虚饮重，故呕而下利为主症。

陆渊雷在《金匮要略今释》中云："此方即黄连汤去黄连、甘草加黄芩，亦即半夏泻心汤去黄连、甘草加桂枝，三方皆以一二味出入，故其主治亦相类，于此可悟加减古方，以适合病症之法，且知日医古方派之拘守成方，为胶柱鼓瑟。又，此方与黄芩加半夏生姜汤、桂枝人参汤皆相近，数方者皆治胃肠病，仲景书治胃肠病之法独详，医所遇病，胃肠病亦居十之四五，是知仲景书最切实用，市医束之高阁。"读此文，可知诸方之加减变化。然仲景书来自临证实践，一方、一药、一症之变化，均是反复实践的结果，临证研习仲景书，务必于各方证、药证、药物量效、煎服调护方法等深入研究并结合临床实践，然后方可得经方之要妙。

疮痈肠痈浸淫病脉证并治第十八

全篇提要

疮、痈、肠痈、浸淫病，皆是热毒血腐肉败类病症，故列为一篇，以八纲分析，此篇病症里热证多见，治在阳明。

具体方证：肠痈初发"少腹肿痞，按之即痛如淋，小便自调，时时发热"用大黄牡丹汤治疗；肠痈日久不愈，功能沉衰，兼有瘀血"其身甲错，腹皮急，按之濡，如肿状，腹无积聚，身无热，脉数"用薏苡附子败酱散治疗；王不留行散为金疮通治方，轻者外敷，重者口服；排脓散方、排脓汤方为祛脓通治方；浸淫疮用黄连粉治疗，轻者外敷，重者内服。

诸浮数脉，应当发热，而反洒淅恶寒，若有痛处，当发其痈。

【提要】本条论述痈病脉证。

【解析】痈为热病，故其脉浮数。里热证一般当有发热、恶热，然患者无发热而见浮数之脉，考虑里热发痈。若有局部疼痛，是其应证。一般痈病，初发之时，亦可见洒淅恶寒，类似表证。临证曾诊疗一例肝脓肿患者，发病时即高热、无汗、恶寒、寒战，一派伤寒表实证表现，发病时无明显肝区疼痛。

师曰：诸痈肿，欲知有脓无脓，以手掩肿上，热者为有脓，不热者为无脓。

【提要】本条论述验脓之法。

【解析】痈肿为热病，初则局部红肿，久则血败肉腐化脓。欲知有脓无脓，以手掩肿上，热者为有脓，不热者为无脓，此验脓之一法。临证不能仅凭此而辨，痈肿为局部炎症，初期皮温即高，但未化脓按之硬，久则化脓，按之濡软，皮温反低。

关于验脓之法，将生黄豆在口内嚼烂，若觉味道腥者，是脓未成，无腥味者，是脓已成。曾有人用生黄豆治疗疔疮，其治法亦颇有巧思，记录于下。本村刘某，男，35岁时患小腿流脓，久久不愈，有人教以生黄豆嚼烂，如不觉腥味，是脓成，将嚼烂的黄豆敷在疮口拔毒，拔出一类似钉子样物体（脓栓），疮口收而病愈（本病案系笔者亲自拜访患者本人获知）。盖古人言疮肿类外科病症，如疔疮一病，亦临床治疗后所见之真实记录，和"燥屎""干血"同，治疗后随疗栓去、燥屎下、干血排出，原有的病症痊愈。此患者亲身体验，后经患者、医者口口相传，再刊刻（笔之）于书，才以传于后世。中医学术，多在此处用意，何愁疗效不能提高。

　　肠痈之为病，其身甲错，腹皮急，按之濡，如肿状，腹无积聚，身无热，脉数，此为腹内有痈脓，薏苡附子败酱散主之。

　　【提要】本条论述肠痈（阳明病）的薏苡附子败酱散方证。

　　【解析】依据症状反应，本条所论当是慢性肠痈病症。肠痈为病，因热灼血腐肉败而发，久则兼瘀，故其身甲错；局部有瘀热，则腹皮急；病久脓肿轻，按之自濡，腹内、肠道无触及明显硬块、积聚，身无发热，其脉数，此为痈病。局部按之濡软、疼痛，此为肠内有痈脓，用薏苡附子败酱散治疗。

　　"按之濡，如肿状，腹无积聚"可以视为应用本方之腹证。《皇汉医学》载鹤台先生《腹证图录》曰："腹胀，似属胀满，其身甲错，腹皮急，按之濡，此证间有之，若方证不相对，即经年亦不治。一妇人二十七岁许，患此证已三年，诸医术尽。后请余治，乃往诊之。腹满，身重如孕，虽不敢卧，然心烦而不能步行。余因术未熟，故见腹坚满，误以大承气汤攻之，无效。因转与大柴胡汤，凡半年，亦无效。病家怃然谓余曰：'足下常以古医道自负，而治吾妇病如此，其无效将如何？'余闻之，愧言行不能一致，于是告师霍先生。先生乃往诊察，责余曰：'汝术未娴，故后有病者乞治，必须告我。今此腹证大误，汝犹不知，投以峻剂，使病者受苦，至不仁也。夫大承气汤之腹证，坚满按之有力，且腹底有抵抗。又大柴胡汤证，胸胁苦满，腹实，少有拘挛。今病者虽腹满，按之濡，且腹底无力，身甲错，腹皮急，此即薏苡附子败酱散之正证也。而汝所投之药方，孟浪甚矣。'余惶恐谢过，慎与薏苡附子败酱散，不满二旬而愈。"后面一段，可视为经方腹诊医林佳话（因腹诊成师徒之缘），亦并录之，曰："呜呼！先生之腹诊术，可谓微妙矣。于是诊察病者，必告先生，朝夕受教。自东洞先生复古后，霍先生娴其术，以传于余，可谓大幸矣。后治此病八九人，咸得速效。后有人以余称'古方家'，来舍多以古书试余，然不才唯学《伤寒论》耳，因侮余甚。一日，问余曰：'鹅掌风，何以治之？'答曰：'余未知名鹅掌风者。'因问其故，曰：'手足皮痒，俗称水虫。'余曰：'虽言其外状，然须按其腹证，方可言方药。'其人许诺，且云：'我治此证，百发百中也，足下不知，可传之。'翌日，引病人来，余乃候其腹，曰：'薏苡附子败酱散证也。'其人大叹息曰：'我之奇方即此也，世医知者鲜，初谒足下时，疑为大言者，今知误矣。'后属余门下，问医事，颇努力。"

薏苡附子败酱散方

薏苡仁十分　附子二分　败酱五分

上三味，杵为末，取方寸匕，以水二升，煎减半，顿服。小便当下。

【解析】薏苡仁，味甘，微寒，主治筋急拘挛，不可屈伸；败酱草，味苦，性平，主治暴热、火疮、疽；附子性温，强壮功能，以小剂量入败酱草、薏苡仁中，可兴奋功能，助薏苡仁、败酱草清热排脓，使里热脓血由二便而下。本方虽有小剂量附子强壮功能，但方证总体趋向是寒下里热实，故定本方为治疗阳明病方。本方治疗慢性阑尾炎有效，亦可治疗慢性顽固性皮肤病而现肌肤甲错者。

胡希恕用本方经验："本方临床常用，不但能够排脓，还可去湿痒，治疗皮肤病，尤其是硬皮病、顽固性牛皮癣，可用薏苡仁30g，败酱草15g，附子3～6g，可收良效。"具体病案如下。1972年胡老随教学连队在河南商丘曾治一女孩，手掌肿痒流黄水，即所谓鹅掌风的剧证，久治不愈，思与本方，因当时无败酱草，即以生薏苡仁30g，附子6g为方与之，1剂知，连服6剂即复常，为效之速，实出意料。在京也经治多例。如治验（冯世纶）：董某，男性，10岁。头面及四肢发黄水疮，瘙痒而流黄水，此起彼伏，已2个月不愈，曾用西药青霉素等消炎治疗无效。饮食如常而大便干燥，苔白厚，脉细数。此属内有瘀热，郁久成痈毒而发于外，为薏苡附子败酱散的适应证，与薏苡附子败酱散加味，生薏苡仁30g，制附子3g，败酱草30g，山栀10g，连翘18g，金银花18g，甘草6g。上药服2剂，流黄水减，服6剂，黄水疮消失。

肠痈者，少腹肿痞，按之即痛如淋，小便自调，时时发热，自汗出，复恶寒。其脉迟紧者，脓未成，可下之，当有血。脉洪数者，脓已成，不可下也。大黄牡丹汤主之。

【提要】本条论述肠痈（阳明病）的大黄牡丹汤方证。

【解析】肠痈为病，里有瘀热而肿痛，病位在右侧小腹，即少腹，按之疼痛，向腹部放射，疼痛如淋状，然淋为泌尿系病变，多有小便异常、疼痛，肠痈为肠道病变，故小便正常。病发初期亦有发热、汗出、恶寒症状，类似于太阳病中风证，然脉洪数有力，为里热脓成，知病在里而不在表，即《伤寒论》第4条所言："伤寒一日，太阳受之……脉数急者，为传也。"脉迟紧者，脓未成，无论脓成与否，均是里热实证兼有瘀热，用大黄牡丹汤下瘀热。

"脉洪数者，脓已成，不可下也"与服用大黄牡丹汤后"如无脓，当下血"矛盾，证之临床，只要明确为里热实证兼有瘀血，无论脓成与否，均可用大黄牡丹汤下之。

大黄牡丹汤方

大黄四两　牡丹一两　桃仁五十个　瓜子半升　芒硝三合

上五味，以水六升，煮取一升，去滓，纳芒硝，再煎沸，顿服之，有脓当下；如无脓，当下血。

【解析】瓜子、芒硝清热排脓；大黄、桃仁、丹皮清热攻下、凉血活血，使瘀热脓血由肠道排出。《金匮要略今释》中《千金衍义》云："大黄下瘀血血闭，牡丹治瘀血留舍，芒硝治五脏积热，涤去蓄结，推陈致新之功，较大黄尤锐，桃仁治疝瘕邪气，下瘀血血闭之功，亦与大黄不异。甜瓜瓣《别录》治腹内结聚，破溃脓血，专于开痰利气，为内痈脉迟紧未成脓之专药。"大黄牡丹汤治疗阳明里热实证兼有瘀血而腹痛、大便不通者。

本方去瓜子、丹皮加桂枝、甘草即是桃核承气汤，两方均可治疗阳明里热实证瘀热互结者。桃核承气汤有桂枝温通血脉，治疗气上冲，多与脑病相关；本方有瓜子、丹皮，清热祛瘀排脓之功效彰，多用于痈疮类病症。又《皇汉医学》记录本方的腹证，可扩展本方应用，曰："仲景谓'少腹肿痞'。东洞翁以本方治脐下有结毒，按之则痛，及便脓血者为定义，脐下部有凝块，或有坚块，按之则疼痛者，即本方腹证也。然系故恩师和田先生之创见，故余从而实验之，如前说者，比较的稀有，而对于盲肠或阑尾部之左侧腹部各有一个之凝块或坚块，按之则疼痛者，为反多，故合此二说，以为本方之腹证。苟见此腹证时，不问为阑尾炎或其他如何之病症，均当以本方治之。而大黄牡丹皮汤去芒硝加薏苡仁方之凝块或坚块之坚度，比较的稍弱，大黄牡丹皮汤去大黄、芒硝加薏苡仁方，为尤弱也。"

陆渊雷认为："盲肠阑尾之炎，当其发炎而脓未成之际，服本方，则炎性渗出物随下，其状亦似脓，方后所云'有脓当下'者，盖指此，非谓脓成之证亦可用本方也。脓成与否，为本方与薏苡附子败酱散之界画，不容假借，其证候，在肿痛处之痞硬与濡软，在寒热与无热，在脉之迟紧与数，学者详焉……然余治肠，审是阳明实证后，颇有以小承气获愈者（唯大承气证绝少此，或时会使然），未遇穿孔之弊。治肠痈，往年以大黄牡丹汤加败酱获愈者亦有三数人，预后皆佳，盖西医之法，乃理所当然，而事实亦有不尽然者。其后得马齿苋、红藤为肠痈特效药，即用二物加薏苡、败酱等治之，不复用大黄牡丹汤，避蹈险也。"

笔者曾用此方合方治疗阑尾炎一例，附于下。李某，女，55岁，初诊日期：

2019年4月8日。右下腹胀痛一月余，排气后症状缓解，右下肢牵拉可致腹痛，平日易反酸，脉弱，苔淡苔白，舌底瘀紫。查体：剑突下压痛，右下腹（阑尾点）压痛。腹部彩超（2019年3月11日）：右下腹盲管样结构，阑尾炎可能性大。西医诊断：阑尾炎。中医诊断：肠痈。处方思路：①阑尾炎专方。《金匮要略》大黄牡丹汤。②阑尾炎专药。北败酱草。③患者诉"排气后症状缓解"。加枳实、厚朴合大黄成小承气汤，下气。④舌底瘀紫，考虑瘀血为患，合用桂枝茯苓丸。⑤脉弱苔白，考虑寒热错杂的虚证，予柴胡桂枝干姜汤。⑥右下肢牵拉可致腹痛，考虑挛急样疼痛，予大剂量白芍，合炙甘草成芍药甘草汤，缓解挛急，同时加赤芍以活血。处方：大黄（后下）6g，枳实15g，厚朴15g，柴胡20g，黄芩10g，天花粉12g，牡蛎12g，清半夏10g，干姜10g，白芍30g，桃仁12g，桂枝12g，牡丹皮15g，炙甘草10g，北败酱草20g，赤芍15g。颗粒剂，7剂，每剂两袋，1次1袋，1日3次。4月15日复诊：诉中药口服一天后临床症状缓解，现腹胀、腹痛消失，以前食欲不好，容易胃痛，现在胃也不痛了，以前经常失眠，服药后睡眠也非常好。查体：剑突下压痛消失，右下腹阑尾点压痛缓解。现舌淡暗、舌底瘀紫，脉右侧沉紧有力，左沉弱。复查彩超（2019年4月15日）：右下腹未见异常。现右足活动牵拉时腹痛，右足踝部肿胀、疼痛。补诉病史，类风湿关节炎10余年，加重3年，膝关节疼痛、变形较明显，医院已经建议换关节治疗。处方思路：①腹胀基本消失，阑尾彩超正常，去枳实、厚朴。②仍有挛急疼痛，予加大赤芍用量至30g。③胡希恕先生认为"偏侧疼痛用大黄附子细辛汤效果好"，偏侧足部疼痛症状明显，合用此方。处方：大黄（后下）6g，黄芩10g，天花粉12g，桃仁12g，桂枝12g，清半夏10g，白芍30g，干姜10g，北败酱草20g，牡丹皮15g，炙甘草10g，柴胡20g，牡蛎12g，赤芍30g，附子10g，细辛3g。颗粒剂，7剂，后续治疗过程中，关节肿痛缓解。

本方可下瘀，如《续建殊录》记录："某者之女，年十八，便秘难通，于兹有年，近日经闭及三月，父母疑其有奸私，乃使医察之，医曰'怀孕也'，女不自承，乃复使他医察之，医不能断，遂求诊于先生。按其腹，脐下有一小块，手近之则痛，先生曰'是蓄血，非双身也'，乃与大黄牡丹汤，服汤三帖，下利十数行，杂黑血，尔后块减半，又兼用当归芍药散，未几，经水来，大便如平日。"

问曰：寸口脉浮微而涩，法当亡血，若汗出，设不汗者云何？答曰：若身有疮，被刀斧所伤，亡血故也。

【提要】本条论述亡血脉证。

【解析】血汗同源，夺血者无汗。然亦有失血者，似休克状而冷汗淋漓，待至失血过多，则身凉无汗。津血丧失，脉道不充则涩，鼓荡血脉无力则微，有外无内则浮（实为芤脉、革脉类），临证得浮微而涩之脉，主亡血，血亡抵抗力衰减，功能沉衰，汗不固于表则汗出，但患者无汗，为何？被刀斧所伤，身有疮，亡血津液虚竭，无作汗之源也。

病金疮，王不留行散主之。

王不留行散方

王不留行十分（八月八日采）　葤藋细叶十分（七月七日采）　桑东南根白皮十分（三月三日采）
甘草十八分　川椒三分（除目及闭口者，去汗）　黄芩二分　干姜二分　芍药二分　厚朴二分

上九味，桑根皮以上三味烧灰存性，勿令灰过，各别杵筛，合治之为散，服方寸匕。小疮即粉之，大疮但服之，产后亦可服。如风寒，桑东根勿取之。前三物皆阴干百日。

【提要】本条论述金疮通治方。

【解析】金疮为金属刀枪所伤出血、感染类病症，治疗应围绕止血、抗感染、强壮功能三方面。本方甘草用量独重，《神农本草经》记载甘草坚筋骨、长肌肉、解毒，主治金疮、肿毒，可知其有强壮功能、抗感染作用；王不留行，味苦，主治金疮，可止血、止痛；葤藋细叶，味酸，性温，主治风瘙、瘾疹、身痒、湿痹；桑根白皮，味甘，性寒，主治伤中、五劳、六极、羸瘦、崩中、脉绝、补虚、益气，可见其有强壮、止血作用。以上四药，用量独大，为方中主药。余药黄芩清热止血，干姜温中止血，芍药逐血痹、通络止痛，川椒温通血脉，厚朴味苦，性温，主治血痹、死肌，可知其有活血、促进疮口愈合之功。"外治之理，即内治之理，外治之药，亦即内治之药"。金疮外伤，用本方为散剂，大疮重者内服而取效，小疮轻者只需外用亦可愈病。

排脓散方

枳实十六枚　芍药六分　桔梗二分

上三味，杵为散，取鸡子黄一枚，以药散与鸡黄相等，揉和令相得，饮和服之，日一服。

排脓汤方

甘草二两　桔梗三两　生姜一两　大枣十枚
上四味，以水三升，煮取一升，温服五合，日再服。

【提要】排脓散、排脓汤为痈脓通治方。排脓散性偏寒，治在阳明；排脓汤性偏温，治在太阴。

【解析】枳实，味苦，性寒，除热结，主治大风在皮肤如麻豆苦痒；桔梗活血，为排脓之要药；芍药，除血痹、破坚积、止痛、利小便；甘草强壮功能而解毒治疮肿。枳实与芍药合用为枳实芍药散，可排脓、缓急迫治腹痛，甘草与桔梗合用为桔梗汤，治咽痛、肺痈。排脓散服用散剂，配鸡子黄；排脓汤煎药加用大枣，其意均在护胃气、强壮功能以利于排脓。

陆渊雷经验："常用排脓散去鸡子黄，为痢疾辅佐药，得之则下赤白冻极爽利，因是缩短病之经过。"《皇汉医学》载："《成绩录》曰；一人便脓血已五年，来浪华从医治，三年。一门人，虽与桂枝加术附汤及七宝丸，无效。遂请先生诊之。腹满挛急，小腹硬，而底有硬物，重按之，则痛。乃与排脓散，受剂而去。未几来谢曰：'宿疴尽除矣。'"

浸淫疮，从口流向四肢者可治；从四肢流来入口者不可治。浸淫疮，黄连粉主之（方未见）。

【提要】本条论述治疗浸淫疮（阳明病）的黄连粉方证，及病情预后判断。

【解析】浸淫疮为湿热类病证，发于皮肤间，其证反复不已，结痂、起疮、流水，且可蔓延，或由口至四肢，或由四肢至口，用苦寒之黄连粉治疗，黄连味苦可以燥湿，性寒可以祛热。皮肤间病，药物局部外用为常法。

2019年，曾治疗一足背疔疮老年患者，患脑干梗死，吞咽困难，因呛咳加重住院，住院时左侧足背部红肿、疼痛，皮温高，予黄连10g、蜈蚣5g，颗粒剂，用醋调，外敷患处，第2日红肿明显减轻，中见一脓头，继续外用，3日脓口收，病愈。2024年12月，病房收治一例外伤瘫痪在床的中年男性，发病过程中出现阴囊红肿疼痛、发硬3天，局部皮温不高，左半侧伴有3个小破溃，有少量脓液，疼痛较重，心烦不安，情绪焦躁，影响睡眠，不可触碰。初起予止痛药物、肛门用吲哚美辛栓疗效不佳，用芒硝外敷，可消肿，但疼痛不能缓解，后予大黄、黄芩、黄连各10g，颗粒剂，用醋调，外敷患处，塑料膜外裹，每日外敷2～3次，每次30分钟～1小时。用药1次，红肿疼痛明显缓解，可安然入睡。后脱一层黄皮，阴囊漏出正常颜色皮肤，病告痊愈。

陆渊雷临证治疗后体会："此疮作琐细颗粒，疏密相间，各颗粒间肌肤发赤，痒而搔之，则颗粒中黄汁出，旋干结成痂，更痒更搔，痂脱而疮如故，黄汁所沾，转相蔓延，或致遍体，吾乡俗名'蛇缠'。余幼时尝患此，始自头面，蔓延及肩项，医药禁咒俱不效，后有人教以涂柿漆（即烂柿汁制纸伞者用之），始渐愈。从肢向口，从口向肢，宜无轻重之理，存疑。"又"尝有妇人，唇四周糜烂汁出，疼痛不可饮食，教以一味黄连粉粉之，汁大出而愈"。

《黎庇留经方医案》载："河柏坊谭少岳少郎，五六岁许，心下结一大疮，痛楚异常。余以三黄泻心汤为散，苦瓜汁调敷，遂穿溃。多出稠脓而愈。未尝服药也。"

跌蹶手指臂肿转筋阴狐疝蛔虫病脉证治第十九

本篇论述跌蹶、手指臂肿、转筋、阴狐疝、蛔虫病症及治疗，其中跌蹶、手指臂肿、转筋均以外在肢体症状为主，阴狐疝则出入无定，入腹则不见，出外则肿，或伴有腹痛，蛔虫病症以腹痛、呕吐为主症，今将诸症列为一篇，彼此之间并无紧密联系。

具体证治：跌蹶用刺法；转筋用鸡屎白散；阴狐疝气用蜘蛛散；蛔虫腹痛"令人吐涎，心痛，发作有时。毒药不止"用甘草粉蜜汤；蛔厥腹痛、吐、利用乌梅丸。

师曰：病跌蹶，其人但能前，不能却，刺腨入二寸，此太阳经伤也。

【提要】本条论述跌蹶刺法治疗。

【解析】足太阳膀胱经循行于小腿，若其肌肉挛急，患者活动受限，只能前行，不能后退。有病跌蹶者，其症状为其人行走但能往前，不能后退，故推测跌蹶之病为太阳经伤，用针刺之法治疗，具体针刺部位为腨，深刺二寸。

2000年暑假在家，曾治疗跌蹶病症一例，患者为40岁左右男性，下午下地干活回家后，突然双下肢膝盖以下疼痛，肌肉挛急，膝盖不能弯曲，只能往前走，不能后退，当时考虑此为筋伤病，用1.5寸毫针，针刺同侧筋会阳陵泉穴及承山穴，刺入深度约3.5cm，均用强刺激速刺针法，不留针，出针后患者即活动自如，后读《金匮要略》始知其人所患为"跌蹶"，所刺"腨"应是承山穴。

病人常以手指臂肿动，此人身体瞤瞤者，藜芦甘草汤主之。

藜芦甘草汤方（未见）

【提要】本条论述手指臂肿动（阳明病）的藜芦甘草汤方证。

【解析】痰饮为病，症状变化多端，若痰饮流于体表，则可出现水肿、肢体震颤，痰饮波及于脑，其人身体瞤瞤，站立不稳，用藜芦甘草汤治疗。方虽未见，但知藜芦辛寒吐膈上之痰，甘草护胃，本方亦是治疗痰饮病的吐剂。

《金匮发微》载："子和《儒门事亲》云，一妇病风痫，其始一二年发，后即日发，甚至一日数发，求死不得，值凶岁，采野草充粮，见草若葱状，采蒸饱食，胸膈间胀闷，顷之，涌吐胶痰，数日，约一二斗，甚昏困，后遂轻健如平人。以所食葱访人，即藜芦也。"

转筋之为病，其人臂脚直，脉上下行，微弦，转筋入腹者，鸡屎白散主之。

【提要】本条论述转筋病（阳明病）的鸡屎白散方证。

【解析】脉紧弦应症状的肌肉挛急、抽搐，《痉湿暍病脉证治》记录"夫痉脉，按之紧如弦，直上下行"，其病症为"颈项强急……独头动摇，卒口噤，背反张"。今转筋之病，其症为前臂、下肢挛急、直紧，脉亦应之"上下行，微弦"；若病重，下肢转筋挛急、抽搐上入于腹者，用鸡屎白散治疗。

鸡屎白散方

鸡屎白

上一味，为散，取方寸匕，以水六合，和，温服。

【解析】鸡屎白，微寒，主治寒热、转筋、利小便。曹颖甫《金匮发微》言："转筋入腹之病，予未之见，原其病情，则与痉证之宜大承气汤者略同。"认为鸡屎白能泻热而通利二便，其功与大承气汤同，可启发思路。《王修善临证笔记》载："曾治一人，30余岁，肚腹如抱瓮，一身悉肿，小便不利，脉沉而濡弱，治疗数月不愈。最后不得已，以鸡屎醴酒（用羯鸡屎500g，晒干炒香，再用无灰酒3碗，煎至一碗半，滤汁，五更空腹温服）。服后停5~6小时，行黑水秽物，隔日再服1次，如前法，连服2剂，便秽物很多，肿消小便利，能饮食矣。"病案提示鸡屎白可通利二便。

用鸡屎白治疗痉病，未见报道。笔者曾将陆渊雷报道的用鸡屎白散治疗的慢脾惊文章——《一个不可思议之慢惊奇治》，发到微信朋友圈后，得到如下回复："我想起来亲戚家一头小牛出生的时候可能没有处理好，出现惊厥、抽搐，可能是破伤风。就是用母猪头胎下崽后拉的第一泡屎，晒干，放在瓦片上焙黄以后，给小牛冲服下去，一剂就好了。"或可启迪临证思路，故记之。

阴狐疝气者，偏有小大，时时上下，蜘蛛散主之。

【提要】本条论述阴狐疝气（太阴病）的蜘蛛散方证。

【解析】发病部位隐蔽，曰"阴"；病发出没无常，曰"狐"；局部突出，曰"疝"；时发时止，非固定不移，曰"气"。发病突出程度不同，曰"偏有大小，时时上下"，脱于下而发病，疝变大，回缩于上而病缓，疝变小或消失，用蜘蛛散治疗。

蜘蛛散方

蜘蛛十四枚（熬焦）　桂枝半两

上二味，为散，取八分一匕，饮和服，日再服。蜜丸亦可。

【解析】蜘蛛破瘀消肿，昼隐夜出，为阴类之虫，古籍谓"蜘蛛主大人小儿癞"，癞，即阴狐疝也，其有治本证的特殊功能，本方用为主药，佐桂枝以散寒气也。

曹颖甫在《金匮发微》中有记载："昔在同仁辅元堂改散为煎，治愈二人，用桂枝三钱，蜘蛛一枚炙存性，一人二剂愈，一人一剂愈，章次公、王慎轩皆亲见之……乙亥重九日，有倪姓求诊，其证时发时止，今以遇寒而发，偏坠微痛，夜有寒热，睡醒汗出，两脉迟滑，方用大蜘蛛一枚，炙过，川桂枝四钱，一剂即愈。"

陆渊雷考证此处疝为睾丸炎，认为本方不能治疗睾丸炎，冯世纶老师有用本方治疗睾丸鞘膜积液验案，今均录于下，以便学习。

陆渊雷《金匮要略今释》记录："经文'偏有小大'者，谓一睾丸发肿，其病当是睾丸炎。'时时上下'者，即张氏所谓卧则入小腹，行立则入囊也。盖胎儿在母腹中，第六月以前，睾丸在内鼠蹊轮之近部，第七月，下降至鼠蹊管中，至第八月，始下入于囊，然有生产后仍未入囊者，谓之睾丸之位置异常，技击家练气，能任意吸睾丸入腹内，是知睾丸本有通入小腹之管，故狐疝病者'时时上下'也。又案：经文虽不言痛，然医书称疝者，皆以痛得名……若是睾丸炎，亦鲜有不痛者，狐疝之痛，不待言而可知。"又曰："余所遇睾丸炎，无时时上下之证，未得一试，又睾丸炎治法，通常用橘核、茴香、延胡、金铃等药，试之多不效，唯日人野津氏《汉法医典》载"橙皮汤"一方，无论偏大、两大，有热无热，服之皆效，其方乃橙皮、木通、大黄、茴香、桂枝、槟榔也，橙皮，药店所无，须自觅之，代以橘皮则不效。"

冯世纶治验："胡某，男，6岁。2010年4月19日初诊，患儿2年前因阴囊偏坠诊断为'睾丸鞘膜积液'，家长求助于中医治疗。诊见左侧阴囊水肿，盗汗，口干，晨起咽干，大便干结，四逆，面白。易反复感冒。舌苔白，根腻，脉细弦。处方：桂枝10g，炙甘草6g，生龙骨、牡蛎各15g，细辛6g，地龙10g，泽泻10g，赤小豆15g，当归10g，蜘蛛2枚（焙干）。2010年4月26日二诊，药后阴囊水肿好转，大便畅利，每日1行，尚有盗汗、口干。上方去泽泻、地龙继服。2010年5月24日四诊，上药续服2周，近3周睾丸未见偏坠，近几天参加幼儿园表演活动，活动量较大，也未见偏坠。"

用蜘蛛治病，笔者也有所耳闻，如某患者马某，曾参加过抗美援朝，是一名运输兵，中年患左侧腋窝蜂窝组织炎，红肿疼痛，久不收口，有人教以取门后（当年农村均是土房，房屋门后经常有蜘蛛结网）蜘蛛1枚，活时放入冷水中，蜘蛛腿收，服之（生蜘蛛），服后病愈（本病案系患者亲身体验，告知于笔者）。

问曰：病腹痛有虫，其脉何以别之？师曰：腹中痛，其脉当沉，若弦，反洪大，故有蛔虫。蛔虫之为病，令人吐涎，心痛，发作有时。毒药不止，甘草粉蜜汤主之。

【提要】本条论述蛔虫腹痛（太阴病）的甘草粉蜜汤方证。

【解析】"伤寒，阳脉涩，阴脉弦，法当腹中急痛"，沉取脉弦谓"阴脉弦"，腹痛多为虚寒在里之证，脉应之以"沉弦"，沉弦为无虫病腹痛常见之脉，故曰"腹中痛，其脉当沉，若弦"。今患者腹痛而脉反洪大，知是虫扰腹痛，人本无虚寒之病，虫因内环境改变，时静时动，动则发腹痛、呕吐、心胸痛，诸药不能止其痛，用甘草粉蜜汤治疗。

甘草粉蜜汤方

甘草二两　粉一两重　蜜四两

上三味，以水三升，先煮甘草，取二升，去滓，纳粉、蜜，搅令和，煎如薄粥，温服一升，瘥即止。

【解析】粉为铅粉，在蛔虫腹痛病中用来杀虫，另用甘草、蜜，护人之胃气，防铅粉伤人，蜜亦有通便之功，促进铅粉排出。曹颖甫《金匮发微》记录："先母侍婢曾患此，始病吐蛔，一二日后，暴厥若死，治以乌梅丸，入口即吐，予用甘草五钱，先煎去滓，以铅粉二钱、白蜜一两调饮之，半日许，下蛔虫如拇指大者九条，其病乃愈。然时医辄非笑之，夏虫不可语冰，为宣其然乎。"

今日卫生条件改善，消化道虫类病症少见，加之铅粉有毒，而腹痛病症常发，胡希恕先生改良本方用法如下："甘草、蜜味甘，缓急止痛，亦可诱虫外出，再以铅粉杀之。本方治疗疼痛效果极佳，临床上治疗胃痛，常将铅粉换为祛瘀、止痛、止血之白及，如溃疡病，大便有隐血，即可以将甘草24～30g、白及12g同煎，煎好后去滓加蜜45g再煎，重者顿服，轻就再服，效果很好。但需注意，甘草用量过大易引起下肢水肿，故而利尿剂中很少使用甘草。"冯世纶介绍胡希恕老师经验："甘草蜜粉汤治心腹痛奇效，本方去铅粉，加白及10～15g，治溃疡病剧痛者，应用皆验。"如胡希恕先生治验："夏某，女性，52岁，1980年4月17日初诊。反复发作胃脘疼痛已10多年，经钡剂造影检查诊断为'十二指肠球部溃疡'，近一周来痛如刀割，夜晚尤甚，用中西药多治无效，苔白微腻，脉弦细沉，证属中寒急迫，急以温中缓急，与甘草粉蜜汤加减。甘草18g，白蜜45g，白及10g。结果：当日服一煎痛未作，夜得安眠，第2天服第二煎尽，自觉如常人，又继服小建中汤3剂，疗效巩固，停药1周也未见不适。"

大剂量甘草易导致水肿，然亦有用本方治疗水饮腹痛、身肿而腹痛痊愈的经验，且认为此为根除疾病效验的表现。《金匮要略今释》引方舆輗云："此本治虫痛之方，吾辈活用于水饮腹痛，得效甚多，此药应，则手足身体发肿，此胃气复之佳兆也，不可以浮肿而遽用利水剂，经日自消，若或不消，与肾气丸可也。大凡一旦肿而愈者，永不再发，百试百效，真可谓神方。此事古书未曾道及，余不自秘惜，记之以备同志学士之识见。"

蛔厥者，当吐蛔，令病者静而复时烦，此为脏寒。蛔上入膈，故烦。须臾复止，得食而呕，又烦者，蛔闻食臭出，其人当自吐蛔。蛔厥者，乌梅丸主之。

【提要】本条论述蛔厥（厥阴病）的乌梅丸方证。

【解析】蛔厥因于脏寒，体内虚寒，利于蛔虫生长，进食后体内环境改变，蛔虫妄动，导致剧烈疼痛、呕吐，疼痛令人烦躁，亦可诱发四肢逆冷，同时吐蛔，故称蛔厥。蛔虫时动时静，上诉症状亦时发时止，用乌梅丸治疗。

乌梅丸方

乌梅三百个　细辛六两　干姜十两　黄连一斤　当归四两　附子六两（炮）　川椒四两（去汗）　桂枝六两　人参　黄柏各六两

上十味，异捣筛，合治之，以苦酒渍乌梅一宿，去核，蒸之五升米下，饭熟捣成泥，和药令相得，纳臼中，与蜜杵二千下，丸如梧子大，先食饮服十丸，日三服，稍加至二十丸。禁生冷滑臭等食。

【解析】乌梅味酸、性平，主下气，除热烦满，安心，为方中主药；苦酒酸温，收敛；蜜甘温，为丸可缓药性；黄连、黄柏苦寒，清热除烦；附子、干姜、细辛温中，强壮功能；当归养血；人参益胃气；蜀椒、桂枝可温中、可出汗，有解表之机转。乌梅丸寒温并用，清上温下，养血益胃，治疗上热下寒、心烦、下利，可治疗胆道蛔虫症。乌梅丸临证应用广泛，抓住上热下寒中虚病机及心烦、痞满、下利主症即可应用。

现医疗卫生条件改善，肠道虫类病症很少发生，但以下利为主要表现的炎性胃肠病、免疫相关性肠病多发，以寒热错杂、虚实互现的厥阴病出现，多见乌梅丸方证。本方临证应用广泛，如治疗门某，男，42岁。初诊日期：2020年4月13日。左下腹疼痛、腹泻、大便不成形、下坠感数年，腹部疼痛为挛急样疼痛，无发热、腹胀等。脉滑有力。腹诊：腹部膨隆，腹力偏弱，左侧肚脐以下有压痛。临证分析：腹部无力提示患者的总体情况为虚证，伴有下利多年，考虑乌梅丸证，合用有治疗挛急疼痛功能的芍药甘草汤。处方：乌梅15g，细辛5g，肉桂5g，黄连8g，黄柏8g，当归10g，人参10g，花椒5g，干姜10g，淡附片10g，赤芍20g，炙甘草10g。颗粒剂，10剂，水冲服。1个月后，5月13日复诊，腹痛、腹泻、下坠感均已。

前虽有论述下利病脉证治的专篇，但以六经分析，并不全面，今结合临证实践，对六经相关下利方证做一小结，并提示方证鉴别要点。

太阳病：桂枝汤证、葛根汤证的腹痛、下利，多伴随怕冷、恶寒的表证，恶风明显、有汗出的用桂枝汤，无汗出、怕冷严重用葛根汤。

阳明病：阳明热实证的大承气汤证腹痛、下利，本质为阳明里热实的"胃家实"，大便燥结、腹痛、拒按（参看胡希恕治疗陈慎吾老母亲的医案）。阳明热证的葛根芩连汤证、白头翁汤证的下利，多有里急后重感及排泄物的灼热感、腹部按之软、无硬满、无抵抗。

少阳病：四逆散证的腹痛、下利，多有腹直肌痉挛、胸胁下按之抵抗的腹证。大柴胡汤的下利、腹痛，多伴随胸胁至心下按之满闷，恶心症状明显。小柴胡汤的下利、腹痛，多有不欲食、精神情况差、胸胁部按之抵抗或压痛。

少阴病：白通汤证的腹痛、下利，多伴有明显怕冷的少阴表证，四肢厥冷、肢体蜷卧。

太阴病：真武汤证的腹痛、下利，多有肚脐周围的明显压痛及肚脐周围发凉感。理中丸的下利、腹痛，一般多在受凉后症状加重，大便不成形，进食差。四逆汤的下利，腹痛较少，多有手足凉，周身怕冷等症状。

厥阴病：乌梅丸证的腹痛、下利，多伴有上热的症状，或整体功能偏于虚衰而进食尚可（进食问题，可鉴别太阴病），无明显的怕冷等表证（鉴别少阴病）。三个泻心汤（半夏泻心汤、生姜泻心汤、甘草泻心汤），以胃脘部症状为主，可有胃脘部疼痛。腹诊多有心下痞满，多伴随恶心、呕吐、肠鸣，在下利的时候腹痛少见。

由以上分析可知，下利并不是专病，六经皆可见到，临证还需依据具体症状，辨六经、明治法，最后辨方证，做到方证相应，治愈下利。

妇人妊娠病脉证并治第二十

(全)(篇)(提)(要)

本篇论述妇人妊娠期间常见病症，多为瘀血及水饮代谢障碍类病症，如妊娠呕吐、进食差、腹痛、下血（先兆流产）、小便不利、水肿等。

具体方证：妊娠胃虚、进食差用桂枝汤；血水瘀结为癥病，月经淋漓不尽、孕后下血、悸动用桂枝茯苓丸；妇人妊娠六七月，腹痛、少腹如扇、恶寒者用附子汤；妊娠腹中痛，下血用胶艾汤；妇人妊娠腹中绵绵作痛用当归芍药散；妊娠胃虚饮逆，呕吐不止用干姜人参半夏丸；妊娠小便难，用当归贝母苦参丸；妊娠有水气、身重、小便不利、洒淅恶寒、起即头眩用葵子茯苓散。

陆渊雷认为："此以下三篇，论妇人胎产经带诸病。仲景自序，称《伤寒杂病论》十六卷，说者谓十卷论伤寒，六卷论杂病。杂病即今之《要略》，故《外台》引《要略》方，亦称《仲景伤寒论》。今考《隋书·经籍志》，有《张仲景方》十五卷，《疗妇人方》二卷，知仲景妇人方本不在杂病论中。且本篇中诸方，《外台》无所引（唯白术散《外台》引《录验方》，后注云裴服张仲景方，不知何谓），文字亦多断阙不可解。意者本是疗妇人方之文，撰次者并入杂病论欤？"本论有助于从文献及传承角度，认识仲景书、认识经方医学体系及传承经过。

师曰：妇人得平脉，阴脉小弱，其人渴，不能食，无寒热，名妊娠，桂枝汤主之（方见下利中）。于法六十日当有此证，设有医治逆者，却一月，加吐下者，则绝之。

【提要】本条论述妊娠期间进食差、口渴（太阳病）的桂枝汤方证及误治的危害。

【解析】妇人妊娠期间，血脉下注以养胞胎，其脉应滑而有力。今沉取不滑，较之孕期生理之脉小弱，谓之"妇人得平脉，阴脉小弱"，此为胃虚之应。胃虚化生津液不及，其人渴；胃虚不能消谷，故不能食。表证恶寒，里证恶热，今无明显的表里证，曰无寒热，病发于妊娠期间，用健胃气、增津液的桂枝汤治疗。

人之所以发病，乃因机体出现寒热虚实之偏，药之所以治病，因药性有寒热之偏，借以纠正人体患病后的寒热偏颇，使返之于平，故《汉书·艺文志》有"经方者，本草石之寒温，量疾病之浅深，假药味之滋，因气感之宜，辨五苦六辛，致水火之齐，以通闭解结，返之于平"之论，后世以产前生理性气血旺盛养胎，生"产前多热，用药亦远热"之说，实不足取。

上述不能食、口渴的症状，一般多出现在怀孕后60日内。本不能食，养胎乏源，若再以不能食、口渴为热实证，虚以实治、寒以热治，虚其虚，寒其寒，以吐下之法误治，胃气衰败，胎失所养，必不能成，应终止怀孕曰"则绝之"。此即《汉书·艺文志》所言"及失其宜者，以热益热，以寒增寒，精气内伤，不见于外，是所独失也"。

《金匮要略今释》引楼全善曰："绝之者，谓止医治也。尝治一二妇恶阻病吐，前医愈治愈吐，因思仲景绝之之旨，以炒糯米汤代茶，止药月余，渐安。"可作为参考。又后世经验，用连苏饮——黄连、苏叶各3g，代茶饮，开水泡后频饮，可治疗妊娠呕吐、不能进食，已用，有效。

人以胃气为本，有胃气则生，无胃气则死，妇人妊娠之特殊生理期，更应重视胃气，故以桂枝汤列为第一方。因后世有产前远热之说，又误以桂枝汤为大温药，故用桂枝汤治疗孕早期病案极少，但在经方家的病案中，亦可窥得一二。

如门纯德用桂枝汤治疗妊娠反应病案。马某，女，29岁。妊娠2个月出现妊娠反应，全身疲劳，困倦嗜睡，胃脘嘈杂不适，遇冷则寒栗、遇热则烦躁，情绪无定，疲惫不堪，因此不能上班，误事很多，服桂枝汤（桂枝9g，生白芍9g，生姜9g，甘草6g，大枣4枚）2剂后，痛苦减去大半，即日恢复。并介绍经验：妊娠反应，如呕吐不太严重，脉象滑弱者，可服桂枝汤二三剂，既能缓解妊娠反应症状，又利于胎儿发育生长。

赵明锐用桂枝汤治疗妊娠不能食，并给出桂枝汤适应证。洛某，女，29岁。妊娠3个月，反应颇重，数十日来呕吐不食，水谷难入，少腹下动气上冲脘部，肢体消瘦，精神疲乏，困卧床第。治以桂枝汤加减：桂枝12g，白芍12g，炙甘草10g，半夏10g，陈皮10g，白术10g，生姜6g，大枣10枚，用伏龙肝水煎服，2剂后痊愈。按：本例患者，虽为妊娠反应，出现长时间的呕吐、水谷难入等症，但该病突出的症状是气从少腹上冲脘部，为服桂枝汤的基本条件。如无气上冲逆之证，用桂枝汤效果不佳，可以他方求之。桂枝汤不是泛治妊娠反应的方剂。桂枝汤治疗此病的主要作用是改善胃肠中之过分的虚寒状态，使胃气稍复，呕逆好转，即能少进饮食，谷气渐旺，诸症即能随之改善。

大塚敬节在《汉方诊疗三十年》记录多例妊娠用桂枝汤之病案，可启迪经方家应用，今录于下。某妇人，诉从妊娠2个月起感觉身体不适（身体违和），轻微头痛，低热，体温在37.2~37.3℃，持续十余天未见好转，脉浮弱，诊断为妊娠恶阻，投予桂枝汤治疗，5天后全身感觉爽快，体温也降至正常。另一妇人，从妊娠

7个月起，每天下午发热，体温38℃多，持续十余天不见好转，在其他医院考虑是肺结核引起的发热，建议人工引产，但是患者对手术有顾虑，故来我院求治，诊查见脉浮大弱而不数，咳嗽也不剧烈，食欲尚可。检查发现左肺上叶有浸润，投予桂枝汤治疗，从第3周开始，体温下降，最后平安分娩。当时出生的男孩，现在已经大学毕业，在某公司工作。4年后冬季的一天，该患者又来医院，诉妊娠3个月，每天下午发热，体温37.4℃~37.5℃，还有咳嗽、食欲不振，妇产科医生说尽快实施人工流产，但患者不希望这样，所以这次还请大塚敬节给她开治病的良药。诊查患者，和数年前一样，脉浮弱，左肺上叶仍有浸润。仍给予桂枝汤治疗，2周后咳嗽消失，食欲大增，发热也退去，直至最后平安分娩。当时出生的女孩，现在已上大学，并且该妇人的肺结核没有进行特别治疗也已痊愈，现在一家人生活很幸福。

妇人宿有癥病，经断未及三月，而得漏下不止，胎动在脐上者，为癥痼害。妊娠六月动者，前三月经水利时，胎也。下血者，后断三月衃也。所以血不止者，其癥不去故也，当下其癥，桂枝茯苓丸主之。

【提要】本条论述妇人宿有癥病及妊娠下血异常胎动（太阴病）的桂枝茯苓丸方证。

【解析】本条应分三部分解读，第一部分论述妇人瘀血为患的表现，"妇人宿有癥病，经断未及三月，而得漏下不止，胎动在脐上者，为癥痼害"。第二部分鉴别正常胎动及有瘀血妊娠的胎动、下血，"妊娠六月动者，前三月经水利时，胎也。下血者，后断三月衃也"。第三部分为无妊娠，素有癥病下血及癥病患者孕后异常胎动下血者，出桂枝茯苓丸方治，"所以血不止者，其癥不去故也，当下其癥，桂枝茯苓丸主之"。

妇人素有子宫内瘀血，名曰"妇人宿有癥病"。今月经断绝未至3个月，在肚脐上出现动悸，为内有停饮、水气上逆之证，实是腹主动脉的搏动，因其搏动发生于妇人，与月经相关，与动脉搏动同步，故古人谓之"胎动"，同时月经漏下不止，此为瘀血内结胞宫，据此可确断为癥痼，方用桂枝茯苓丸治疗。正常情况下，妇人妊娠则月经中断，至6个月方可见胎动，如妊娠前3个月，月经不规律，淋漓不尽，后月经中断3个月，且在经断仅3个月时就出现异常胎动，判断其为有瘀血，妊娠所以出现异常胎动、下血，是因为瘀血不去，水气上冲，用桂枝茯苓丸治疗。

陆渊雷认为："此条大旨，论子宫肌肿之妊娠，即可于妊娠中治其子宫肌肿也。子宫肌肿以出血（崩漏）、疼痛、压迫症状为主征，多发于子宫体部，硬固作球形，颇似妊娠，唯妊娠则子宫之膨大与月俱增，按之，停匀柔软而不痛。肌肿之胀大，不与月数俱进，细按之，硬固而突兀不平，且有压痛，是即所谓'宿有癥病'也。患肌肿者，通常仍能受孕，唯受孕率较低，与无病妇人，为五与三之比。"

桂枝茯苓丸方

桂枝　茯苓　牡丹（去心）　桃仁（去皮尖，熬）　芍药各等份

上五味，末之，炼蜜和丸，如兔屎大，每日食前服一丸。不知，加至三丸。

【解析】桂枝温通血脉，桃仁、丹皮、芍药解凝结、通血络，活血以止血；血不利则为水，用茯苓利水；气挟水上冲则发悸动，其搏动似胎动，用茯苓利水、桂枝降冲气。本方有温通血脉、利水之功，所治疗病症之病性偏虚寒，故定本方为治疗太阴病方。

《方函口诀》云："此方主去瘀血所成之癥瘕，故可活用于瘀血所生诸证。原南阳加甘草、大黄，治肠痈；余门加大黄、附子，治血沥痛及打扑疼痛，加车前子、茅根，治血分肿及产后水气。又，此方与桃核承气汤之别，桃承为如狂小腹急结，此方则以其癥不去为目的，又不若温经汤（在"妇人杂病篇"中）之上热下寒。"

本方证可见瘀血、水饮、气冲，故腹诊时，常可诊得腹力中等，脐下压痛，且有脐旁（多位于左侧）及脐上悸动（腹主动脉搏动），此应用本方之腹证。汤本求真从药证探讨提出本方的腹证，在《皇汉医学》中记录："因本方中有芍药，当然有腹直肌挛急之症，然其挛急与由水谷二毒之挛急异，是由于血毒之故，所以仅有左腹直肌挛急耳，而右侧全不挛急也。假令有之，亦必比左侧弱度为常。又有桃仁、牡丹皮，故得征知有癥，即血塞在脐直下部，然不如大黄牡丹皮汤之小腹肿痞，及抵当汤之小腹硬满等之高度，而呈比较软弱凝块，按之微痛为止。又以有桂枝、茯苓，则知可能有如苓桂术甘汤证之上冲、眩晕、心下悸等症。然与彼必伴水毒，沿右腹直肌上冲，而致胃内停水者异，必凭左腹直肌上冲，且无胃内停水也，故病者若诉上冲、心悸、心下悸等症，横经其左腹直肌而按之，认为挛急疼痛，且在脐下部触知软弱凝块，亦诊得压痛者，不问男女老少，以之为本方之腹证。"

桂枝茯苓丸可治疗瘀血性月经不畅、悸动（神经症状）。临床观察，妇人月经

不畅，常在经前出现心烦、易怒、脱发加重等症状，按其腹部，查其腹证常可按得明显的搏动，用桂枝茯苓丸治疗，后则月经通畅，诸症痊愈。后世多用本方（偏虚者用当归芍药散），治疗子宫肌瘤，常服可获效。

妊娠用桂枝茯苓丸，当因证而施，为治病之良方，然今日一见桂枝、桃仁则不敢用，故于此处多加征引，以破除"产前远热"之执念，倡导因证施方的学术，增强中医疗效自信，广传经方临证应用。更有妊娠用桃核承气汤而获效者，引病案如下。

（1）《金匮要略今释》引《方伎杂志》云："一农家妇，产后患痿躄者三年，病中又妊娠，腹大渐不能登厕，乞治。余诊之曰：'此症起于产后，不能速治，先缓其腹部足部，使产后可以起立。'乃以桂枝茯苓丸加大黄煎汤服之，大小便快利，气分颇佳，体亦宽缓，至月杪，分娩无滞。产后转方桃核承气汤，恶露大下，毒便昼夜二行，通体闭塞之毒悉解，气血次第宣通，腰膝渐活动，服药二十日许，起步如常。"

（2）《金匮发微》载："曾记丁卯新秋，无锡华宗海之母，经停十月，而腹不甚大，始由丁医用疏气行血药，即不觉胀满，饮食如常人。经西医考验，则谓腹中有胎，为腐败之物压住，不得长大，欲攻而去之，势必伤胎。宗海邀予赴锡诊之，脉涩不滑，不类妊娠，当晚与丁医商进桃核承气汤，晨起下白物如胶痰，更进抵当汤，下白物更多，胀满悉除，而腹忽大，月余生一女，母子俱安。孙子云：置之死地而后生，岂其然乎。"

（3）冯世纶老师经验：本方不仅能治妇人癥病下血，无论男女，凡因瘀血而下血，或因瘀血引起的胸腹痛、痛有定处，其他血证，以及不宜桃核承气汤攻下者，大多宜用本方。临床常见于冠心病、胆囊炎、胆石症等病，且多与大柴胡汤合用。并举病案如下。陈某，女性，50岁，1966年3月2日初诊。1年来头晕心悸，气上冲，胸闷或胸痛，时汗出，常失眠。服用安眠药，常身疲倦怠，心电图示冠状动脉供血不足，苔黄，脉弦迟。证属久有痰瘀阻滞，治以化痰祛瘀，与桂枝茯苓丸合大柴胡汤加甘草、石膏。桂枝10g，桃仁10g，茯苓15g，丹皮10g，白芍10g，柴胡12g，半夏10g，黄芩10g，生姜10g，枳实10g，大枣4枚，大黄6g，生石膏45g，炙甘草6g。结果：上药服3剂后诸症均减，睡眠好转，胸痛亦缓，上方加赤芍10g，继服，今自感无不适，以前不敢走路，现走路如常人。

个人临床观察，水气兼瘀血上冲，常见脑病表现，今日之焦虑、抑郁、失眠、脑卒中、偏头痛均较常见，但单以桂枝茯苓丸证出现者较少，多合并半表半里之柴胡类方证。如治疗柴某，女，42岁，管理人员，初诊日期：2024年1月3日15时18分。主诉：头昏、头沉、精神差半年余。现病史：患者头昏、头沉、少神、精神不集中、少言寡语，不能胜任工作，休班在家，睡眠可，纳可，二便正常，月经正常。脉紧有力，舌淡暗底瘀。腹诊：腹部平，腹力中等，右侧胸胁部抵抗，小腹满，肚脐下压痛。辨方证为四逆散、桂枝茯苓丸合方证，处方：柴胡10g，赤芍10g，枳实10g，甘草8g，肉桂8g，茯苓15g，桃仁10g，当归10g。颗粒剂，7剂，水冲服。复诊日期：2024年1月10日。头昏、头沉、精神差明显好转，少神、精神不集中、自觉言语含糊、少言寡语均缓解。患者易腹胀、间断失眠，纳可，二便正常，月经正常。舌脉腹证同前。用四逆散、桂枝茯苓丸合方加厚朴，处方：柴胡10g，赤芍10g，枳实10g，甘草8g，肉桂8g，茯苓15g，桃仁10g，当归10g，厚朴10g。颗粒剂，7剂，水冲服。后恢复正常工作。本案患者状态，类似抑郁症状表现，初诊右侧胸胁部抵抗，考虑少阳病，小腹满、按之痛，考虑瘀血，予四逆散与桂枝茯苓丸合方，方证相应，取效迅速。

本方不仅可以治疗瘀血性出血，临证更多见瘀血性闭经、月经不利等。如用本方治疗闭经患者郭某，女，30岁，初诊日期为2019年8月28日，体重107kg，身高162cm。闭经半年余。平日1～2个月经行1次，口渴，不苦，身热喜冷，腰凉，每月有5～6次在梦中有右小腹有东西掉下去的感觉，二便可，体胖但无多毛表现，结婚9年，未育。脉沉滑有力，舌淡、苔腻、边涎，舌底苍白。腹诊：患者腹部膨隆，腹力中等，右侧腹股沟区压痛。依据少腹瘀血腹证、闭经，用桂枝茯苓丸，依据口渴，结合舌诊，考虑为水饮病，用五苓散；依据腰凉，平日喜冷，结合舌有水象，用肾着汤。处方：桂枝15g，茯苓20g，桃仁12g，赤芍15g，丹皮10g，猪苓10g，泽泻12g，苍术10g，干姜10g，炙甘草6g，白术15g。颗粒剂，10剂，每次1袋，1日3次。2019年9月20日患者陪母亲看病，问服药情况，诉：服药第2天行经，量比较少，第3天进行腹部艾灸，自觉热感传到脚，当天月经量比较正常，血色变红了，有了腹部刺痛这一以前来月经时的感觉，后再没有吃中药。口渴、腰凉已，未再做梦，嘱其继续调理。

妇人怀娠六七月，脉弦发热，其胎愈胀，腹痛恶寒者，少腹如扇，所以然者，子脏开故也，当以附子汤温其脏（方未见）。

【提要】本条论述妊娠腹痛、发热（太阴病）的附子汤方证。

【解析】脉弦为不足之脉，主痛；发热为机体抗邪于外；腹胀、腹痛、少腹如扇为里虚寒兼有瘀血之应；里虚津液不足，于外则恶寒；妊娠六七月见此脉证，考虑与孕期胎儿渐大相关，故曰"所以然者，子脏开故也"。用附子汤温其脏，结合前述子脏开的论述，温其脏即温其少腹、小腹。附子汤当是《伤寒论》少阴病篇附子汤，方中附子强壮功能，人参、白术温中补虚，茯苓利水，芍药活血，缓解挛急止腹痛。附子性大温，仲景用方，但依据客观脉证，何有产前远热之戒律？

师曰：妇人有漏下者，有半产后因续下血都不绝者，有妊娠下血者。假令妊娠腹中痛，为胞阻，胶艾汤主之。

【提要】本条论述妇人腹痛下血（厥阴病）的胶艾汤方证，妊娠亦在其中。

【解析】前桂枝茯苓丸治疗瘀血悸动、下血，本方治疗瘀血腹痛、下血，无论是否妊娠，均需依据症状反应给予适症的方药，此仲景书一贯精神。妇人未孕之时，月经量大或淋漓不尽；妊娠日月未足，胎气未全而产者，谓之半产，半产后，瘀阻胞宫，下血不止；或妊娠期间下血，如果腹痛，为瘀血内阻，胞胎失养，谓之"胞阻"，加之下血，为流产之兆，用胶艾汤治疗。

陆渊雷认为："此条言胶艾汤治非月经性之子宫出血也。此种出血，不因妊娠者，即为漏下，其起于妊娠中者，或因半产而下血不绝，或胎不损伤，但腹痛下血，即为胞阻。苟其证偏于虚者，胶艾汤悉主之。唯此条次于妊娠篇中，故说者以胞阻为主，他二证为宾矣。胞阻之名，实无深意，注家多从阻字望文凿说，不知阻塞者不当下血，且《脉经》作'胞漏'，《巢源》名'漏胞'，其义颇觉允惬。"

芎归胶艾汤方（一方加干姜一两，胡氏治妇人胞动，无干姜）

川芎　阿胶　甘草各二两　艾叶　当归各三两　芍药四两　干地黄四两

上七味，以水五升，清酒三升，合煮，取三升，去滓，纳胶，令消尽，温服一升，日三服，不瘥更作。

【解析】方中干地黄凉血活血止血，有强壮之功；芍药通血络，缓解挛急止腹痛；川芎、当归活血补血，性温，有强壮功能之力；阿胶养血补虚、止血益阴；艾叶苦温，有止血之能，用酒水同煎药物，取其温通血脉之性。芎归胶艾汤治疗瘀血性腹痛、下血。

《金匮要略今释》引《方函口诀》云："此方为止血主药，故不但用于漏下胞阻，《千金》《外台》亦用于妊娠失仆伤产，及打扑伤损诸失血。《千金》芎归汤（治去血多因致眩冒困顿），《局方》四物汤，虽皆祖此方，以有阿胶滋血，艾叶调经，加之甘草和中，是以有此妙效，故先辈每谓四物汤板实不灵云。又，痔疾及一切下血，与此方。"

《金匮发微》载："当记丁巳年治潘姓漏下证，用仲师方治，改两为钱，服后腹中胀甚，二日而漏下止，二十日后生一男，今十七岁矣。"

临证用本方治疗妇人月经相关性出血类病症，屡屡获效，如治疗张某，女，

28岁，初诊日期：2024年2月26日。主诉：月经淋漓不尽半年，加重1个月。现病史：月经淋漓不尽，最长持续1个月余，近1个月出血较多，淋漓不尽，面部痤疮，色暗，怕冷，口干，不苦，不渴，晨起口内有异味，舌苔厚，纳可，大小便正常。脉沉细数，舌淡有齿痕苔腻，舌底有瘀血。腹诊：腹部平坦，腹力中等，悸动明显，肚脐下右侧压痛。建议完善血常规及贫血检查、妇科检查。患者拒绝检查，要求口服中药治疗。用芎归胶艾汤、当归补血汤合方加地榆炭、醋。处方：艾叶6g，川芎10g，生地黄15g，赤芍15g，当归8g，黄芪30g，甘草10g。颗粒剂，7剂，开水冲服。另阿胶（分两次水冲服）6g。另地榆炭饮片10g，醋适量，煎地榆炭1～2沸，取醋，分两次兑入汤药口服。2024年3月3日复诊：患者诉服药第3天出血止，气色转佳，继续治疗。

本方亦可用于急救，如胡希恕治疗1例术后反复出血，需输血维持生命者，用本方后获效，病案如下。宋某，女，17岁，某医院住院患者。初会诊日期为1982年10月11日。咽出血半月。患者出生时即有唇腭裂，应2岁时将唇裂缝合，因患有'先天性肝糖原累积症'，GPT经常升高，故未进行腭裂缝合，直至上月，经内科多方检查，认为可以手术，于于9月25日在全麻下进行了腭裂缝合术，术中输少量血，手术顺利。术后第1～2天除低热（37.5℃）外无不良反应，但意想不到的事发生了，第3天伤口开始渗血，用碘纱布条填塞无效。继用酚磺乙胺、维生素C、维生素K、6-氨基己酸、氨甲苯酸等皆无效。又请中医会诊，给服益气止血汤药数剂未见疗效。因失血过多，不得不输新鲜血液维持生命。第1～2天尚能维持24小时，但自第3天起，仅能维持12小时，因此每天要输血，至今输血已逾3000ml，故急请会诊。会诊时实验室检查所见GPT111单位，血红蛋白9.4g/dL，白细胞总数10.4×10^9/L，血小板126×10^9/L，血钾4.1mmol/L，血钠140mmol/L，血氨100μg/dL，出血时间1分钟。凝血检查：复钙时间2分钟（对照2分30秒），凝血酶原时间15秒（对照14.5秒），第Ⅴ因子19秒（对照21秒），第Ⅷ因子19.5秒（对照20.5秒），凝血酶凝固试验21秒（对照18秒），血清剩余凝血3小时22秒，第Ⅷ因子不少。会诊时症见神识尚清，但目喜闭合而不愿看人，烦躁汗出，面色苍白，双鼻孔见黑紫血块，口干思饮，常有饥饿感而思食，因伤口渗血未敢让其进食，大便溏稀而色黑，1日1行，舌质红无苔而见血染，脉细滑数。证属血虚热扰，急宜清热止血而兼补虚育阴之治，与芎归胶艾汤加减：生地30g，当归10g，川芎10g，阿胶10g，艾叶10g，党参10g，白芍10g，炙甘草10g，白术6g，生石膏50g。结果：服药1剂血即止，第2天进流食，停止输血。第3天因感食欲较差，而改生地为15g，加生地炭15g，继服3剂，食欲恢复，停止输液。10月18日复诊，面色红润，两眼有神，除稍有汗出外，别无不适，继服2剂痊愈出院。

妇人怀娠，腹中疠痛，当归芍药散主之。

【提要】本条论述妊娠腹中疠痛（阳明病）的当归芍药散方证。

【解析】妇人怀孕期间瘀血内停，胞脉不通，血不利则为水，水饮内停，又影响血供，血瘀水停故而腹痛，用当归芍药散活血利水治疗。

从临证实践看"疠痛"，有谓为剧烈的腹中绞痛者，有谓为腹部绵绵作痛者，依据临床观察，两者均可遇到，用本方亦均可获效。"疠"读jiǎo时同"疚"，其意为"腹中绞痛"，"疠"读xiǔ时，其意为"病"。当归芍药散证除本条外，妇人杂病篇有"妇人腹中诸疾痛，当归芍药散主之"的记录，用本方主治"腹中诸疾痛"，依据前后文对比分析，"妇人怀娠"期间出现的"腹中疠痛"，亦为"腹中诸疾痛"在特殊病理状态下的腹痛，"疠"解其为"病"，则"腹中疠（病）痛"与"腹中诸疾痛"，前后文意一贯，亦切合临床实际。则本条可解为妇人怀娠，腹中病痛，当归芍药散主之。从读音与字义、临证实践及前后文方证对比学习，我们可以得出，此处"疠"应读"xiǔ"，其意为"病"。

应用本方应重视腹证。本方与桂枝茯苓丸、桃核承气汤同，均是血水同治之剂，所不同者，虚实各异。本方偏虚，故腹证多见腹力弱、肚脐下压痛、肚脐旁悸动。

《皇汉医学》记录："仲景不过示本方宜用于妇人之腹痛，然本方用途不如是少也。苟有腹证，不论男女老少一切之病证，皆可用之，实一日不可缺之要方也。"汤本求真认为本方的腹证为："左胁下拘挛者，即左腹直肌挛急之意，亦即为桂枝茯苓丸或当归芍药散之腹证""此证本因水毒停蓄，故腹部稍软弱而胃内必有停水。"

当归芍药散方

当归三两　芍药一斤　茯苓四两　白术四两　泽泻半斤　川芎半斤（一作三两）

上六味，杵为散，取方寸匕，酒和，日三服。

【解析】本方为散剂，用酒和服，取其温通行药势。芍药有通络、止腹痛之功能，在本方中用量最大；泽泻利水，川芎活血止痛，量用为芍药之半；更用当归、白术、茯苓，养血活血利水。本方主治腹痛，以血分药芍药为主药，因其苦平，可"除血痹"治疗邪气腹痛，以祛邪为主。水分药泽泻用量也很大，甘寒利水为主。故虽有强壮作用（当归、川芎、茯苓、白术），亦仍定为阳明病治剂。

当归芍药散可治疗瘀血停饮性腹部挛急疼痛偏于虚者。如治疗王某，女，43岁，初诊日期：2024年1月10日。主诉：小腹痛引肛门4年。现症：小腹痛，痛引肛门，下坠感明显，欲解大便，夜间12：00后出现，持续1～2小时，每月痛十余天；脱发。肛肠科、妇科均已就诊，完善检查无异常；曾口服中药无明显缓解。现怕热，汗出多，口渴而不干，不苦，纳可，大便球状，难解，日1行，小便正常，月经正常。脉沉滑右细，舌淡白有齿痕，苔根腻底瘀。腹诊：腹部平，腹力弱，悸动明显，肚脐下压痛。辨方证为当归芍药散、苓桂术甘汤合方证。处方：赤芍20g，当归10g，川芎10g，茯苓15g，泽泻10g，麸炒苍术10g，白芍10g，肉桂8g，炙甘草10g。颗粒剂，7剂，水冲服，每日2次。2024年1月17日复诊：服药1周期间，腹痛1次，症状减轻，无下坠感，症状持续约半小时，小腹痛引肛门症状消失，脱发、大便正常。

妊娠呕吐不止，干姜人参半夏丸主之。

【提要】本条论述妊娠呕吐（太阴病）的干姜人参半夏丸方证。

【解析】妊娠期间，胃中虚寒，停饮上逆则呕吐不止，宜用干姜人参半夏丸治疗。陆渊雷认为："此即所谓恶阻病也，云'呕吐不止'，可知已用治阻诸方不效，然后与本方。盖为病日久，必入阴位而为虚寒，故干姜、人参取理中之半，合半夏、生姜以止呕也，治阻常用之方。"

干姜人参半夏丸方

干姜　人参各一两　半夏二两

上三味，末之，以生姜汁糊为丸，如梧子大，饮服十九，日三服。

【解析】人参益胃气，干姜温胃祛饮，半夏辛散善祛停饮，以生姜汁为丸，亦可止呕逆。干姜人参半夏丸治胃虚饮停上逆、呕吐不能进食者。

后世谓半夏滑胎，故医者不再敢用半夏，含半夏之方，亦不见用，实属莫须有之祸，关于此，《金匮要略今释》有论，曰："程氏云：'寒在胃脘，则令呕吐不止，故用干姜散寒，半夏、生姜止呕，人参和胃，半夏、干姜能下胎。'楼全善曰：'余治妊阻病，累用半夏，未尝动胎，亦有故无殒之义，临病之工，何必拘泥。'渊雷案：凡滑利香窜、攻下降坠、破血诸药，本草多云孕妇忌服，不顾而用之，纵令病愈，訾议之者，必以为不谙妇科法律，及其自用，则又执'五常政大论'，有'故无殒'之文以自解。夫服药必因疾疢，既云'有故无殒'，则何孕妇忌服之有，须知堕胎之药，非配合得宜，不能得确效，本草忌服之云，不过谓其可能，非谓其必然也。尝见羸弱妇人妊三个月，医者用牛膝三钱，谓'有故无殒'也，乃胎遽堕而漏不止。又见强健妇人苦多孕，用大量麝香，内服敷布并进，糜费甚大，乃竟安然足月而产，可知堕胎与否，由于孕妇之强弱者半，由于药性之淡峻者半，既不可拘孕妇忌服而畏首畏尾，亦不可执'有故无殒'而恣用峻药也。

夫半夏、桂枝之等，本极平淡之药，中病则可以取效，不中亦无所取祸，若谓其能下胎，则杯弓蛇影之惧耳。"

本方药物偏于辛温，可用于胃虚饮停气逆的妊娠呕吐。如林善星治林某，女，26岁。停经2个月，开始胃纳不佳，饮食无味，倦怠嗜卧，晨起头晕恶心，干呕吐逆，口涎增多，时或吐出痰涎宿食，渐至水饮不入，食入则吐，所吐皆痰涎清水，稀薄澄澈，动则头晕眩掉，时时呕吐增剧。诊其脉虽细，但滑象明显；面色苍白，形容憔悴，羸瘦衰弱，无力以动；闭眼畏光，面里蜷卧，唇舌色淡，苔白而滑，口中和，四末冷；胸脘痞塞不舒；二便如常但量少。予干姜4.5g，党参9g，半夏4.5g。水煎，每日1剂。连服3剂，呕吐大减，略能进食稀粥和汤饮。再服3剂，呕吐俱停，但饮食尚少，继以五味异功散调理而安。7个月后顺产一男婴。

妊娠小便难，饮食如故，归母苦参丸主之。

【提要】本条论述妊娠小便难（阳明病）的归母苦参丸方证。

【解析】妊娠小便难，以方测证，此必小便不利、灼热疼痛。病不在胃，故饮食如故，用归母苦参丸治疗。

当归贝母苦参丸方（男子加滑石半两）

当归　贝母　苦参各四两

上三味，末之，炼蜜丸如小豆大，饮服三丸，加至十丸。

【解析】当归甘温养血祛瘀，贝母利小便，苦参苦寒逐水、利小便，《神农本草经》记录其治疗"溺有余沥"。三药以蜜为丸，养血活血，逐水利小便。归母苦参丸治疗血虚、血瘀、里热小便不利。

《金匮名医验案精选》载吴一纯医案。周某，男，24岁，1967年11月13日初诊。住院号108623。患者5天前拔牙复加劳累后出现恶寒发热、腰痛、尿痛，西医诊为急性肾盂肾炎，经肌内注射青、链霉素治疗后，寒热消退，他症未除，特请吴老诊治。患者素有羸疾，体质较弱。刻下小便艰涩，灼痛黄赤，腰酸胀痛，纳呆食少，乏力倦怠，大便干结，舌质暗红，苔薄黄，脉弦数。尿常规检查示蛋白（＋），中性粒细胞（＋），红细胞4～5个/高倍视野。处方：当归15g，浙贝母9g，苦参9g。3剂，水煎服，每日1剂。11月17日复诊：药后诸症显减，二便畅利，舌苔薄黄，脉弦略数。药已中的，原方再进3剂。12月12日再诊，诸症消失，舌苔薄白，脉弦细。连续检查尿常规未见异常。病告痊愈。

妊娠有水气，身重，小便不利。洒淅恶寒，起即头眩，葵子茯苓散主之。

【提要】本条论述妊娠小便不利水肿（阳明病）的葵子茯苓散方证。

【解析】妊娠期间小便不利，水溢肌表则水肿，谓之有水气；洒淅恶寒，为水气在表；水溢于脉外为肿；脉内血不足，故蹲起或体位改变时出现头晕，用葵子茯苓散治疗。

葵子茯苓散方

葵子一斤　茯苓三两

上二味，杵为散，饮服方寸匕，日三服，小便利则愈。

【解析】妊娠身重，是由于小便不利所致，法当利小便则可。《神农本草经》记录冬葵子味甘，寒，主治五脏六腑寒热、羸瘦、五癃，利小便，久服坚骨、长肌肉。从其功用可知，冬葵子在利小便的同时，兼有强壮功能的作用；茯苓味甘平，利小便。两药为散饮服，小便利则身重肿的水气病可愈。

《类聚方广义》云："妇人妊娠，每有水肿而坠胎者，若难用其他逐水剂者，宜此方煎服。喘咳者，合甘草麻黄汤为良。"

妇人妊娠，宜常服当归散主之。

【提要】本条论述妊娠期间可服用当归散（太阴病）。

【解析】妊娠期间，虽容易出现瘀血、水肿，但非人人均会如此。即便出现，如无不适，乃妊娠之生理现象，断无用药之必要。仲景之方，皆为病而设，见证施方，调其寒热虚实之不平，绝无无病服药之例。本条只说妊娠，无证而曰"宜常服当归散主之"，恐为后人所加。但以方测证，妊娠血虚血瘀之腹痛、水肿者，可用本方。

当归散方

当归　黄芩　芍药　川芎各一斤　白术半斤

上五味，杵为散，酒饮服方寸匕，日再服。妊娠常服，即易产，胎无苦疾，产后百病悉主之。

【解析】方中当归、川芎活血补血，温经止痛；芍药通络缓解挛急、止痛利小便；黄芩清热除烦；白术利水祛湿。为散酒服，可知其本为寒瘀兼停水之证。"妊娠常服，即易产，胎无苦疾，产后百病悉主之"，为后世方家之言。朱丹溪虽言"白术、黄芩为安胎之圣药"，但其前提是孕期"湿而生热"的病理状态，无疾病不服药。

陆渊雷认为"当归散盖有预防子痫之效"，其原因是"妇人妊娠，以兼营胎血循环之故，新陈代谢所产生之有毒物质比平时为多，而内生殖器亦容有特异之分泌物，应行排泄，斯时肾脏功能稍有障碍，即易引起病症，神经系统受此等有毒物质之刺激，乃起痉挛，最易受病者为消化器，浸久而及于全身运动器，恶阻呕吐、心腹痛、子痫，皆由此而起也""《古今录验》之术汤，盖以芍药治痉挛，以术芩引入消化器（即旧说所谓引经药），而术之促吸收、利小便，尤为排除有毒物质之根治法，方意如是，岂有所谓清热与补脾也哉？当归散者，术汤加芍、归二味而已，芎、归专治子宫病、妊娠病，合术汤则子宫之胎血循环利，有毒物质之排除速，神经系统之痉挛平，自然易产而胎无苦疾矣。不但如此，子痫之证候为全身痉挛，多发于兼有肾炎之人，则知痉挛之发，正因有毒物质不得排除之故，余故臆揣此方可预防子痫，若子痫既发，则痉挛极剧，绝非一味芍药所能奏效矣"。

妊娠养胎，白术散主之。

【提要】本条论述妊娠养胎白术散方（太阴病）。

【解析】理同前当归散，无疾不药。以方测证，白术散酒服，利湿、活血、祛瘀、发汗，绝非无疾可用之方。

白术散方（见《外台》）

白术四分　　川芎四分　　蜀椒三分（去汗）　　牡蛎二分

上四味，杵为散，酒服一钱匕，日三服，夜一服。但苦痛加芍药；心下毒痛倍加川芎；心烦吐痛不能食饮，加细辛一两、半夏大者二十枚，服之后，更以醋浆水服之；若呕，以醋浆水服之；复不解者，小麦汁服之；已后渴者，大麦粥服之。病虽愈，服之勿置。

【解析】方中白术利湿，川芎温而活血止痛，蜀椒利湿发汗，牡蛎缓解拘挛，有止血之功，酒服助药力。白术散治疗瘀血兼有停饮之腹痛、小便不利者。

腹痛剧烈谓之苦痛，加芍药通络止痛；心下痛甚，加川芎温经止痛；心烦呕吐，疼痛不欲饮食，为心下有停饮，加细辛、大剂量半夏祛饮止呕止痛，服醋浆水养胃气。服后不解，考虑胃虚甚，服小麦汁；已后渴者为胃虚，非为里有热，服大麦粥；病虽愈，因胃气虚，故服之勿置。

陆渊雷案："白术散及当归散，本经但云'养胎'，但云'妊娠宜常服'，皆有方无证，程氏、《金鉴》并以肥瘦寒热别之，是但说蜀椒、黄芩，而未有以说余药也。尤氏以湿寒湿热别之，是兼及术，而犹未有以说全方也，且安见妊娠之必病湿者？今考《古今录验》术汤及《千金》之主疗，则当归散当有心腹痛之症，考本方方后加味法，则本方亦有心腹痛及呕吐之症，若依吉益氏《方极》之例，则当云‘当归散，治妊娠心腹挛急而痛，心下痞，小便不利者。白术散，治妊娠心腹冷痛，胸腹有动，小便不利者’。"

妇人伤胎，怀身腹满，不得小便，从腰以下重，如有水气状。怀身七月，太阴当养不养，此心气实，当刺泻劳宫及关元，小便微利则愈。（见《玉函》）

【提要】本条论述妊娠小便不利、腰以下肿用刺法治疗。

【解析】此条见《金匮玉函经》，"伤胎"作"伤寒"，"身"并作"娠"。妇人怀孕期间，因水肿影响胎儿，谓之"妇人伤胎，怀身腹满"。小便不利、腹满、腰以下肿重，依据"诸有水者，腰以下肿，当利小便"，法当利小便则病愈。依据整体症状，本篇之"葵子茯苓散""归母苦参丸"，及《伤寒论》中五苓散均可适症选用。后文之"太阴当养不养，此心气实，当刺泻劳宫及关元"乃刺法治疗，可供参考。

妇人产后病脉证治第二十一

全篇提要

　　本篇论述妇人产后常见病症，郁冒、大便难、腹痛、小便不利、发热、下利等。临床仍是用八纲、六经、方证的辨证体系，内容包括太阳病、少阳病、阳明病、太阴病、少阴病及合并病等。

　　具体方证：呕而便秘（少阳病）的小柴胡汤方证；便秘、胃家实（阳明病）的大承气汤方证，虚寒腹痛（太阴病）的当归生姜羊肉汤方证；虚劳瘀血腹痛（太阴病）的当归建中汤方证；瘀阻恶露不行腹痛（阳明病）的枳实芍药散方证、下瘀血汤方证、大承气汤方证；里有烦热（阳明病）的三物黄芩汤方证；发热表不解（太阳病）的桂枝汤（阳旦汤）方证；发热、头痛（少阳病）的小柴胡汤方证；发热而喘（少阴病）的竹叶汤方证；烦乱、呕逆（太阴病）的竹皮大丸方证；下利极虚（阳明病）的白头翁加甘草阿胶汤方证。

　　问曰：新产妇人有三病，一者病痉，二者病郁冒，三者大便难，何谓也？师曰：新产血虚，多汗出，喜中风，故令病痉；亡血复汗，寒多，故令郁冒；亡津液，胃燥，故大便难。产妇郁冒，其脉微弱，不能食，大便反坚，但头汗出。所以然者，血虚而厥，厥而必冒，冒家欲解，必大汗出。以血虚下厥，孤阳上出，故头汗出。所以产妇喜汗出者，亡阴血虚，阳气独盛，故当汗出，阴阳乃复。大便坚，呕不能食，小柴胡汤主之（方见呕吐中）。

　　【提要】本条论述新产妇人病发痉、郁冒、大便难之机制及大便坚、呕不能食（少阳病）的小柴胡汤方证。

　　【解析】问曰：新生产后的妇人有三种病症，一病痉、二病郁冒、三病大便难，是什么原因导致的呢？痉为肢体挛急、抽搐类病症——"病者身热足寒，颈项强急，恶寒，时头热，面赤，目赤，独头动摇，卒口噤，背反张者，痉病也"。师曰：新产出血，血虚，毛孔多开泄，故多汗出；血虚汗出，表虚不固，易为外邪所客，故喜中风。津血俱不足，复感外邪，正气调集体液抗邪于体表，血不足以荣养筋脉则痉。从今日之观点看，古人卫生条件差，产后易并发感染类疾病，甚至患"产后破伤风"，表现为肢体抽搐，谓之痉。郁冒为情志改变、眼前发黑、意识障碍类病症。亡血复汗，津血俱虚，脑失血之所养则发郁冒。此一般多为一过性意识障碍。出血过多，脑长期供血不足，加之产后多瘀，易病发脑血管意外。病情危重者，可致长久昏迷、不知人，甚至死亡；如并发脑血管病，可能会遗留有相关后遗症。从今日之观点看，产后感染发热诱发脑病、产后高凝并发脑血管病，或产后特殊生理时期，会出现意识障碍或神经精神异常的情绪改变（产后抑郁）。津血亡失，胃燥，故大便难。

　　以下论述的是一过性意识障碍的郁冒、汗出、大便难的病机。产妇津血不足，又有大汗出，津液更加亏虚。血脉不充则脉弱，鼓动无力则脉微；胃虚于内，饮因而停，胃虚则不能食，饮逆则欲呕；津液亡失，肠道失润则大便坚。曰"反"者，因饮停于上，而肠道却干结，津血俱虚，作汗乏源，故但头汗出。厥为手足逆冷，津血不足，四末失养则手足厥冷；脑失血之濡养则视物不清、昏冒。人体奋起抗邪于表，故有得汗出而解之机转。"冒家欲解，必大汗出"乃表里和、病欲解的暝眩状态。因血出于下，而手足厥冷，故曰"血虚下厥"；阳指津液，曰孤阳者，汗出仅见于头也，因津液不足，但头汗出，故曰"孤阳上出，故头汗出"。产妇所以喜汗出，是因津血亡于内，虚阳浮于外，热迫津液于表，在表之津液反多，曰"阳气独盛"；"阴"指里，"阳"指表，"复"为平，汗出为表里和之征象，人体有自救之功能，一有不平则奋起与邪相争，邪正交争，正胜邪却，汗出表里和，病愈，曰"故当汗出，阴阳乃复"——《伤寒论》58条所言"凡病，若发汗，若吐，若下，若亡血，亡津液，阴阳自和者，必自愈"是也。

　　病在半表半里则呕不能食，又有大便坚之里实，发为少阳阳明合病，治从半表半里的少阳病，用小柴胡汤，如《伤寒论》230条所言"阳明病，胁下硬满，不大便而呕，舌上白苔者，可与小柴胡汤。上焦得通，津液得下，胃气因和，身濈然汗出而解"是也。

　　如黎庇留医案："潘少干，世医也。其门若市，医品甚好。一日，遇诸途，潘曰：'谭寨某产妇，昨有邀诊否？'予曰：'无。'遂携手同至其家。该妇新产发病，六七日不解，胸满、口苦、渴。予以小柴胡加减与之。柴胡用八钱，黄芩仅钱半。潘君问此方之用意。予曰：'柴胡非八钱，则转枢力薄；黄芩减轻用量，则因新产；恐过于苦寒耳。'——仍用半夏以止呕，参、姜、枣以顾胃，栝楼根以止渴。一服即热退，渴止，呕平。次日，通身疼痛，改用新加汤。潘问身痛之源。予曰：'血虚不足养筋也。'潘曰：'何以不用四物汤及当归补血汤？'予曰：'补血之道多端，非寻源探本，不足以奏捷效。固未可以板钝之时方，妄事补益也。夫予所用皆经方，若能针对病机，虽不假当归、熟地之力，其治效亦如响斯应。唯辨证必须确凿——认证不真，则未易轻试耳。'潘乃服予言之有据，予亦甚服潘之虚心。盖其所以享时名者，其为谦谦之德，实有以致之。"

病解能食，七八日更发热者，此为胃实，大承气汤主之（见痉病中）。

【提要】本条论述病由半表半里传里，发为胃家实（阳明病）的大承气汤方证。

【解析】前大便坚、呕不能食为少阳阳明合病，用小柴胡汤治疗后，半表半里之邪解，故曰"病解能食"。然病过7～8日，后又不大便，且出现发热，同时有"胃家实"的腹证，用大承气汤治疗。

仲景治病，依据症状反应，辨八纲六经方证，有是证用是方，妊娠第一方为桂枝汤，产后大便难则有小柴胡汤、大承气汤，绝无"产前远热、产后远寒"之成见。关于此，陆渊雷辨之云："盖前条柴胡证，毒害物质在半表半里，服柴胡汤而大汗，毒害性物质之在半表者虽去，其在半里者，犹潜伏未去，复经七八日能食，则毒势又炽，与所食相结而成里实证。所以然者，产褥热为急性热病，其经过略同伤寒，故前条属少阳，此条属阳明也""尤氏虽注释仲景书，实未尝敢用仲景方。试观其《金匮翼》及医案数十则，皆苏派平淡之方，绝不似宗师仲景者，誉之者且以为化去形迹，愚则恶其言行不相顾，有相传口号，谓'胎前不嫌凉，产后不嫌温'，尤注盖亦此意而已。"

产后腹中疙痛，当归生姜羊肉汤主之，并治腹中寒疝，虚劳不足。

当归生姜羊肉汤方（见寒疝中）

【提要】本条论述产后血虚里寒腹痛（太阴病）的当归生姜羊肉汤方证。

【解析】产后血虚、血瘀、里寒则腹痛，或为绵绵作痛，或寒重痛重，或为较剧烈的绞痛，均为里虚寒证，宜用当归生姜羊肉汤治疗。此方亦治腹中寒疝腹痛及虚劳不足。

陆渊雷言："产后腹痛，有因于里虚者，本方所主也；有因于里实者，枳实芍药散所主也；实甚者，大承气汤；有因于瘀血者，下瘀血汤所主也。"此产后腹痛虚实方证之辨。《金匮要略今释》记录《本草衍义》云："张仲景治寒疝用生姜羊肉汤，服之无不应验。有一妇人，产当寒月，寒气入产门，腹脐以下胀满，手不敢犯，此寒疝也，师将治之以抵当汤，谓有瘀血，非其治也，可服张仲景羊肉汤，二服遂愈。"

产后腹痛，烦满不得卧，枳实芍药散主之。

【提要】本条论述产后腹痛（阳明病）的枳实芍药散方证。

【解析】产后瘀阻胞宫不得下则腹痛、腹满，满痛令人发烦，不得卧，用枳实芍药散治疗。

枳实芍药散方

枳实（烧令黑，勿大过）　芍药等份

上二味，杵为散，服方寸匕，日三服，并主痈脓，以麦粥下之。

【解析】枳实味苦寒，有促进肌肉收缩、下气止腹满之能；芍药苦平，除血痹，缓解肌肉之挛急而止痛，主治邪气腹痛。两药合用，收舒结合，血气并治，治疗阳明里热证气滞血瘀的腹满、腹痛。由以麦粥服散剂可治痈脓看，本方可治血分病症，排脓血。叶橘泉认为枳实和枳壳为同一物，不同时间采摘，两者功效相似，均有调节下垂脏器的功能。单药用于子宫、直肠脱垂有佳效，亦受此方证之启发。

以本方为主治疗子宫腺肌瘤腹痛亦获佳效。如治疗王某，女，43岁，初诊日期：2024年11月6日。主诉：痛经多年，加重伴左侧偏身不适1年。现病史：痛经加重1年（自述患有子宫腺肌瘤），月经量少，服用生姜、红糖后痛经加重，平日心悸、心烦，易生气，晨起小腹坠痛，气短，左侧偏身不适，易惊醒，眠差，入睡困难，精神恍惚，不能胜任工作，已休班2个月。恶寒，无汗，口中和，纳可，二便正常。脉沉滑，舌淡苔白，舌下半夏线底瘀。腹诊：腹平，腹力中等，悸动明显，脐周硬满急结，右侧胸胁按之抵抗，小腹压痛。心悸、心烦、易生气、腹诊悸动、舌淡白，考虑为苓桂术甘汤方证。右侧胸胁部按之抵抗，手足凉，小腹坠痛，考虑用四逆散，其中包含枳实芍药散，加炮姜温中。处方：茯苓15g，苍术10g，肉桂10g，甘草10g，赤芍10g，白芍10g，柴胡10g，枳实10g，炮姜10g。11月20日复诊：上述症状均减轻，服药期间来月经，诉痛经按疼痛10分法计算，本次已减少3分，服药后大便略稀，日1行。继续方药调理，予苓桂术甘汤、四逆散合方，加炮姜、半夏、醋香附。处方：茯苓18g，苍术10g，肉桂10g，甘草10g，赤芍10g，柴胡10g，枳壳10g，炮姜10g，清半夏30g，醋香附10g。12月11日三诊：上述症状均减轻，余易生气、晨起小腹坠痛、手足凉。以苓桂术甘汤、枳实芍药散合方，加桃仁、当归、炮姜、附子。处方：茯苓20g，苍术10g，肉桂10g，甘草10g，赤芍15g，枳壳10g，炮姜10g，桃仁10g，当归10g，枳实10g，附子10g。12月18日四诊：自述服药期间来月经，痛经明显缓解，按疼痛10分法计算，现疼痛仅留3分，不影响日常生活，不需口服止痛药物，现已经上班。患者补诉近2个月身体欠佳，已停止工作，专门调治。在此之前，每次月经时，需口服止痛药物，且不能正常工作、生活。现患者手足凉、心悸、心烦、易生气，晨起小腹坠痛（自述于月经期前后加重），予以苓桂术甘汤、四逆散合方加炮姜、干姜、附子，继续治疗。诊疗体会：整个诊疗过程，虽然未对子宫腺肌瘤应用专门的药物治疗，但今日当患者提及本次月经疼痛已经缓解了70%的时候，我们回溯观察整个诊疗方案，发现每次方子皆含有枳实芍药散。回读经典，枳实芍药散的应用是产后瘀血排出不畅、腹肌收缩无力的腹痛、烦满，所以方中应用枳实促进子宫的收缩，应用芍药缓解平滑肌的痉挛，同时有活血、排出静脉血的作用。再结合子宫腺肌瘤的病理状态可知瘀血在肌层排出不畅，发病机制非常切合，所以应用有效。这也可以解释常见因为虚寒引起的痛经，为什么服用生姜红糖水就可以缓解，而本患者服用后加重，原因是增加了局部的血流，又排不出去，所以疼痛会加重。这也是对传统中医理论"血得温则行"的一次反思，如果不排出瘀滞，温而血流增多，瘀滞会更加严重，血不得行，疼痛加重。

师曰：产妇腹痛，法当以枳实芍药散，假令不愈者，此为腹中有干血着脐下，宜下瘀血汤主之。亦主经水不利。

【提要】本条承枳实芍药散方证，条论述产后腹痛重症（阳明病）的下瘀血汤方证。

【解析】产妇腹痛多为气滞血瘀所致，宜用枳实芍药散治疗。如果瘀血较重，则芍药不能动其瘀，故服之无效，用下瘀血汤治疗。本方亦可治瘀血所致的月经不下危重症者，亦有月经终止，体质羸瘦发为干血痨用本方治愈者。

陆渊雷认为"本条证，因干血着脐下而痛，其痛亦必在脐下，与枳实芍药散之痛连大腹者自异，且必别有一二瘀血症，可以鉴别。由是言之，岂待服枳实芍药散不愈，然后用本方乎。瘀血证者何？小腹有痛块，肌肤甲错，目中色蓝，脉迟紧沉结或涩，舌色紫绛，或有紫斑，皆是也"。可作为应用两方的参考。

下瘀血汤方

大黄二两　桃仁二十枚　䗪虫二十枚（熬，去足）

上三味，末之，炼蜜和为四丸，以酒一升，煎一丸，取八合，顿服之，新血下如豚肝。

【解析】大黄苦寒，下瘀血、血闭，破癥瘕；桃仁苦平、质润，主治瘀血、血闭；䗪虫味咸，寒，下血闭，主治血积癥瘕。三药以蜜为丸，用酒煎丸服，活血之力峻猛，服后大便下血，色如猪肝。下瘀血汤主治阳明病瘀血内停、腹中坚痛，妇人可见月经不利者亦可用。

本方为峻下瘀血之重剂，临证应重视腹诊的应用。汤本求真云："干血着脐下，本方证之瘀血块，密着于脐下部之腹底，按之，则有抵抗压痛，然往往因知觉过敏，不能触诊，与其他瘀血证有别。"《金匮要略今释》云："脐下有瘀血，小腹急痛不可忍，甚则不可近手者，本方所主也。此症诊脐下时，触指觉有坚硬物，病人急痛者，此方之正证也。"可作为参考。

久病瘀血，亦可发为干血痨。如胡希恕病案，"杨某，女，30岁。时在北京解放前夕，因久病卧床不起，家中一贫如洗。邻人怜之，请胡老义诊之。望其骨瘦如柴，面色黧黑，扪其腹，少腹硬满而痛，大便1周未行，舌紫暗，苔黄褐，脉沉弦。胡老判为干血停聚少腹，治当急下其瘀，与下瘀血汤加麝香：大黄五钱，桃仁三钱，䗪虫二钱，麝香少许。结果：因其家境贫寒，麝香只找来一点点，令其用纱布包裹，汤药煎成，把布包在汤中一蘸，仍留下煎再用。服一剂，大便泻下黑紫粪便及黑水一大盆，腹痛减，饮食进，继服血府逐瘀汤、桂枝茯苓丸加减，1个月后面色变白、变胖，如换一人"。

产后七八日，无太阳证，少腹坚痛，此恶露不尽，不大便，烦躁发热，切脉微实，再倍发热，日晡时烦躁者，不食，食则谵语，至夜即愈，宜大承气汤主之。热在里，结在膀胱也（方见痉病中）。

【提要】本条论述产后恶露不尽（阳明病）的大承气汤方证。

【解析】产后七八日，病不在表，为无太阳证。瘀血合热结于少腹，则少腹按之坚硬、抵抗，自觉疼痛，此由于恶露不尽所致；里有结实则不大便，病发于阳则发热，热扰脑神则烦躁；产后本津液不足，加之里有热津液伤，按之脉微，里有结实则脉实。"脉微实"为里热结实津伤之证，已是急下热实以存津液之证，里热结实，蒸蒸发热，谓之再倍发热。阳明热病，多在日晡时加重，故烦躁；里热结实，燥屎形成则不能食，食则谵语为里热重症；膀胱者，少腹之部位也，非瘀热在膀胱，此为瘀热在里（当膀胱部位），波及脑神的重症，用大承气汤治疗。如此危急热实津伤之重症，实为急下热实以存津液的大承气汤证，曰"至夜即愈"则不可解。大承气汤中大黄下瘀热，厚朴、枳实去燥屎，芒硝下里热，大承气汤治疗阳明里热瘀结，少腹坚痛而发脑病症状者。

此病虽发于产后，多有瘀血，但亦是八纲、六经、方证辨证，与《伤寒论》辨证体系同。其无太阳证，是在强调表里辨证的重要性，与《伤寒论》106条"太阳病不解，热结膀胱，其人如狂，血自下，下者愈。其外不解者，尚未可攻，当先解其外；外解已，但少腹急结者，乃可攻之，宜桃核承气汤"精神实质相同——太阳阳明合病，太阳病解后，方可攻阳明。其中"膀胱"均是指少腹、小腹部位言，非指具体的脏器——膀胱、子宫。如果真是指某一脏器，本病发于产后，文中又言"少腹坚痛，此恶露不尽"，依理当曰"热在里，结在胞宫"，可见，读仲景书，要结合临证实践，不可强解。

陆渊雷云"此证产后七八日，但少腹坚痛，自可下去瘀血，轻则桂枝茯苓丸，重则下瘀血汤，复四五日，有不大便烦躁谵语诸证，虽少腹依然坚痛，亦皆大承气所治"，可作为临证参考。

《金匮要略浅述》引肖琢如病案："古人谓产前责实，产后责虚，未必尽然。王氏妇年三十，产后四五日，患外感，寒热往来，余以小柴胡汤二剂愈之；厥后七八日，疾复作，他医进四物汤加味，益剧，复求示方；脉之沉实，日晡发热、烦躁、谵语、大便难，腹痛拒按。疏方用大承气汤，病家疑之……主人曰：'即去购药，请留驾稍待何如？'余应之曰：'可。'顷之购药者返，时正午，即嘱煎好，计一时服一茶碗，至二时又服一茶碗，迄三时，大便行，甚黑而臭，腹痛减，日晡时但微热，不复谵语矣……次晨，见脉证已十愈八九，乃用大柴胡汤去大黄加当归、生地、桃仁，二剂，平复如初。"

产后风，续之数十日不解，头微痛，恶寒，时时有热，心下闷，干呕汗出。虽久，阳旦证续在耳，可与阳旦汤（即桂枝汤，方见下利中）。

【提要】本条论述产后（太阳病）的桂枝汤方证。

【解析】头微痛、恶寒为表不解，时时有热为病发于阳，汗出为表虚证，表不解气上冲则"心下闷，干呕汗出"，此为太阳病中风桂枝汤方证。桂枝汤又名阳旦汤，产后数十日，太阳中风诸症仍在，病虽久，仍与桂枝汤治疗。

《金匮要略今释》记录："夫审证用药，不拘日数，表里既分，汗下斯判。上条里热成实，虽产后七八日，与大承气而不伤于峻；此条表不解，虽数十日之久，与阳旦汤而不虑其散。非通于权变者，未足语此也。"又"世谓产后气血两虚，不论外感内伤，皆以补虚为主，而仲景拈伤寒中之风伤卫发热，仍以表里阴阳去邪为训，奈后人不察其理，反谓芍药酸寒，能伐生生之气，桂枝辛热，恐伤其血，弃而不用，以致病剧不解，只因未窥仲景门墙耳。故《千金方》以此加饴糖、当归，为当归建中汤，治产后诸虚或外感病，推仲景之意，尝以此汤加减出入，治产后诸病，屡获神效，故表出之。"

产后中风发热，面正赤，喘而头痛，竹叶汤主之。

【提要】本条论述产后中风（少阴病）的竹叶汤方证。

【解析】应汗出而汗不得出，故曰"产后中风"与"太阳中风……不汗出而烦躁"的大青龙汤条写法同。以无汗解之，本条容易理解，因表不得汗则热不得越，故发热、面赤。头痛为表不解，无汗热不得外越，气不得旁达，肺气上逆则喘。亦可有如下解析：产后本易汗出，今曰"产后中风"，当有汗出，然功能不足，汗出不足以祛邪由表而出，热不得从汗出而解则发热、面正赤。热不得由表而解，气不旁达，肺气上逆则喘，头痛为表未解，用竹叶汤治疗。

陆渊雷认为"前小柴胡大承气，治产褥热之实证，此治产褥热之虚证。其欲作痉者，亦是末梢神经之麻痹痉挛，非破伤风也"。

竹叶汤方

竹叶一把　葛根三两　防风　桔梗　桂枝　人参　甘草各一两　附子一枚（炮）大枣十五枚　生姜五两

上十味，以水一斗，煮取二升半，分温三服，温覆使汗出。颈项强，用大附子一枚，破之如豆大，前药扬去沫。呕者，加半夏半升，洗。

【解析】竹叶味苦，平，主治咳逆上气，仲景书中用竹叶有两方，且均将竹叶列入方名，一则在竹叶石膏汤，主大病后气逆，二则于本方，用于产后喘病，均用在津血损伤、气上逆的情况下。葛根、防风、生姜、桂枝、桔梗均是解表之药，人参、炙甘草、大枣、生姜健胃气、增津液补虚，有桂枝汤之意，加附子一枚强壮功能。发汗为治表证之法，生姜用至五两，解表发汗有力，方后注云服药后"温覆使汗出"，知竹叶汤为治表证之方；表证明显的颈项强不加葛根量而是用大附子一枚，知本方所主治的表证为阴证，故本方主治少阴病。呕为胃虚饮停较重，气上逆，加半夏祛饮止呕。

本方不好理解，经方大家胡希恕认为"方证不相属，其中必有错简"，然临证亦有病案可证，如谭日强治验："宁某，女，26岁。产后10余日，恶露已净。因洗澡受凉，致发热恶寒，头痛项强，身疼无汗，舌质淡、苔薄白，脉象浮紧无力。此正气内虚，风寒外束，宜解肌祛邪，益气扶正。用竹叶汤：竹叶6g，党参15 g，附片5g，葛根 10 g，防风10g，桂枝6g，桔梗6g，甘草3g，生姜3片，大枣3枚，服2剂，汗出热退，头身痛止。"又如《金匮名医验案精选》载"邓某，女，40岁。分娩4~5日，忽然恶寒发热头痛，其夫以产后不比常人，恐生恶变，急邀余治。患者面赤如妆，大汗淋漓，恶风发热，头痛气喘，语言迟钝，脉象虚浮而弦，舌苔淡白而润，询得口不渴，腹不痛，饮食二便均无变化，已产数胎，皆无病难，向无喘痰，而素体欠强。仔细思量，其发热，恶风头痛，是风邪在表之候；面赤大汗气喘，为虚阳上浮之征；语言迟钝，乃气液两虚，明系产后中风，虚阳上浮之证……《金匮》云：'产后中风，发热，面正赤，喘而头痛，竹叶汤主之。'师其旨书竹叶汤原方1剂与之。竹叶9g，葛根9g，桂枝5g，防风5g，桔梗5g，党参

9g，附片6g，甘草5g，生姜3片，大枣5枚。1剂。翌日复诊，喘汗俱减，热亦渐退，仍以原方再进1剂。三诊，病已痊矣"。以上所引两则病案，同为表证，同用本方治愈，一则无汗，一则汗出，可见本方之用，不在汗出之有无。读完临证医案，回头再看"解析"，则会豁然开朗。

妇人乳中虚，烦乱呕逆，安中益气，竹皮大丸主之。

【提要】本条论述妇人乳中虚（太阴病）的竹皮大丸方证。

【解析】陆渊雷考证"《说文》'人及鸟生子曰乳，兽曰产'。《广雅》《释诂》：乳，生也，是乳子不必哺乳之谓，犹云分娩耳"。妇人产后，津液不足，虚热内生，上扰脑神则心烦乱，胃虚气逆则呕逆，用竹皮大丸治疗。

竹皮大丸方

生竹茹二分　石膏二分　桂枝一分　甘草七分　白薇一分

上五味，末之，枣肉和丸弹子大，以饮服一丸，日三、夜二服。有热者，倍白薇；烦喘者，加柏实一分。

【解析】"病皆与方相应者，乃服之"，方病相应。解析本方证，必须重视药物剂量。本方诸药用量均轻，独甘草用七分，较其余四药总和还多一分，为方中主药，《神农本草经》记录甘草，味甘，性平，主治五脏六腑寒热邪气，坚筋骨，长肌肉。可知其为一味强壮性药物，主治在里之津虚烦乱。陆渊雷认为"此方主症为烦乱呕逆，而以甘草七分，配他药六分，是甘草所以治呕逆，与《千金》单甘草汤，治服汤呕逆不入腹者同意，不但作佐和中已也"。竹茹甘微寒，主治里热胃气上逆；石膏味辛，微寒，主里热气上逆；白薇苦平，虚人里有烦热者多用之，《方函口诀》云："血热甚，烦乱呕逆，诸药不能入口者，此方有奇效。白薇能走血分，《千金妇人门》白薇诸方可征也，与《本事方》治血厥白薇汤同意。又《小品方》于桂枝加龙骨牡蛎去桂枝，加白薇、附子，名二加龙骨汤，治虚弱浮热汗出者。"桂枝味辛，温，亦主治上气咳逆。病情急迫，患者烦乱，服法不避昼夜，日三、夜二服，里热重者烦重，加白薇用量，烦喘者加黄柏清里热。竹皮大丸主治胃虚有热，心烦、呕逆。

治验如何任医案："华某，女，31岁。1979年7月10日。产后3个月，哺乳，身热（38.5℃）7～8天，偶有寒栗状，头昏乏力，心烦、躁，呕逆不已，但吐不出。脉虚数，舌质红苔薄，以益气安胃为主。淡竹茹9g，生石膏9g，桂枝5g，白薇6g，生甘草12g，制半夏9g，大枣5枚。2剂。药后热除，寒栗解，烦乱平，呕逆止，唯略头昏，复予调治痊愈。"

产后下利虚极，白头翁加甘草阿胶汤主之。

【提要】本条论述产后下利（阳明病）的白头翁加甘草阿胶汤方证。

【解析】产后出血、多汗，津血亏虚，发"热利下重"的白头翁汤证，应于原方内加甘草、阿胶，补虚养血。

白头翁加甘草阿胶汤方

白头翁　甘草　阿胶各二两　秦皮　黄连　柏皮各三两

上六味，以水七升，煮取二升半，纳胶令消尽，分温三服。

【解析】方中白头翁、黄连、黄柏、秦皮均为苦寒清热止下利之品。产后血虚，用阿胶以养血，同时阿胶有止血作用，加甘草益气除烦。白头翁加甘草阿胶汤治疗里热下利兼津血虚者，一般可见下脓血。陆渊雷云："此治血痢困惫之方，不特产后而已。白头翁汤治热痢，阿胶止血，甘草治困惫，即吉益氏所谓急迫，故又治肠风痔血诸病。旧注多以虚极为虚弱，以阿胶、甘草为养阴补中，非也。"

《金匮要略今释》引《橘窗书影》云："某女，产后下利不止，虚羸不足，诊之，脉数无力，舌上无苔而干燥，有血热，便色亦茶褐色，带臭气，因与白头翁加甘草阿胶汤，下利逐日减，血热大解。"

附方

《千金》三物黄芩汤方

治妇人在草蓐自发露得风。四肢苦烦热，头痛者，与小柴胡汤；头不痛，但烦者，此汤主之。

【提要】本条论述烦热半表半里证的小柴胡汤方证及里热证的三物黄芩汤方证。

【解析】烦之一证，六经皆可见。病有发热者，则病发于阳，今烦而有热，知病发三阳。头痛者三阳均可见，表证头痛伴有恶风、恶寒，今无恶寒则无表证。心烦、发热、头痛，见于半表半里者为少阳病，用小柴胡汤治疗；见于里热无实者，用三物黄芩汤治疗；若为合病，则需先治半表半里，后治里热，此为定法：先与小柴胡汤，服小柴胡汤后，半表半里之邪解，头痛已，而四肢苦烦热如旧，方可用三物黄芩汤清里热。此示人应先半表半里而后里之治法，非言头痛为两方之鉴别点，即小柴胡汤可治头痛、三物黄芩汤不能治头痛。陆渊雷云："在蓐，谓在产蓐中，言产后未离床也。此示产蓐热有外内二因，头痛者外邪之候，即东垣所谓外伤，故用小柴胡汤，与上文郁冒用小柴胡同意；头不痛但烦热者，为无外邪，即东垣所谓内伤，亦即后世所谓蓐劳之类，故用三物黄芩汤……《千金》云头不痛但烦热，而浅田乃云以头痛烦热为目的，浅田之书，多由躬验，非虚言夸世者比，今与《千金》背驰者何也?《千金》古书，其主疗证候，皆有所受之，古文简省，往往举一隅以概全体，此云头痛头不痛，乃示外邪之有无，非质言病人之自觉证，不然，头痛岂小柴胡之主证耶?《伤寒》《金匮》中此例尤多，有举脉浮以概表证者，有举不大便以概里证者，有举清谷以概虚寒证者。明乎此，然后可读古医书。"又案:"浅田谓此方治血热，极精确，唯血热之征，在医者之体会自得，难于胪举自他觉证以实之(例如手足热唇舌绛)，此等即须玩读后世书。若如日本所谓古方派者，自囿于《伤寒》《金匮》，但记自他觉证，摒弃抽象概括之词，则其术有时而劳。"

本篇论述产后发热，病在表，可见表阳证(太阳病)桂枝汤方证，亦可见表阴证(少阴病)竹叶汤方证;病在半表半里，可见(少阳病)小柴胡汤方证;病在里，可见(阳明病)里热实的大承气汤方证与只热不实的三物黄芩汤方证。可见仲景一书，无论伤寒、杂病，无论妇人、妊娠、产后，均是以八纲六经方证辨证。

黄芩一两　苦参二两　干地黄四两

上三味，以水六升，煮取二升，温服一升，多吐下虫。

【解析】干地黄、苦参、黄芩三药均是苦寒之品，能清里热除烦。干地黄入血分有强壮活血作用，可除烦热，用于瘀热上扰脑神的神经精神症状效佳，本方用地黄除烦，而防己地黄汤大剂量应用地黄，则治疗"如狂状妄行，独语不休"的精神症状。苦参味极苦，有杀虫作用，古时卫生条件差，肠道虫证多见，服后多能观察到吐虫或下虫现象，这和厥阴病提纲言"吐蛔"理同。三物黄芩汤治疗阳明里热心烦、四肢热。

胡希恕用三物黄芩汤治疗口疮，颇可启迪思路。其病案如下，"王某，女，32岁。初诊日期:1965年4月2日，原有脾肿大，血小板减少，常鼻衄和口糜。3月11日曾患口糜，服半夏泻心汤加生石膏、生地黄3剂而愈。本次发作已1周。舌及下唇溃烂，痛甚，口苦咽干，心烦思饮，鼻衄，苔白，舌红，脉弦细数。胡老改方:生地黄八钱，苦参三钱，黄芩三钱，炙甘草二钱，茜草二钱。二诊:4月9日，上药服3剂，口糜愈，鼻衄已。按:开完处方，学生曾问胡老，本患者为什么不用甘草泻心汤加减? 胡老只是说:'本例不是上热下寒的甘草泻心汤方证，而是里热、上热明显的三物黄芩汤方证，看一下方解便自明。'学生借此复习了三物黄芩汤方证……胡老在注解此条时写道:'产后中风，由于失治使病久不解，因致烦热。若兼见头痛者，与小柴胡汤即解。如头不痛但烦热者，已成劳热，宜三物黄芩汤主之。虚劳及诸失血后多此证，宜注意。'读至此则豁然明了，该患者有鼻衄、心烦等，已说明里热明显，同时也说明津液伤明显，因此不但要清热，而且要生津，故治疗时以黄芩、苦参苦寒清热的同时，重用生地黄、茜草凉血清热，生津增液，药后热除津生，故使衄止、口糜已"。

《金匮要略今释》引《方函口诀》云："此方不限褥劳，治妇人血证头痛有奇效。又干血劳亦用之，要皆以头痛烦热为目的，此证俗称瘩劳，女子十七八时多患之，必用此方，一老医传云'手掌烦热，有赤纹者，为瘀血之候，干血劳有此候，无他证候者，为此方之的治'，亦可备一征。凡妇人血热不解，诸药不应者，此方治之。"《橘窗书影》云："某妇人，产后发烦热，头痛如破，饮食不进，日渐虚赢，医以为褥劳，辞去，余与以《金匮》三物黄芩汤，服之四五日，烦热大减，头痛如失，时恶露再下，腰痛如折，与小柴胡汤合四物汤，兼服鹿角霜，全安。"

《千金》内补当归建中汤方

治妇人产后虚赢不足，腹中刺痛不止，吸吸少气，或苦少腹中急，摩痛引腰背，不能食饮。产后一月，日得服四五剂为善，令人强壮，宜。

【提要】本条论述产后虚赢、腹中刺痛（太阴病）的内补当归建中汤方证。

【解析】妇人产后，胃虚不能生化津液以养人体，则身体赢瘦，少气不足吸，动则喘息。生于产后，少腹有瘀血，则腹中刺痛不止，劳之重者则少腹里急，患者苦于少腹急痛，按之疼痛可放射至腰背；胃虚则不能进食，化生无源，用内补当归建中汤治疗。产后无疾，以食养之，"产后一月，日得服四五剂为善，令人强壮，宜"。绝非仲景之言。

当归四两　　桂枝三两　　芍药六两　　生姜三两　　甘草二两　　大枣十二枚

上六味，以水一斗，煮取三升，分温三服，一日令尽。若大虚，加饴糖六两，汤成纳之，于火上暖令饴消。若去血过多，崩伤内衄不止，加地黄六两，阿胶二两，合八味，汤成纳阿胶。若无当归，以川芎代之；若无生姜，以干姜代之。

【解析】桂枝汤甘温健胃生津液，为补中益气之主方，腹中刺痛不止为腹部络脉瘀阻，加芍药用量通血络、止腹痛；产后血虚，加当归强壮补血。本方于桂枝加芍药汤中更加当归，总体偏温治疗里证，故内补当归建中汤主治里虚寒证少腹瘀阻有腹痛、赢瘦者。小建中汤为治疗虚劳之主方。若大虚，本条方则加饴糖，成小建中汤加当归；若出血较多，漏下不止，则需加地黄、阿胶清热凉血、养血止血。

《金匮要略今释》有载相关论述，颇可启发桂枝之应用，全文录于下："近来肾气丸、十全大补汤俱用肉桂，盖杂温暖于滋阴药中，故无碍。至桂枝汤，因作伤寒首方，又因有春夏禁用桂枝之说，后人除有汗发热恶寒一症，他症即不用，甚至春夏，则更守禁不敢用矣。不知古人用桂枝，取其宣通气血，为诸药向导，即肾气丸，古亦用枝，其意不止于温下也。他如《金匮》论虚损十方，而七方用桂枝，胎前用桂枝汤安胎，又桂苓汤去癥，产后中风面赤，桂枝、附子并用，产后乳子烦乱呕逆，用竹皮大丸，内加桂枝治热烦，此于建中汤加当归为内补。然则桂枝岂非通用之药，若肉桂，则性热下达，非下焦虚寒者不可用，而人反以为通用，宜其用之而多误矣。予自究心《金匮》以后，其用桂枝取效，变幻出奇，不可方物，聊一拈出，以破时人之惑。"

妇人杂病脉证并治第二十二

全篇提要

妇人与男子之区别，在于经、孕、胎、产，故单列妇人妊娠病、妇人产后病两篇于前。今单列妇人杂病，亦多与月经相关；又月经代谢障碍，易发瘀血相关病症；妇人生理的特殊性，易发情志相关病症，此篇即主要论述上述病症，其余诸症与男子同。

具体方证：热入血室以半表半里阳证少阳病出现者用小柴胡汤；痰阻"妇人咽中如有炙脔"者用半夏厚朴汤；"妇人脏躁，喜悲伤，欲哭，象如神灵所作，数欠伸"者用甘麦大枣汤，太阳阳明合病，先治太阳，后治阳明，"妇人吐涎沫，医反下之，心下即痞，当先治其吐涎沫，小青龙汤主之。涎沫止，乃治痞，泻心汤主之"；胃虚寒兼有瘀血，"月经淋漓不尽，妇人少腹寒，久不受胎，兼取崩中去血，或月水来过多，及至期不来"者用温经汤；湿热瘀血而"经水不利，少腹满痛，经一月再见者"用土瓜根散；妇人漏下，黑不解者用胶姜汤；血水结于少腹的实证，"少腹满，如敦状，小便微难而不渴"用大黄甘遂汤；瘀久"妇人经水不利下"发为干血痨用抵当汤；妇人瘀血停饮偏虚，"腹中诸疾痛"者用当归芍药散；妇人里虚寒发太阴病，腹中痛用小建中汤；功能沉衰兼有瘀血，小便不利用肾气丸；胃气下泄，阴吹而正喧，大便不通用猪膏发煎。另有外治方，妇人经水闭，不利，下白物用矾石丸；阴中生疮，阴中蚀疮烂者，用狼牙汤洗之；下寒，用温阴中坐药蛇床子散。

妇人中风，七八日续来寒热，发作有时，经水适断，此为热入血室。其血必结，故使如疟状，发作有时，小柴胡汤主之（方见呕吐中）。

【提要】本条论述表证传半表半里，发为热入血室（少阳病）的小柴胡汤方证。

【解析】妇人患太阳病中风证，本为发热、汗出、恶风寒，至七八日，疾病由表传至半表半里，发为往来寒热的少阳病。"发作有时"为邪正交争病在半表半里的发病特点，时而发作、时而停歇，此时正值月经中断，判断发病与月经相关，称为热入血室，因正常月经中断故判断其血必结。"疟"有两个特性，一是往来寒热，二是定时发作，此"如疟状"当指往来寒热言，因往来寒热才是半表半里证的特点。"故使如疟状，发作有时"的"发作有时"当指定时发热，与前"七八日续得寒热，发作有时"的"发作有时"所指不同，因为往来寒热为半表半里证少阳病小柴胡汤方证，故予小柴胡汤治疗。后世用小柴胡汤加生地治疗，可作为参考。注意：本条用小柴胡汤在于往来寒热，不在定时发热。

后世不敢用柴胡，说柴胡升散、劫肝阴，临证遇到热入血室的小柴胡汤证，亦是犹豫不决，如俞长荣医案记录："二十年前，曾治某校一女工，外感恰值月经来，患寒热交作，心烦胸满，瞑目谵语，小腹疼痛。迁延六七日，曾服中药数剂，均未见效。我认为热入血室证，拟小柴胡汤，用柴胡八钱。时有人怀疑柴胡使用过量，劝患者勿服。病家犹豫不决，复来询事，我说，寒热往来，心烦胸满，非柴胡不解。并用陈修园《时方妙用》'柴胡少用四钱，多用八钱'一句相慰，力主大胆服用，病家始欣然而去。只服1剂，诸症均除。"

妇人伤寒发热，经水适来，昼日明了，暮则谵语，如见鬼状者，此为热入血室，治之无犯胃气及上二焦，必自愈。

【提要】本条论述表证传里而表不罢，发为热入血室（太阳阳明合病），不能以半表半里证的和法治疗。

【解析】妇人月经初来，出现发热、恶寒、无汗的太阳表证伤寒证，白日精神正常，至夜间则出现瘀热上扰脑神的表现，胡言乱语，如同遇见鬼一样。因发病与月经相关，称为热入血室，其实为太阳阳明合病。

《伤寒论》230条论述小柴胡汤方证时记录"阳明病，胁下硬满，不大便而呕，舌上白胎者，可与小柴胡汤，上焦得通，津液得下，胃气因和，身濈然汗出而解"，论述了少阳阳明合病，用小柴胡汤可使上焦、中焦及胃气得复，本条为太阳阳明合病，无关少阳，故曰"治之无犯胃气及上二焦"，即不可从少阳论治，不可用小柴胡汤。"必自愈"三字应灵活看待，理想的状态是随着月经的通畅，而病随经解，此与《伤寒论》106条"太阳病不解，热结膀胱，其人如狂，血自下，下者愈"同。临证实践，当依据症状反应辨六经八纲方证，选适症方药治疗，此与106条后半段"其外不解者，尚未可攻，当先解其外。外解已，但少腹急结者，乃可攻之，宜桃核承气汤"。后云解外宜桂枝汤的精神实质同。

临床观察到好多女性在行经前心烦、急躁易怒、情绪不稳，经行后诸症消失。如临床辨治其证，则多见太阳太阴合病的苓桂术甘汤与桂枝茯苓丸合方证。

《普济本事方》载："治妇人室女伤寒发热，或发寒热，经水适来，或适断，昼则明了，夜则谵语，如见鬼状。亦治产后恶露方来，忽而断绝。小柴胡加地黄汤。柴胡（一两一分，去苗洗净）、人参（去芦）、半夏（汤洗七次）、黄芩（去皮）、甘草（炙）、生干地黄（各半两）。上粗末，每服五钱，水二盏，生姜五片，枣二个，同煎至八分，去滓温服。辛亥中寓居毗陵，学官王仲礼，其妹病伤寒发寒热，遇夜则如有鬼物所凭，六七日忽昏塞，涎响如引锯，牙关紧急，瞑目不知人，疾势极危，召予视。予曰：'得病之初，曾值月经来否？'其家云：'月经方来，病作而经遂止。得一二日，发寒热，昼虽静，夜则有鬼祟，从昨日来涎生不省人事。'予曰：'此热入血室证也。'仲景云：'妇人伤寒发热，经水适来，昼日明了，暮则谵语，如见鬼状者，此为热入血室。'医者不晓，以刚剂与之，遂致胸膈不利，涎潮上脘，喘急息高，昏冒不知人。当先化其涎，后除其热。予急以一呷散投之，两时顷，涎下得睡省人事，次授以小柴胡加地黄汤，三服而热除，不汗而自解矣。"

妇人中风，发热恶寒，经水适来，得七八日，热除脉迟身凉和，胸胁满，如结胸状，谵语者，此为热入血室也，当刺期门，随其实而取之。

【提要】本条论述病由表传半表半里及里，发为热入血室（少阳阳明合病），用刺法治疗。

【解析】妇人与男子不同者，月经、胎产、乳也。妇人在行经开始时，患表证中风，发热恶寒，经行七八日，表证随经血而解，谓之"热除脉迟身凉和"。病传半表半里，正邪交争于胁下则胸胁下满，如结胸状。热入于里，瘀热上扰脑神则谵语，此为少阳阳明合病，与月经相关，曰"此为热入血室也，当刺期门，随其实而取之"。

仲景一书，所言"血室"，与"膀胱""少腹"等其意相同，均是指肚脐以下的部位，此部位易于发瘀血、停饮类病症。少阳阳明合病发为热入血室证，应和解少阳、清阳明里热，依据本条症状，大柴胡汤可适症选用。

关于用刺法治疗案例，《普济本事方》云："又记一妇人患热入血室证，医者不识，用补血调气药，迁延数日，遂成血结胸，或劝用前药，予曰：'小柴胡用已迟，不可行也，无已，则有一焉，刺期门穴斯可矣，但予不能针，请善针者治之。'如言而愈，或问曰：'热入血室，何为而成结胸也？'予曰：'邪气传入经络，与正气相搏，上下流行，或遇经水适来适断时，邪气乘虚而入血室，血为邪迫，上入肝经，肝受邪则谵语而见鬼，复入膻中，则血结于胸也。何以言之？妇人平居，水当养于木，血当养于肝也，方未受孕，则下行之以为月水，既妊娠，则中蓄之以养胎，及已产，则上壅之以为乳，皆血也。今邪气逐血，并归肝经，聚于膻中，结于乳下，故手触之则痛，非汤剂可及，故当刺期门也。'。"

阳明病，下血谵语者，此为热入血室，但头汗出，当刺期门，随其实而泻之。濈然汗出者愈。

【提要】本条论述热入血室下血谵语（阳明病）的刺法治疗。

【解析】前3条论述妇人在行经前后发热、病情多变，考虑与经血相关，称为热入血室证，本条曰"阳明病"热入血室，可见热入血室证非妇人所独有。血室乃指小腹、少腹部位而言。阳明病瘀热上扰脑神则谵语，热伤血络，血溢脉外，出于下为下血，或为便血，或为经血，均有可能。因热动血，血出于下（膀胱、子宫、肠道等），故曰"热入血室"。阳明病，法多汗，津液损伤者，其人但头汗出，不可用攻下热实之法，可刺期门，里热除，津液复，表里和，则濈然汗出，病愈。

前妇人产后病篇有"热在里，结在膀胱也"的论述——"产后七八日，无太阳证，少腹坚痛，此恶露不尽，不大便，烦躁发热，切脉微实，再倍发热，日晡时烦躁者，不食，食则谵语，至夜即愈，宜大承气汤主之。热在里，结在膀胱也"实为论述热入血室的阳明病，因其津液不亏，治疗用大承气汤下里实瘀热。

妇人咽中如有炙脔，半夏厚朴汤主之。

【提要】本条论述妇人咽中如有炙脔（太阴病）的半夏厚朴汤方证。

【解析】胃虚生痰，气滞痰阻于咽部，则觉咽喉中如有物阻，查之却无，后世谓之"气滞痰凝"，又有"梅核气"之说，"妇人咽中如有炙脔"《千金》"作胸满，心下坚，咽中帖帖，如有炙肉，吐之不出，吞之不下"，述症较全面，用半夏厚朴汤治疗。

半夏厚朴汤方（《千金》作胸满，心下坚，咽中怗怗，如有炙肉，吐之不出，吞之不下）

半夏一升　厚朴三两　茯苓四两　生姜五两　干苏叶二两

上五味，以水七升，煮取四升，分温四服，日三、夜一服。

【解析】半夏味辛，平，主治心下坚，下气利咽喉肿痛；厚朴味苦，温，消痰、下气；茯苓味甘，平，利水，主胸胁逆气，忧恚、惊恐等情志病变；生姜味辛，温，主治胸满，咳逆上气；苏叶味辛，温，下气，临证解表用苏叶，祛痰用苏子。诸药合用，可健胃气、利水湿、下逆气。半夏厚朴汤治疗里虚寒痰阻的胸满，心下坚，咽中怗怗，如有炙肉证。

《三因极-病证方论》将本方命名为大七气汤，用来治疗"喜怒不节，忧思兼并，多生悲恐，或时震惊，致脏气不平，憎寒发热，心腹胀满，旁冲两胁，上塞咽喉，有如炙脔，吐咽不下，皆七气所生"者。陆渊雷认为"唯半夏厚朴汤，为后世诸气剂之祖方，有多种官能性疾病，因情志郁塞而起者，本方速治之"。现今，焦虑抑郁相关病症多发，如以咽部痰阻、进食差为主症者，查无里热，用本方多效。

《金匮要略今释》引孙氏《三吴医案》云："张溪亭乃眷，喉中梗梗有肉如炙脔，吞之不下，吐之不出，鼻塞头晕，耳常啾啾不安，汗出如雨，心惊胆怯，不敢出门，稍见风即遍身疼，小腹时疼，小水淋沥而疼，脉两寸皆短，两关滑大，上关尤搏指，此梅核气症也。以半夏四钱，厚朴一钱，紫苏叶一钱五分，茯苓一钱三分，姜三分，水煎食后服，每用此汤调理，多效。"

本证临床常见，以咽喉部异物感为主，无咽痛，偶有咳嗽，进食多后痰多，咽部不适加重，后世多以阴虚用寒药治之，难以获效。本方治疗痰气上逆的咳嗽，效佳。如治疗李某，女，42岁，就诊日期为2018年12月24日，咳嗽1月余。咳嗽严重影响睡眠，来诊时亦有咳嗽，咳声较重，痰多，白黏痰，夜间与晨起时加重，咽部痰阻感，胸骨后满闷不适，口干。舌淡舌体略燥舌边水滑，舌底苍白。脉大而有力。予半夏厚朴汤加陈皮、生石膏、桔梗。处方：陈皮20g，桔梗10g，苦杏仁10g，生姜15g，清半夏10g，厚朴10g，茯苓12g，紫苏梗10g，生石膏30g。颗粒剂，7剂，每次1袋，早晚水冲服。12月25日上午十点半左右微信随访，知昨天晚上服药1袋，一宿没咳嗽一声。

《医宗金鉴》云："咽中如有炙脔，谓咽中有痰涎，如同炙肉，咯之不出，咽之不下者，即今之梅核气病也。此病得于七情，郁气凝涎而生……此证男子亦有，不独妇人也。"如治疗马某，男，33岁，初诊日期为2021年7月2日。胃胀、气上冲2周。病起于父亲去世后疲劳、悲伤，出现症状。现症：气上冲，由胃脘至咽部，自觉气阻痰鸣，影响睡眠，口渴、口干，时苦，略恶寒热，进食可，无反酸、烧心、疼痛，大便不成形，日1次，量少，小便正常。脉滑有力，舌淡尖红，苔厚腻，底水。腹诊：腹部平，腹力中等，双侧胸胁部抵抗，右侧较重，肚脐下压痛。辨为小柴胡汤与半夏厚朴汤合方证。处方：柴胡24g，黄芩10g，枳实10g，赤芍12g，炙甘草10g，清半夏10g，姜半夏10g，法半夏10g，姜厚朴25g，生姜15g，人参8g，茯苓15g，苏子10g。颗粒剂，7剂。2021年10月10日因乏力、精神差复诊，诉服药后诸症均消失。

妇人脏躁，喜悲伤欲哭，象如神灵所作，数欠伸，甘麦大枣汤主之。

【提要】本条论述妇人脏躁（太阴病）的甘麦大枣汤方证。

【解析】妇人胃虚，心脑失养，喜悲伤，欲哭，里虚则反复打哈欠、伸懒腰，谓之数欠伸，脑神不宁，行为不合时宜，如有鬼神附体，用甘麦大枣汤治疗。

关于"脏躁"原文未明指何"脏"，注家解说不一，如《医宗金鉴》认为脏即心脏；曹颖甫认为脏指肺脏；沈明宗、尤在泾、唐容川等认为脏是子脏；陈修园则认为五脏属阴，不必拘于何脏。对此诸解，实不必求得统一，应从临证出发，则诸说不攻自破。依据症状反应，则所论均是脑病症状，是脑功能异常的表现，如是可言"脏"指"脑"，"脏躁"指"脑功能异常"，似是而非。要之，从症状反应入手，辨其寒热虚实，求得方证相应即可治愈疾病，不必强解。

甘草小麦大枣汤方

甘草三两　小麦一升　大枣十枚

上三味，以水六升，煮取三升，温分三服。亦补脾气。

【解析】本方用甘草补胃气，缓解急迫的神经精神症状，用大剂量小麦健胃、补中气之虚。后世谓上诉症状为心气虚，用小麦补心气，大枣甘温补中。甘草小麦大枣汤益胃气，治疗太阴病，表现为喜悲伤、欲哭者。

《金匮要略今释》引《方函口诀》云："此方虽为主妇人脏躁之药，凡上侧腋下脐旁拘挛有结块者，用之亦效，又用于小儿啼泣不止者，有速效。又用于大人之痫，皆'病急者，食甘以缓之'之意也。"又引《本事方》云："乡里有一妇人，数欠伸，无故悲泣不止，或谓之有祟，祈禳请祷备至，终不应，予忽忆《金匮》有一症云'妇人脏燥，悲伤欲哭，象如神灵所作，数欠伸者，甘麦大枣汤'，予急令治此药，尽剂而愈。古人识病制方，种种妙绝如此，试而后知。"

本方证多发于令人不愉悦的突发生活事件后，患者表现出喜哭泣、流泪、频繁打哈欠等。如治疗赵某，女，44岁，初诊日期为2023年11月30日。主诉：悲伤欲哭、叹息1个月，易惊、情绪激动、肢体抖动7天。诸证因爱人生意赔钱、有外遇、家庭不和而出现，悲伤欲哭、叹息，后又遭遇女儿自杀未遂，生气、惊恐后悲伤、叹息加重，同时出现胆小、害怕、肢体抖动，头痛，乏力，睡眠差，无寒热，口中和，纳可，二便正常，月经正常。脉细滑，舌淡暗苔白。腹诊：腹部平，腹力中等，无悸动、压痛，双侧胸胁部叩击痛。考虑少阳太阴合病，处方：浮小麦100g，大枣20g，炙甘草10g，北柴胡15g，黄芩10g，清半夏10g，人参10g，生姜10g，牡蛎15g，龙骨15g，茯苓15g，大黄3g，桂枝15g，百合20g，白术10g。中药饮片，7剂，水煎服。2023年12月7日复诊：叹息、胆小、害怕、肢体抖动消失，喜悲伤、欲哭泣减轻（诉自己女儿以前有类似症状，诊断抑郁症，长期口服西药），现乏力、头痛，睡眠差，易醒，余同前。脉滑有力，舌淡苔白腻。腹诊同前。予小柴胡汤、桂枝甘草汤合方加百合、茯苓。处方：北柴胡15g，黄芩10g，清半夏10g，生姜6g，炙甘草6g，肉桂15g，党参10g，大枣6g，百合15g，茯苓18g。新国标颗粒剂，7剂。半年后随访，服药后病已。

妇人吐涎沫，医反下之，心下即痞，当先治其吐涎沫，小青龙汤主之。涎沫止，乃治痞，泻心汤主之。

小青龙汤方（见痰饮中）

泻心汤方（见惊悸中）

【提要】本条论述外邪内饮（太阳病兼停饮），误用下法，表未解而热入于里，形成表里合病（太阳阳明合病）者，应先解表后治里。

【解析】妇人患伤寒，表不解，心下有停饮，多唾涎沫，依据所用为小青龙汤，以方测证，患者当有咳嗽等症状。病在表不可下之，里有停饮不可下之，误下表不解，热入于里，会形成"心下痞、按之濡"的泻心汤证。表里合病，表为太阳病、里为阳明病，则应先解表，后治里，故先用小青龙汤治其吐涎沫，表解吐涎沫止，再用泻心汤清热治心下痞。

关于本条，陆渊雷认为有错简，具体论述如下："此条，盖编次者采《千金》以入《金匮》。《千金》本论霍乱，霍乱谓呕吐而利也，医以其吐利为实而误攻之，于是呕吐不止而利益甚，利益甚，故用甘草泻心汤。编次者见《千金》此条，与《伤寒论》百七十一条相似，有似仲景语，故采以编入本篇。本篇论妇人杂病，而非妇人霍乱，故删'霍乱呕逆'四字，又因《伤寒论》百七十一条，云'攻痞宜大黄黄连泻心汤'，故删'甘草'二字。《伤寒论》之大黄黄连泻心汤，林亿以为当有黄芩，是即惊悸篇之泻心汤，故林校本条时，直注'泻心汤见惊悸中'矣。丹波盖以为《千金》用《金匮》，而唐人所见，当较宋人为近古，故云当是甘草泻心。其实，《金匮》妇人病三篇，剧不类仲景文字，说详妊娠篇首，知是《金匮》用《千金》也。"

妇人之病，因虚、积冷、结气，为诸经水断绝，至有历年，血寒积结胞门，寒伤经络，凝坚在上，呕吐涎唾，久成肺痈，形体损分；在中盘结，绕脐寒疝，或两胁疼痛，与脏相连；或结热中，痛在关元。脉数无疮，肌若鱼鳞，时着男子，非止女身。在下未多，经候不匀。冷阴掣痛，少腹恶寒，或引腰脊，下根气街，气冲急痛，膝胫疼烦，奄忽眩冒，状如厥癫，或有忧惨，悲伤多嗔，此皆带下，非有鬼神，久则羸瘦，脉虚多寒。三十六病，千变万端；审脉阴阳，虚实紧弦；行其针药，治危得安。其虽同病，脉各异源。子当辨记，勿谓不然。

【提要】本条通论妇人之病，先论病因，再以上、中、下三焦论症状，最后以脉论治法。

【解析】今结合王叔和撰次《仲景遗论》的《伤寒论》《金匮要略》全篇内容，尤其是妇人妊娠、产后及本篇相关方证学习，知此条内容不似仲景之论。曹颖甫认为"此节或仲师自述师承，或门人述仲师之训，与全书文体不类，或亦因论列妇人杂病而附存之欤"。陆渊雷亦认为"此条文气，与《伤寒论》脉法第一条同，亦是脉经家言，非仲景语也"。并解析曰："'妇人之病'至'积结胞门'为总冒，言病之成，皆因身体有弱点，于是受寒冷而凝积，或神经脏器之作用结滞，遂生诸病，若积结在胞门，即为妇科诸病，胞门盖指子宫口也。'寒伤经络'至'形体损分'为第二段，言因虚、积冷、结气而病在上部者。'在中盘结'至'肌若鱼鳞'为第三段，言因虚、积冷、结气而病在中部者。'时着男子，非止女身'二句，总括上二段，谓上部中部之病，男子亦有之，唯下部胞门之病，为妇女所独有。以下专言妇女病，'未多'二字义难晓，程尤并作'来多'，亦未是。气街两穴，一名气冲，在左上腹角鼠蹊上一寸，'奄忽眩冒'四句，即脏躁一类之病。"

胡希恕先生亦认为，本段内容不是仲景文章，并随文解析如下：本条内容、文体，均不似仲景文章，"妇人之病"至"血寒积结胞门"为一段。妇人因虚、积冷、结气而为月经不利，或经水断绝，甚者经年不愈。若血寒凝滞，积结于胞门，即任脉。"寒伤经络"至"形体损分"为一段，言上焦受风寒之邪，而为肺痿、肺痈。寒伤经络，瘀血凝坚于肺，呕吐涎唾，发为肺痿，久之亦为肺痈，形体消瘦。"在中盘结"至"非止女身"为一段，寒邪盘踞中焦，绕脐腹痛而为寒疝，或者肝脾受累而两胁疼痛；若中焦瘀血，瘀热互结，痛在少腹关元穴处，疮家有热而脉数，无疮者热可自瘀血而来，肌若鱼鳞即是肌肤甲错，为瘀血病症。上两段，风寒在上焦而为肺痿、肺痈，寒盘结于中焦而为寒疝、胁痛，热结在中焦，瘀热内蕴，脉数而肌肤甲错，这几类病，男子亦可发生。"在下未多"至"勿谓不然"专写妇人。少腹胀满，而经血排出不多，以成经候不匀，之后即言经候不匀导致种种疾病，如阴中痛、少腹寒、寒引腰脊、气上冲而少腹急痛、腰腿疼烦，均为器质方面的表现；忽然昏冒、厥逆癫狂、时而忧伤凄惨、时而恼怒忿恨，为精神方面的表现，这些都是经候不匀，带下为病，即妇科病，非有鬼神为之，久而不愈，则脉虚人瘦多寒。三十六病，为古医书中所言，现无资料可考，文中"紧弦"代表不了一切脉应，只为音韵相合，这不为张仲景的文章。"千变万端""行其针药，治危得安""脉各异源"皆为空话，当为后人所附。

问曰：妇人年五十所，病下利，数十日不止，暮即发热，少腹里急，腹满，手掌烦热，唇口干燥，何也？师曰：此病属带下，何以故？曾经半产，瘀血在少腹不去。何以知之？其证唇口干燥，故知之。当以温经汤主之。

【提要】本条论述妇人下血（厥阴病）的温经汤方证。

【解析】带下，古时称妇科病为带下病，《史记·扁鹊仓公列传》云："过邯郸，闻贵妇人，即为带下医。"知古所称带下，乃腰带以下经血诸疾之谓也，"下利"当为"下血"，即经血不止。

胃为气血生化之源，瘀血因代谢而生，胃虚影响妇人经血代谢，瘀血留于少腹，则少腹硬满、急结；月经淋漓不尽，或胞宫寒瘀，久不能孕，或经血乏源而不来；胃虚有热则手掌烦热，内有瘀热则唇口干燥，用温经汤治疗，本方以温胃健胃为主，兼祛瘀血。

少腹硬满、急结，多见瘀血或停饮，停饮者多小便不利、口渴多饮，如五苓散证；如小便自利者，少腹硬满，再有瘀血症状者（如狂，善忘，烦躁，谵语，发热，发黄，唇痿舌青，口燥，但欲漱水不欲咽，唇口干燥，肌肤甲错等），可确断为瘀血。

少腹里急为判断瘀血的最重要症状，当是以腹证为主，即以手按压少腹，患者自觉疼痛、胀满，医者指端有抵抗感，或按之软弱，或按之可触及硬结。有关瘀血类方证，无论虚实，腹部按压时疼痛均很明显，按之抵抗感的强弱与病性虚实密切相关，抵抗越明显，病越偏于实证，抵抗弱者，则为虚证。

仲景书中治疗瘀血在少腹的常见方证，由虚到实，排列如下：肾气丸、当归芍药散、胶艾汤、温经汤、大黄䗪虫丸、桂枝茯苓丸、土瓜根散、桂枝加芍药汤、枳实芍药散、桂枝加大黄汤、大黄牡丹汤、抵当丸、抵当汤、下瘀血汤、桃核承气汤、大黄甘遂汤、大承气汤，临证可结合腹证与每个方证（包括方中药证）的相关论述，适症选用相关方剂，做到"方证相应，治愈疾病"。

温经汤方

吴茱萸三两　当归　川芎　芍药各二两　人参　桂枝　阿胶　牡丹皮（去心）
生姜　甘草各二两　半夏半升　麦门冬一升（去心）

上十二味，以水一斗，煮取三升，分温三服。亦主妇人少腹寒，久不受胎，兼取崩中去血，或月水来过多，及至期不来。

【解析】胡希恕认为"温经汤以茱萸汤去大枣加桂枝温中降逆、平其冲气，同时以麦门冬汤健胃、补虚、润燥，二方合用，从胃着手，温胃补虚，津液得以化生。下血数十日不止，其人已虚，故用当归、川芎、芍药、丹皮等强壮性祛瘀药，既可止血，又可祛其瘀血，而加阿胶既能祛瘀，又能生新，'瘀血不去，新血不生'，本方祛瘀、生血，无一不备。本方茱萸汤中去大枣，芍药的用量也不大，可见当有纳差、恶心等症状，若腹痛明显，可与当归芍药散合方，疗效更好"。冯世纶用方经验："本方吴茱萸用量宜大，其味苦难下咽，加大枣可矫其味。"温经汤治疗胃虚血瘀，上热下寒（厥阴病）的口唇干燥、少腹里急、月经异常及久不受孕。

曹颖甫认为"此为调经统治之方，凡久不受胎，经来先期、后期，或经行腹痛，或见紫黑，或淡如黄浊之水，施治无不愈者。曾记寓华废坊时，治浦东十余年不孕之妇，服此得子者六七家。江阴街四明范姓妇亦然，此其成效也"。

陆渊雷云："温经汤实妇科要药……主腹痛崩漏，略似胶艾汤，唯有唇口干燥等上虚热之证，与胶艾汤不同；其挛急痛，又略似当归芍药散，唯无水气之变，与当归芍药散又不同。"引《方函口诀》云："此方以胞门虚寒为目的，凡妇人血室虚弱，月水不调，腰冷腹痛，头疼下血，有种种虚寒候者，用之，不可拘年五十云云，却宜从方后之主治。又，下血瘀，唇口干燥，手掌烦热，上热下寒，腹无块者，为本方之适应证。若有瘀块，血下不畅者，宜桂枝茯苓丸，比此更重一等者，属桃核承气汤。"可启迪方证之应用，并引于上。

本方治疗月经不调有佳效，如治疗熊某，女性，40岁，初诊日期为2020年10月22日，近2个月来每月经行2次，此次来月经22天仍淋漓不尽、恶寒、手足凉、汗出少，伴口干、不渴，时口苦，饮食可，小便正常，易便秘。脉左沉滑右寸促，舌尖红苔白。腹诊：腹平，腹力中等，两胁下抵抗，脐左下压痛。辨为温经汤方证。处方：吴茱萸10g，川芎10g，当归12g，赤芍10g，丹皮10g，桂枝12g，生姜5片，清半夏12g，麦冬18g，人参10g，炙甘草10g，阿胶（后入、烊化）5g。中药饮片，7剂，水煎服。11月26日复诊：患者服药5剂后经血淋漓不尽消失，至今日来诊诉中间正常来月经1次，比以前量大，以前冬天身冷，一晚上都暖和不过来，今年不冷了，经期准，因担心反复，前来调药，原方再服3剂，巩固疗效。

亦有用本方治疗急性大量出血的崩漏者，如赵守真医案记载："温妇年五旬，新孀之下，儿媳不顺，因之情志不适，月经当断而反多，前后参差，时久始净。渐至夜间潮热，少腹隐痛，口干难寐，乃以经济困难，延未医治。讵知某夜大崩血下，迄明未止，神疲已极，自煎参汤服食。次日迎诊，按脉细微欲绝，面唇惨白，舌胖无苔，腹痛口燥，手足烦热，血尚淋漓未停，身常自汗等候……本证不仅寒盛血虚，且兼郁热，治当兼顾。若认大崩血虚，一味温补，殊难收指顾之效。因处以温经汤，虽曰温经，而实兼有祛瘀清热之品，是一方而众善俱备。如方中吴萸、丹桂入血散寒行瘀，归、芍、阿胶生新止血，人参、夏、草益气降逆，麦冬清除烦热，又加香附、降香之行气和血，则视原方周到而于证更切也。煎服一时许，腹中震动大鸣，旋下黑色血丝甚多，再进血崩即止，三进热退安眠，精神转佳，末用人参养荣汤、归脾汤善后调理。"

带下，经水不利，少腹满痛，经一月再见者，土瓜根散主之。

【提要】本条论述瘀热性月经病（阳明病）的土瓜根散方证。

【解析】带下是妇人病，条文中曰"经水不利""经一月再见"，可见在本条主要论述月经病症。妇人，瘀热结于少腹，少腹胀满、疼痛，按之加重，瘀则经行不畅，故经水不利，热则迫血妄行，故月经1个月出现两次，用土瓜根散治疗。

土瓜根散方（阴㿗肿亦主之）

土瓜根　芍药　桂枝　䗪虫各三份

上四味，杵为散，酒服方寸匕，日三服。

【解析】《神农本草经》记载土瓜根味苦，寒，主治内痹，瘀血，月闭，有清热活血之功；芍药通血络，止腹痛；桂枝在本方中温通血脉，与在桂枝茯苓丸、桃核承气汤中功效同；䗪虫味咸，寒，主治血积癥瘕，破坚，下血闭，为一寒性祛瘀药，同为虫类祛瘀药而与水蛭、虻虫所不同者，䗪虫止痛作用较强。四药等份为散，酒服助药力，加强活血、通脉之功。

同为瘀结少腹，病发月经相关病症，土瓜根散与温经汤之少腹瘀结月经不调比，则有寒热之不同，土瓜根散为瘀热互结，温经汤为寒瘀互结于少腹；土瓜根散与大承气汤（产后恶露不尽，瘀热互结），依据是否有结实，有虚实之不同。土瓜根散方证有热无实，只需清热活血，不需攻下，故不用大黄。大承气汤证则热实瘀结，既要用芒硝清热，还要用大黄下实祛瘀，此辨少腹瘀结月经相关病症寒热、虚实之大要。

寸口脉弦而大，弦则为减，大则为芤，减则为寒，芤则为虚，寒虚相搏，此名曰革，妇人则半产漏下，旋覆花汤主之。

【提要】本条论述妇人半产漏下（太阴病）的旋覆花汤方证。

【解析】脉弦、大均为有外无内之脉，主血不足、主寒、主瘀。在妇人，发生于半产漏下之后，为虚寒兼瘀之脉应，此处以解表下气活血的旋覆花汤必有错简，胶艾汤为正治之方。

陆渊雷谓"此条论与方，后人所缀集也。'虚劳篇'及《伤寒论》并云：'妇人则半产漏下''男子则亡血失精。'妇人与男子对举，故著二'则'字，此条删男子句，而妇人句仍有'则'字，文义上删缀之迹显然矣。旋覆花行水下气，于半产漏下之虚寒证，殊不对病。葱，本草虽有止衄血下血之文，究是开散之药，于本证不宜。新绛即绯帛，始见于唐代陈藏器之《本草拾遗》，云治恶疮疔肿，时珍始云疗血崩金疮出血，而有人用以治咯血，汉魏时盖未入药。然则本方是唐以后方，当别有主治，编次者妄缀于此条也"。

旋覆花汤方

旋覆花三两　　葱十四茎　　新绛少许

上三味，以水三升，煮取一升，顿服之。

【解析】葱有发汗解表之功，旋覆花温药下气祛饮。新绛，古本草无新绛名，仅有可染绛的茜草，故今多以活血作用的茜草代之。本方还出在《金匮要略·五脏风寒积聚病脉证并治》篇，用来治疗肝着。冯世纶教授有考证，其功主要在解表，本方无补虚止血之功，不能用来治疗妇人半产漏下。

妇人陷经，漏下，黑不解，胶姜汤主之（臣亿等校诸本无胶姜汤方，想是前妊娠中胶艾汤）。

【提要】本条论述妇人陷经（厥阴病）的胶姜汤方证。

【解析】妇人陷经，是指后文所言月经量大、漏下、色黑、血不能止的病症。色黑为久瘀，漏下多因于热，久久下血，其人必虚，用凉血、活血、补虚、止血的胶姜汤治疗。

林亿等认为胶姜汤是妊娠病篇的胶艾汤，胶艾汤主治"妇人有漏下者，有半产后因续下血都不绝者，有妊娠下血者"，在胶艾汤方后有"一方加干姜一两，胡氏治妇人胞动，无干姜"，本篇曰胶姜汤，可见本方为胶艾汤方中有干姜者，用来治疗妇人陷经。林亿等观点可从。

妇人少腹满如敦状，小便微难而不渴，生后者，此为水与血俱结在血室也，大黄甘遂汤主之。

【提要】本条论述血水瘀结少腹（阳明病）的大黄甘遂汤方证。

【解析】少腹之部位硬满、急结者，常为瘀血、停饮（尿潴留）为患，仲景在《伤寒论》中反复强调，并以小便利否来判断停饮、瘀血。瘀血久积而患者常无所苦，但停饮的尿液则不同，每日大量产生，积于膀胱则少腹满痛，外证小便不能，易于发现，故多以小便是否通利，在排除停饮后可确断瘀血。

停饮者多因水液代谢障碍而生，故多口渴、多饮，而瘀血者，水液代谢正常，往往只是口干、口燥，但不欲饮，此亦瘀血、水饮两者的鉴别点。

生理情况下，妇人产后，胞宫内瘀血应及时排出，若不能排出，则似瘀血短期生成，也会形成腹满。妇人妊娠期间，由于怀孕影响水液代谢，亦可形成小便障碍。本条所论，即是瘀血与停饮兼有之证。

妇人产后，出现了少腹满，如"敦状"，需要鉴别是瘀血还是水饮内停。小便微难则提示有停饮，然停饮者多渴，患者却不渴，故考虑内有瘀血停滞。小便微难而不渴提示停饮轻，加之上诉症状出现在生产之后的特殊生理时期，判断此为水与血俱结在血室，用大黄甘遂汤治疗。可见仲景一书，所言"血室""膀胱""关元"等均为少腹部位，不是特指子宫。

大黄甘遂汤方

大黄四两　甘遂二两　阿胶二两

上三味，以水三升，煮取一升，顿服之，其血当下。

【解析】"少腹满如敦状"，于产后者言亦是急症，本方用四两大黄活血下血，用二两甘遂峻药下水，由于病发于产后，用阿胶以养血，三药水煎顿服，虽有阿胶之补，亦是急下之峻剂，服用之后，其血当下。大黄甘遂汤治疗血瘀水停的"少腹满如敦状"。

《金匮名医验案精选》载易巨荪医案。癸未六月，有陈姓者，其妻患难产，两日始生，血下甚少，腹大如鼓，小便甚难，大渴，医以生化汤投之，腹满甚，且四肢头面肿，延予诊治。不呕不利，饮食如常，舌红苔黄，脉滑有力，断为水与血结在血室，投以大黄甘遂汤，先下黄水，次下血块而愈。病家初疑此方过峻，予曰，小便难，知其停水，生产血少，知其蓄瘀，不呕不利，饮食如常，脉滑有力，知其正气未虚，故可攻之。若泥胎前责实，产后责虚之说，迟延观望，俟正气既伤，虽欲攻之不能矣。病家坚信之，故获效。

本方不只用于产后，少腹有瘀血水肿，病性为实，兼有血虚者，均可应用，如赵守真医案："谭秋香，三旬孀妇也。子女绕膝，日忙于生计，操劳过度，恒恒于心，以致气血内耗，身体渐羸，月经不行，少腹肿胀，行动则喘促，数月于兹。昨随其叔妗来治，切脉细数而涩，口干不渴，大便燥结，两三日一行，小便黄短，少腹不仅肿胀，有时乍痛，虽闭经已久，尚无块状……本证瘀水交结，同属严重，如逐瘀而不行水，则瘀未必去；祛水而不行瘀，则水未必可行，法当标本兼治，行水与逐瘀并举，选用《金匮》大黄甘遂汤、桂苓丸合剂，大黄、阿胶各三钱，甘遂五分（另冲），桂枝、丹皮各二钱，茯苓四钱，桃仁三钱，加丹参五钱，土鳖钱半，服后便水甚多，杂有血块。又三剂，水多而血少，腰腹胀减，已不肿，诸症消失。改用归芍异功散调理，无何经行，痛解，又进归脾汤善后，时经一月，遂得康复。"

　　妇人经水不利下，抵当汤主之（亦治男子膀胱满急，有瘀血者）。

　　【提要】本条论述瘀血性月经不利（阳明病）的抵当汤方证。

　　【解析】瘀血结于胞宫，则月经不下，表现为停经，但亦必有少腹急结、少腹硬满等兼小便自利，断为热实性瘀血者，方可用本方。由"亦治男子膀胱满急，有瘀血者"可知，仲景书中"膀胱""少腹""血室""关元""脐下"等均是指少腹、小腹的部位，多为瘀血、水饮停聚之所，无具体脏器的概念。

抵当汤方

　　水蛭三十个（熬）　　虻虫三十个（熬、去翅足）　　桃仁二十个（去皮尖）　　大黄三两（酒浸）

　　上四味，为末，以水五升，煮取三升，去滓，温服一升。

　　【解析】水蛭、虻虫均为虫类药物，水蛭吸附于人体后，吸血不止，拔而不出，虻虫嘴锋，牛皮之厚，其亦能穿透而吸其血，两药均有活血之功能，大黄亦为活血之良药。《神农本草经》记录水蛭味咸，平，主逐恶血，治瘀血、月闭，破血瘕；虻虫味苦，微寒，主逐瘀血，破下血积；大黄味苦，寒，主下瘀血，治血闭寒热，破癥瘕积聚；桃仁，味苦，平，主治瘀血、血闭。抵当汤集四味强有力的活血药于一方，性味总体偏寒，有攻下之能，主治阳明瘀热在里。服药后瘀血得下，经血自来。水蛭古称抵当，水蛭为本方主药，故曰抵当汤。

　　本方有下瘀血之功能，《经方实验录》载"常熟鹿苑钱钦伯之妻，经停九月，腹中有块攻痛，自知非孕。医予三棱、莪术多剂未应。当延陈葆厚先生诊。先生曰：'三棱、莪术仅能治血结之初起者，及其已结，则力不胜矣。吾有药能治之，顾药有反响，受者幸勿骂我也。'主人诺。当予抵当丸三钱，开水送下。入夜，病者在床上反复爬行，腹痛不堪，果大骂医者不已。天将旦，随大便下污物甚多，其色黄白红夹杂不一，痛乃大除。次日复诊，陈先生诘曰：'昨夜骂我否？'主人不能隐，具以情告，乃于加味四物汤调理而瘥"。又《金匮要略今释》引《生生堂治验》云："一妇人，半产后，面色黧黑，上气头晕。先生诊之，脉紧，脐下结硬，曰'此蓄血也'，即与抵当汤，三日，腰以下觉解急，更与桃核承气汤，果大寒战，有顷，发热汗出谵语，四肢搐搦，前阴出血块，其形如卵，六日间得二十余，仍用前方，二旬而宿患如忘"。

妇人经水闭不利，脏坚癖不止，中有干血，下白物，矾石丸主之。

【提要】本条论述妇人经闭、带下（阳明病）的矾石丸方证。

【解析】依据文意"脏"指子宫、少腹这一部位。《玉篇·广部》："癖，食不消。"《抱朴子·内篇·极言》："凡食过则结积聚，饮过则成痰癖。"解"癖"为结，妇人少腹（子宫）内瘀血结滞，局部坚硬满，按之抵抗明显，小便自利，病程长久，考虑为内有瘀血、干血。血结于内，则月经闭，经水不行。瘀血亦影响机体代谢，患者下白物即白带，淋漓不止（脏坚癖不止），用矾石丸治疗。

陆渊雷认为"此是子宫内膜及阴道之炎症，若阴道无炎症，则白物不至甚多，若子宫无炎症，则不致影响经水，且不致有干血块而为脏坚癖也。矾石丸外治之方，能止白物，不能去干血，且必涂布至病灶，方能见效。方后云内脏中，若病人为经产妇，而手法柔和者，亦可内至子宫"。

矾石丸方

矾石三分（烧）　杏仁一分

上二味，末之，炼蜜和丸枣核大，纳脏中，剧者再纳之。

【解析】矾石味酸，寒，主治白沃，阴蚀，恶疮；杏仁味甘，温，主治金创伤"，两药为末蜜丸，有燥湿止白带之能。"纳脏中"即纳阴道，属局部用药。本方无活血之功，故为治标之剂，应依据病情，选用适症的祛瘀方治之，前之桂枝茯苓丸、桃核承气汤、抵当汤、温经汤、大黄甘遂汤等祛瘀之方，均可适症选用。

妇人六十二种风，及腹中血气刺痛，红蓝花酒主之。

【提要】本条论述妇人腹中痛（太阴病）的红蓝花酒方证。

【解析】本条所言之"妇人六十二种风"与前"三十六病"均不可考，腹中血气刺痛，当为瘀血腹痛一类病症，用红蓝花酒治疗。

红蓝花酒方（疑非仲景方）

红蓝花一两

上一味，以酒一大升，煎减半，顿服一半，未止再服。

【解析】《开宝本草》记录红蓝花，味辛，温，主产后血运口噤、腹内恶血不尽、绞痛，并酒煮服。可知本药为一温性活血祛瘀药，用酒煎顿服，加强温通活血之功。

陆渊雷案："自此以下三条，皆以一方统治若干病，而证候不析，疑皆非仲景语也。六十二种风，当是神经系统病，故尤云血行风自息。红蓝花即红花，始见于宋《开宝本草》，而《外台》引《近效》已用之，盖六朝以后入药者。"

妇人腹中诸疾痛，当归芍药散主之。

当归芍药散方（见前妊娠中）

【提要】本条论述妇人腹中诸疾痛（阳明病）的当归芍药散方证。

【解析】腹痛多因瘀血、停饮所致，偏于虚者，用当归芍药散治疗，具体方解见妊娠篇。当归芍药散治疗瘀血停饮虚性腹部挛急疼痛。如《金匮要略今释》引《续建殊录》云："一妇人足指疼痛，不得步行，一日，腹中挛急，上冲心，绝倒不知人事，手中温，脉数，两便不通，则与当归芍药散，尔后小便快利，色如血，诸证顿除。"

本方为血水同治方，有强壮作用，临证以腹诊的悸动、腹力弱、脐下压痛为抓手，结合腹痛、小便不利，用于月经相关类病症，多获佳效。结合八纲辨证，月经相关类病症多见半表半里阴证厥阴病，柴胡桂枝干姜汤方证常见。此两方常合方应用，清上温下，和解半表半里，血水同治，疗效卓著，被称为"神合方"。如治疗任某，女，39岁，初诊日期为2020年1月3日，月经不调1年余，现经期第2天。患者2018年8月起出现月经不调，2～4个月来一次月经，曾经接受过西药治疗，月经仍然不规律，近3个月没有来月经，现在处于月经第2天，月经量大，色黑，血块多，心悸，乏力，头晕，头沉，双下肢发沉，无恶寒、发热、二便正常。脉数，舌淡苔白舌边紫黑瘀点。腹诊：腹部平，腹力弱，脐下左侧压痛。辨六经：厥阴病兼有瘀血。辨方证：柴胡桂枝干姜汤合当归芍药散方证。处方：当归10g，赤芍20g，川芎10g，茯苓12g，泽泻15g，苍术10g，柴胡12g，黄芩10g，牡蛎12g，天花粉12g，桂枝12g，干姜10g，炙甘草10g。7剂，颗粒剂，水冲服，每次1袋，每日2次。2020年3月9日复诊：服用1剂后，血块消失，当月月经量比较大，从上次月经至今天3个月，期间来过2次月经，经期正常，月经量正常，现仍有头晕、心悸、乏力，前来治疗。按：①六经的识别。心悸，乏力，头晕，头沉，脉数，诸症看似没有六经归属，但总体属于功能沉衰的阴证。少阴为表证，多有肢体、肌表的症状，本患者不明显，可以除外少阴病。太阴病为里阴证，消化道症状上吐下泻是识别的核心点，本患者无，可以除外太阴病。应用排除法，指向厥阴病。②方证的识别。临床除了重视药证，更应该重视方证，仲景医学属于神农一派，《神农本草经》是单味药证时代，《汤液经》是方证、药证时代，所用的理论均是八纲，至张仲景，病位学逐渐认识到除了表证、里证，还有半表半里证。

再以病位为核心，将寒热虚实阴阳纳入病位之中，形成了以病位为核心的六经概念，这时候产生了《伤寒杂病论》的六经辨治理论体系，既有方证、药证，又有六经理论指导。厥阴病已判断，临床还得辨方证（方证是临床疗效的保证），厥阴病有诸多方证，本患者适合哪一个方剂呢？结合条文症状描述，柴胡桂枝干姜汤最合适。瘀血偏于虚证用当归芍药散，这是常法。方证相应，服药7剂而月经调和。

妇人腹中痛，小建中汤主之。

小建中汤方（见前虚劳中）

【提要】本条论述妇人腹中痛（太阴病）的小建中汤方证治。

【解析】虚寒腹痛，兼有表证者，多用小建中汤温中补虚、活血止痛兼以解表，妇人亦如是。陆渊雷认为"此因营养不良，腹部之肌肉及神经挛急而痛，故用小建中。今用黄芪建中、当归建中，尤良"。

小建中汤在《伤寒论》中用来治疗"伤寒，阳脉涩，阴脉弦，法当腹中急痛"，在《金匮要略》虚劳篇中用来治疗"虚劳里急，悸，衄，腹中痛，梦失精，四肢酸疼，手足烦热，咽干口燥"，本篇用来治疗"妇人腹中痛"。由此可知，伤寒、杂病、妇人诸疾，均需依据症状反应，辨六经、析八纲、辨方证，做到方证对应，治愈疾病。

曾治一同事，女，30岁，月经后期3日，腹痛，恶寒，手足凉，心悸，脉细数，舌淡苔白。腹诊：腹部平，双侧轻度里急，小腹按之无力、疼痛，予小建中汤治疗，上午服药，下午月经即来，上述诸症均已。

问曰：妇人病，饮食如故，烦热不得卧而反倚息者，何也？师曰：此名转胞，不得溺也。以胞系了戾，故致此病。但利小便则愈，宜肾气丸主之。

【提要】本条论述妇人病转胞、不得溺（厥阴病）的肾气丸方证。

【解析】妇人病，由于小便不利、少腹满痛，痛苦万分，心烦燥热、不得卧，只能被动坐位、倚息来缓解腹部胀满向上的压迫。由于胃肠无病，故饮食如故，此病名转胞，原因是小便不利，用肾气丸利小便则病愈。

肾气丸方

干地黄八两　薯蓣四两　山茱萸四两　泽泻三两　茯苓三两　牡丹皮三两　桂枝

附子（炮）各一两

上八味，末之，炼蜜和丸梧子大，酒下十五丸，加至二十五丸，日再服。

【解析】本方为强壮、活血、利水方。《神农本草经》记载干地黄，味甘，寒，主治折跌、绝筋、伤中，逐血痹。知地黄本是凉血、活血之药，本方重用八两干地黄以解热、除烦、化瘀。泽泻、茯苓利小便，丹皮活血，小剂量附子合山茱萸、山药强壮功能，桂枝温通血脉。诸药合用，有强壮功能、活血、利水之功，本方蜜丸、酒下，取温通、强壮之功。肾气丸可治疗功能沉衰兼有瘀血、停饮的少腹不仁、小便不利诸症。

《金匮要略今释》引津田玄仙《疗治茶谈》云："产后转胞，用八味丸多能见效（案产后腹腔乏压力骤减，故引起游走肾），但亦有不能见效者，则可用龚信《古今医鉴》方，予屡试用，极有巨效。其方用甘遂，选上好品八钱，研为细末，用饭糊捏和，敷贴脐下，又用甘草节六钱，煎汤，频与服，小便立通，善能救人于一时，甚奇妙。"

《金匮名医验案精选》载朱士伏"治疗陈某，女，26岁。产后3日，小便不通，经妇产科导尿，小便涓滴难下，伴少腹胀满、面色㿠白、腰痛如折、恶露较少，舌淡胖，脉迟……投肾气丸加味；熟地黄30g，山药30g，党参30g，白茯苓10g，泽泻10g，乌药10g，肉桂5g，熟附片10g。2剂后小便畅通。复诊时加当归、黄芪，5剂病愈"。

蛇床子散方

温阴中坐药。

蛇床子仁

上一味，末之，以白粉少许，和令相得，如枣大，绵裹纳之，自然温。

【解析】本方有方无证。蛇床子有杀虫止痒之功，《神农本草经》记录蛇床子味苦，平，主治妇人阴中肿痛、男子阴痿湿痒。以方测证，本方局部外用，可治湿疮瘙痒。

陆渊雷认为"此是阴道及子宫之慢性炎症，不但感觉寒冷，亦必多白带下。以其是局部之病，故用局部外治法。蛇床子为强壮药，治阴痿及妇人阴肿，有特效。又案，此证与前矾石丸证实一病，故二方合用更佳，彼虽云中有干血，然矾石丸不能去干血也"。

白粉为铅粉，主在杀虫止痒。曹颖甫临证经验："妇人寒湿，下注阴中或为白带，或为败血，久久化热，皆足生虫，虫多而窜动，则痒不可忍，以川椒、百部洗之，往往不效，唯蛇床子散足治之。昔年予治一妇人历节风，愈后，自言阴痒不可忍，自用明矾泡水洗之，时稍定，少顷痒如故，予以此方授之，二日而瘥（详见历节篇）盖以蛇床子之燥烈，合铅粉之杀虫，湿去虫死，其痒乃止。但予实变法用之，使之煎汤坐盆中洗之，然后扑以铅粉。此可知仲师立方之旨在燥湿杀虫，而不在祛寒矣。"

少阴脉滑而数者，阴中即生疮，阴中蚀疮烂者，狼牙汤洗之。

【提要】 本条论述里热阴中蚀疮烂（阳明病）的狼牙汤方证。

【解析】 脉滑而数，为里热之应，患者阴中生疮、溃烂，为湿热下注之证，用狼牙汤外洗治疗。

狼牙汤方

狼牙三两

上一味，以水四升，煮取半升，以绵缠筋如茧，浸汤沥阴中，日四遍。

【解析】 狼牙为仙鹤草根芽，《神农本草经》记载"狼牙，味苦，寒，主治热气、疥瘙、恶疡疮、痔"。知本方有清热、治疗疡疮之功能。"阴中"指阴道，病深不及，以绵缠筋如茧，浸汤，沥阴中，为外治法。

胃气下泄，阴吹而正喧，此谷气之实也，猪膏发煎导之。

猪膏发煎方（见黄疸中）

【提要】 本条论述阴吹、谷气实（阳明病）的猪膏发煎方证。

【解析】 阴吹指阴中时有排气如矢气状，带有响声，曰"正喧"，发于妇人，多由阴道壁和盆底组织松弛所致。谷气实即大便干，胃气下泄在此指阴道排气而有声响的症状，用猪膏发煎导之。方中猪膏有通便之能，乱发溶于猪膏有活血、利水之功，服后二便通利，阴吹而正喧可愈。本证在妇人常见，但隐晦之疾，常常难于启齿而不就诊。此与大承气汤的热结旁流相似，不同者，热结旁流为实证，此为虚证。

《金匮名医验案精选》载刘天鉴"治疗陈妇，42岁。得一隐疾，不敢告人，在家亦不敢外出，偶有客至，则回避于房中，半年不愈。不得已而就诊于予。问其每天有十余次发作，每发则连续不断吹气四五十次，持续一二分钟，响声很大。按其脉沉细带数，饮食动作皆如常，余无所苦，唯大便干结，三五日方解一次。《金匮》谓：'此谷气之实也，以猪膏发煎导之。'遂照方服用，进服1剂，大便连泻数次，斯证顿愈，信古方之不谬也"。

《金匮发微》载："门人吴炳南之妻每患肠燥，纳谷不多，予授以大半夏汤，服之甚效，间一二日不服，燥结如故，吴私念此胃实肠燥之证，乃自制猪膏发煎服之，一剂而瘥。乃知仲师'谷气之实'四字，早有明示人以通治他证之路，不专为阴吹设也。"

以上两则病案，一则解阴吹于前，一则解便秘于后，皆为里热津伤之证，用猪膏发煎而愈，有助于从临证实践来认识本方证，故均录于上。本方不只治疗妇人阴吹、便秘，亦可治疗男性便秘、排气多、肛周瘙痒，由于里热津伤（阳明病）所致者。如近期治疗张某，男，72岁。2025年2月17日来诊，排便费力、排气多1年余。口服中药，略有缓解，肛周瘙痒5年，时好时坏，近期加重，外用药物、洗剂均无明显疗效，情绪低落。后考虑到患者便秘、排气多、肛周瘙痒为里热津液虚的阳明病。予猪膏发煎。具体用法：猪油半斤，头发两把（鸡蛋大）（患者自述从理发店收集头发，漂洗，浸泡一夜，晾干应用）。高温熬化猪油后将乱发放入，化开后，纱布过滤。分3次温服。每次晨起空腹口服1/3。3月6日再诊，诉服药后，有恶心不舒服感，呃逆时有猪油味，自此后大便较前变细，且通畅，排气由每日40余次减至20次左右。长期困扰的肛周瘙痒消失，心情大好。可再服用1次。

小儿疳虫蚀齿方（疑非仲景方）

雄黄　葶苈

上二味，末之，取腊月猪脂镕，以槐枝绵裹头四五枚，点药烙之。

【提要】本条论述小儿疳虫蚀齿（阳明病）的外治方。

【解析】雄黄杀虫，治疗鼠瘘、恶疮等；葶苈子利水。两药为末，熔化猪脂，趁热以槐枝绵裹，蘸猪脂，点上药末，烙虫蚀牙齿，可杀虫止痛，为古人常用外治牙痛之法。现民间还流传用雄黄烟熏治虫牙痛的方法。

后 记

　　章太炎曰："中国医药，来自实验，信而有征，皆合乎科学。"并说"中医之胜于西医者，大抵《伤寒》为独甚"。是在强调中医是经验医学，临床疗效可靠。《伤寒杂病论》作为集验方，疗效历经反复验证，中医典籍方书无数，无有出其右者。对于《伤寒论》《金匮要略》的认识，历来注家各有不同。胡希恕先生率先提出，仲景书用六经八纲辨证，六经来自八纲，开启了读懂仲景书的新时代。冯世纶教授结合考古发现、医史、文献、临证等，阐明经方是以六经八纲为指导的医药学理论体系，提出了经方辨证应依据症状反应，是论证而治，而不是论病因等的学术观点，成为我们读书、临证的指针。

　　我们在解析《金匮要略》时，经历了三个阶段。第一阶段：摒弃诸注，前后互参，独取六经八纲方证思想对全文进行了提要、解析。第二阶段：参考了部分文献，引入医案，以期加深对原文方证理解。第三阶段：在提要部分，对有方证条文加入六经（六病）归属，比如太阳病、太阴病、阳明病、太阳少阳合病、太阳阳明合病等。其中第三阶段的六病归类，是难点，要理解这一部分，首先要对六经（六病）有明确的认识，其次要对整个方证的总体趋向有明确认识，再次要结合具体条文内容去理解。

　　六经来自八纲，是病位与病性的复合概念，包括治法层面和症状反应层面。表证是邪正交争后症状反应在体表，用发汗方法治愈的病症；里证是邪正交争后症状反应在消化道（包括泌尿道、子宫等），用吐、下方法治愈的病症；半表半里证是正邪交争后症状反应在表里之间，用和解方法治愈的病症。阳证功能亢进，以祛邪为主，阴证功能沉衰，以亢奋功能为主，寒证用温热药，热证用寒凉药。具体而言，太阳病用温药发汗祛邪，少阴病用温药强壮发汗，少阳病寒热并用功在和解，厥阴病强壮功能寒热并用功在强壮和解，阳明病用寒凉吐下祛邪，太阴病用温热药强壮温里，具体可参考《八纲解析<伤寒论>》一书八纲解析表证、八纲解析里证、八纲解析半表半里证三篇文章。

关于整个方证总体趋向的认识，比如续命汤的六经归类问题，原文云"温服一升，当小汗，薄覆脊，凭几坐，汗出则愈，不汗更服，无所禁，勿当风"，可知本方总体仍是发汗祛邪为主，是表证，在表无明显功能沉衰，故归类为太阳病。"并治但伏不得卧，咳逆上气，面目浮肿"，此组症状均是表不解，里有停饮上逆，在内有饮有热，寒热均有，同一病位不能合病，则不考虑阳明、太阴合病，那么只能从寒热错杂的半表半里证分析。那么是厥阴病还是少阳病呢？原文曰"兼治妇人产后去血者，及老人小儿"，可知本方有强壮功能、补虚作用，故考虑半表半里证为厥阴病。再结合方证理解，续命汤中麻黄、桂枝、杏仁、甘草发汗解表治疗太阳病，石膏清热，当归、人参、干姜、川芎温里强壮功能，知其治疗厥阴，综合分析将本方定为治疗太阳厥阴合病方。

关于"结合具体条文内容理解"的解说：比如桂枝加龙骨牡蛎汤方证我们认为是厥阴病。具体理由如下，"失精家""脉极虚芤迟""脉得诸芤动微紧"均是功能沉衰、不及类病症，是阴证，"少腹弦急""阴头寒""男子失精"为下寒，"目眩""发落""女子梦交"考虑为上热，下寒是虚寒，上热亦是虚热，上热下寒，下寒为主，考虑半表半里阴证，为厥阴病，将桂枝龙骨牡蛎汤定为治疗厥阴病方。

对六经、六病及合病的认识，包括治法与症状两个层面，治法重于症状。两者统一时，则六病及合病认识明确，不统一时，治法优先于症状。

合病是不同病位的病症相合，病位只有表、里、半表半里三个。理论上讲病位相同，不能合病（表证的少阴与太阳不能合病，半表半里证的厥阴与少阳不能合病，里证的太阴与阳明不能合病）。冯世纶教授也曾探讨这一问题，其早年有少阴太阳合病、厥阴少阳合病的论述。对于同一病位不能合病这一说法，现在已明确少阴与太阳不能合病，少阳与厥阴不能合病，但现在仍有阳明与太阴合病的论述。阳明病是里热证，太阴病是里寒证，那么怎么从理论上解决阳明与太阴合病的问题，个人做如下思考。

（1）从寒热上讲，表证都是寒证（少阴、太阳均是），里证不是热证（阳明）就是寒证（太阴），半表半里证（少阳或厥阴）都是寒热错杂证。故有如下思考:寒热错杂证，除外太阳与阳明合病，少阴与阳明合病，寒重热轻，功能沉衰者，可称为厥阴病；热重寒轻，功能亢进的可以称为少阳病。

（2）从病位上讲，半表半里证与里证不同，仅以寒热错杂定半表半里证不准确，故而结合临证、仲景原文方证，就病位从另外一方面可总结如下：半表半里阳证之少阳病，病性为阳证，症状反应强烈，正邪交争于胁下，病位更偏外，临证识别以胸胁苦满为主症；而厥阴病功能沉衰，寒热错杂（以上热下寒为主），诸多症状更偏向于消化道症状，如乌梅丸证的呕、利，半夏泻心汤的心下痞、呕吐、下利等。阳明病与太阴病症状均属于消化道症状，实质乃人体欲通过消化道排除病邪，因而目前的阳明与太阴合病都可以称之为厥阴病。

经方医学传承明确——"伊尹以亚圣之才，撰用《神农本草》以为《汤液》，汉张仲景论广《汤液》，为十数卷，用之多验，近世太医令王叔和撰次《仲景遗论》甚精，皆可施用。是仲景本伊尹之法，伊尹本神农之经"。今所谓《伤寒杂病论》（包括《伤寒论》《金匮要略》两书）是王叔和用不同分类方法撰次的《仲景遗论》。由是知仲景用药依据《神农本草经》，故而文中诸药之功效，多依据《神农本草经》所记录，研习仲景《伤寒论》《金匮要略》中药证、方证经验，或与后世认识不同，读者需在此处留意。

个人以为，用六经八纲方证解析仲景书，理解经方、指导临证，是目前一种相对贴近临床实际的解读，中国医药来自临证实践经验总结，我们更应重视客观事实。在证候、方药上多用功，让理论与临证不断结合，加深我们对经方医学的理解、学习、实践、交流、进步，传承经方医学，让中医药造福全世界人民。

马培锋

2025 年 2 月 10 日